「あなたが選ぶ治療法」シリーズ

最新 大腸がん治療

“納得して自分で決める”ための完全ガイド

福長洋介 監修
がん研有明病院　消化器外科
大腸外科副部長

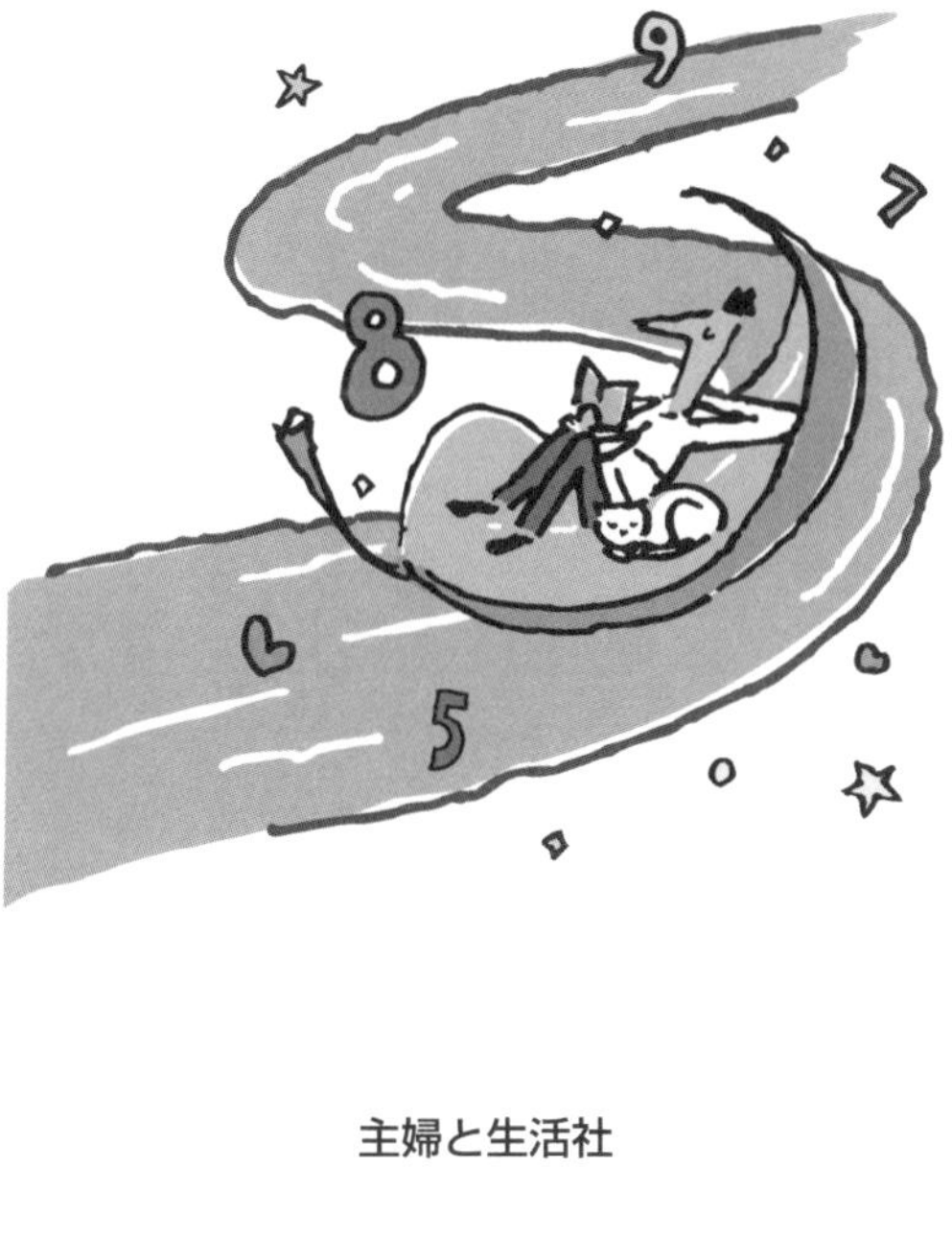

主婦と生活社

はじめに

生涯のうち、2人に1人ががんになる時代。なかでも大腸がんは年々増加しており、この25年で4倍にまで増えました。もともとは欧米人に多いがんでしたが、いまは日本でももっとも多いがんとなっています。

大腸がんの最大の特徴は、治療によって完治しやすいこと。ほかのがんと比べて、大腸がんは、増殖のスピードがゆっくりです。ごく早期なら内視鏡で治療できますし、進行していても、手術で完治をめざせます。日本の大腸がん手術の技術は、世界的に見てもトップクラス。多くの人が大腸がんを完治させ、もとの生活に戻っています。

手術での治療がむずかしい場合にも、現在は効果の高い薬が増えています。薬物治療や放射線治療をおこなうことで、がんが小さくなり、手術可能になる場合もあります。大腸がんと診断されても、どうか悲観せず、治療に臨んでいただきたいと思います。

がんの増加と同時に、がん治療そのものに対する考えかたも変わりつつあります。かつては、がんであることは患者さんには告げられませんでした。患者さんへの告知が一般的になってからも、治療方針を決めるのは医師の役割。多くの患者さんは、専門家である医師が決めた治療を受けていました。

しかし現在は違います。その患者さんの病状、望む生活を考えたときに、どんな選択肢があるか。どれが最良と考えられるか。その選択肢を提示し、患者さんにきちんと説明するのは、がん治療医の重要な役割です。患者さんも、各選択肢のメリット、デメリットをよく理解したうえで、最終的な治療法を選びます。納得したうえで治療を受けるには、「排便機能が低下してもいいから、肛門を残したい」「排便機能が低下するなら、人工肛門がいい」「体への負担ができるだけ小さい手術にしてほしい」など、あなたの希望を医師に伝えることも大切です。

本書は、患者さんが主治医と治療方針を話し合い、納得いく治療を受けることができるよう、進行度やがんの位置別の治療の選択肢を、できるだけくわしく解説しています。それぞれのメリット、デメリット、治療の流れも具体的にとり上げました。手術後の食生活、人工肛門をつくった場合の生活なども、今後のことを少しでもイメージしていただけるよう、明示しています。

本書を活用しながらがんと向き合い、皆さんがよりよい治療を受けられることを、心から願っています。

がん研有明病院 消化器外科 大腸外科副部長 **福長洋介**

Contents

最新 大腸がん治療

"納得して自分で決める"ための完全ガイド

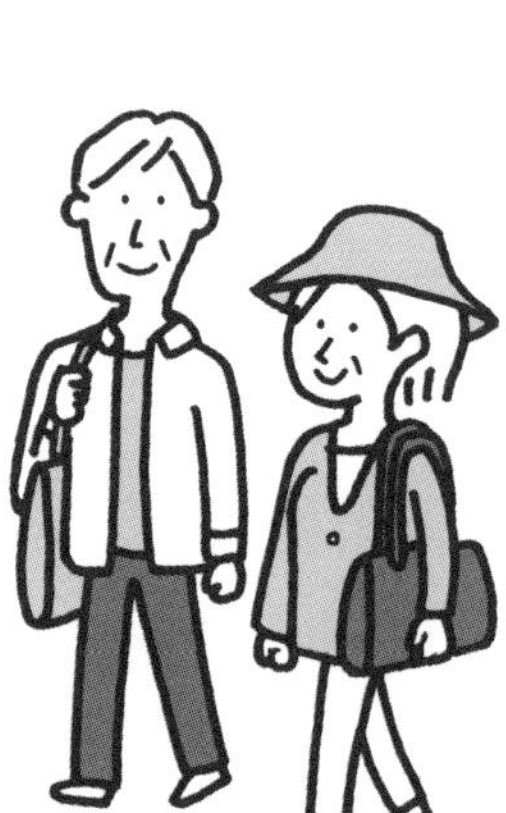

Part 2 早期がんは内視鏡的治療で治せる ……47

Part 3 結腸がんを手術で治す ……65

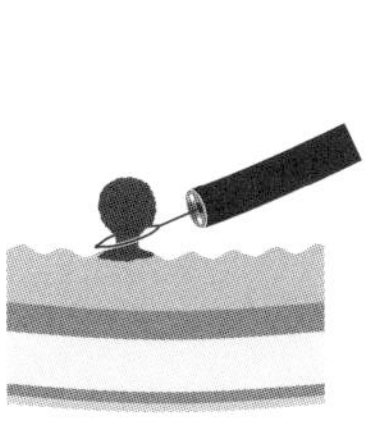

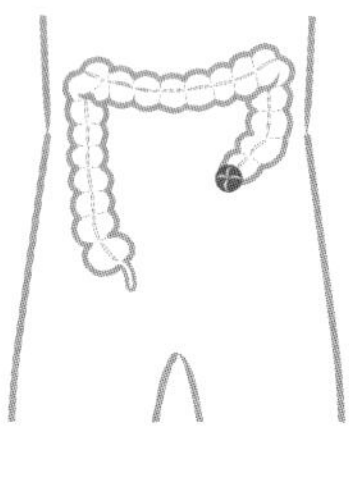

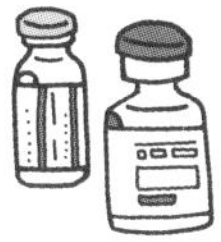

Part 6 治療中・治療後の日常生活を快適に

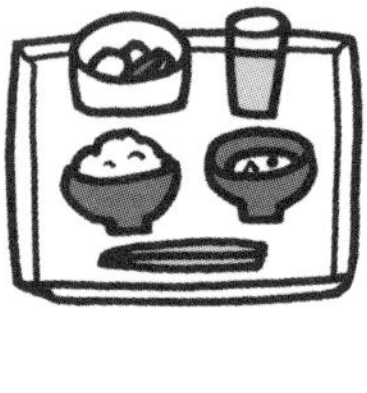

本書に掲載している情報は、2017年8月現在のものです。標準治療、薬などの情報は随時変わりますので、主治医によく確認し、治療を受けてください。

Part

1

大腸がんと診断されたら、まず聞くべきこと

がんと診断されてすぐは、ショックと不安とで
何も考えられなくなるものです。
でも、大腸がんは完治率が高く
手術で治せる見込みの高いがんです。
この先の治療にどのような選択肢があるのか、
まずは見てみましょう。

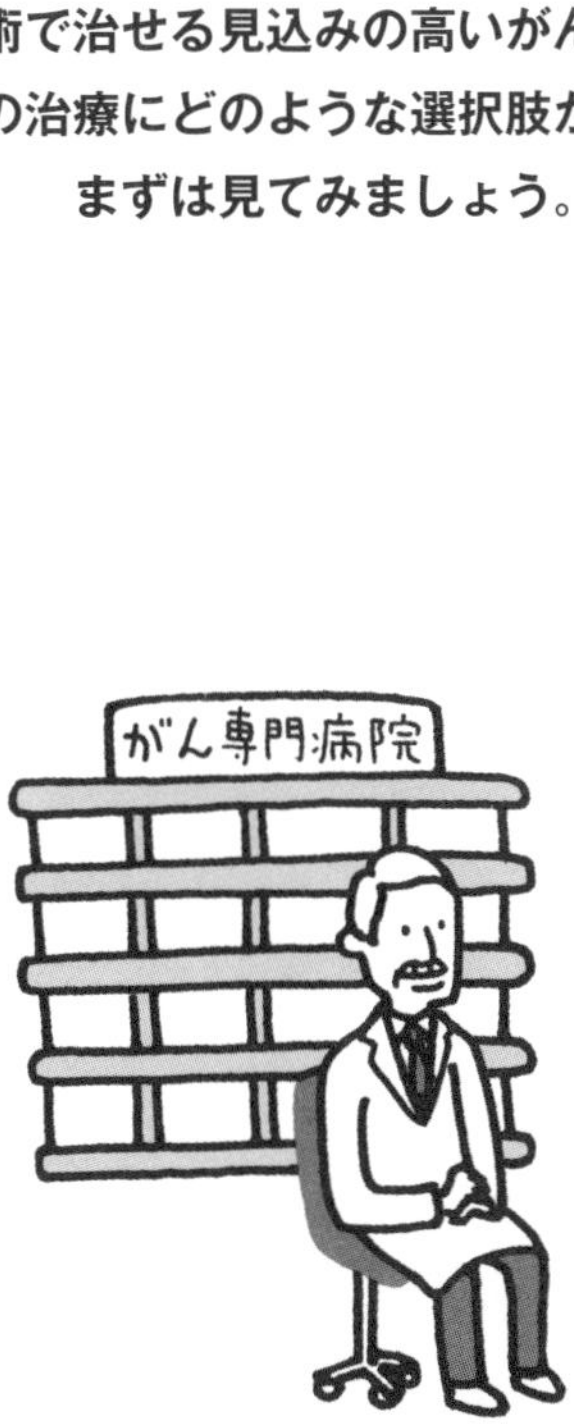

大腸がんといわれたら

がん治療は、自分で選択する時代

がん治療はいまや、患者さん自身が選びとる時代。あなたが望むこれからの人生、生活スタイルを叶えるために、医療チームが全力で支援します。

病気を正しく知って治療に向き合う

がんと診断されて、どんな思いで病院を後にしましたか？　頭が真っ白で、何も覚えていないという人もいるでしょう。**診断後しばらくしても、「なぜ自分が」という思い、今後への不安がつきまといます。**これは、がんという病への自然な反応です。

しかし、がん治療は確実に進歩しています。がんはもう、「不治の病」ではありません。**少しずつでも正しい知識を身につけ、これからの治療方針を考えていきましょう。**

最善の治療法をあなたの思いで選びとる

がん治療そのものの進歩とともに、医療における考えかたも変わりました。かつては患者さんに病名を告げず、医師が治療方針を決めるのが一般的でした。しかし**いまや、告知はあたりまえのこと。そのうえで、患者さんがどう生きたいか、そのためにどんな治療を受けたいか、希望を尊重してくれるようになりました。**

最終的な決定をするのも、患者さん自身。主治医と話し合い、最善と思える治療法を選ぶことが大切です。

医療チーム全員で望む治療にあたってくれる

大腸がんは、ほかのがんに比べて治りやすいがんです。7～8割の人ががんを完治させ、もとの生活に戻っています。早期に見つかれば、9割以上は手術だけで治せます。

ただし、進行してからの発見では、ときには治療に難渋することもあります。そのような場合にも、あなたの思いを主治医にしっかり伝えてください。**望む生活が少しでも叶えられるよう、医療チームが全力で治療にあたってくれます。**

あなたが望む治療と暮らしを、医療が支える

望む生活を実現するために、どんな手術を受けるか、手術以外の治療も受けるかなどを検討。あなたの選択を医療チーム全員で支えてくれる。

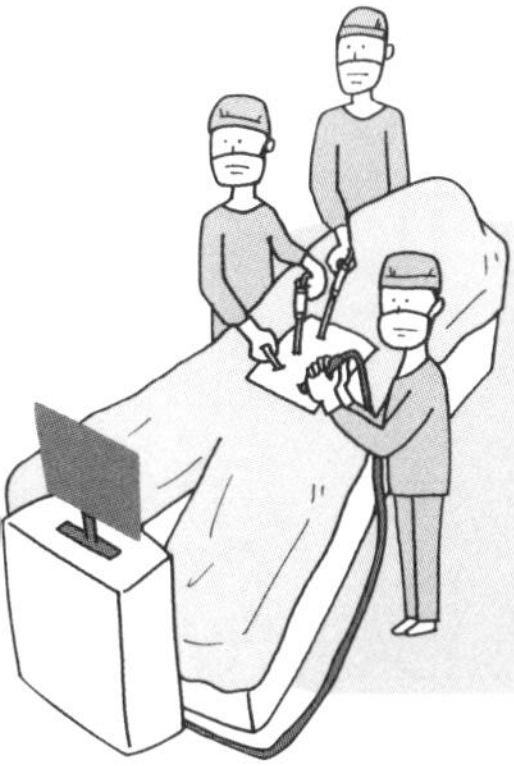

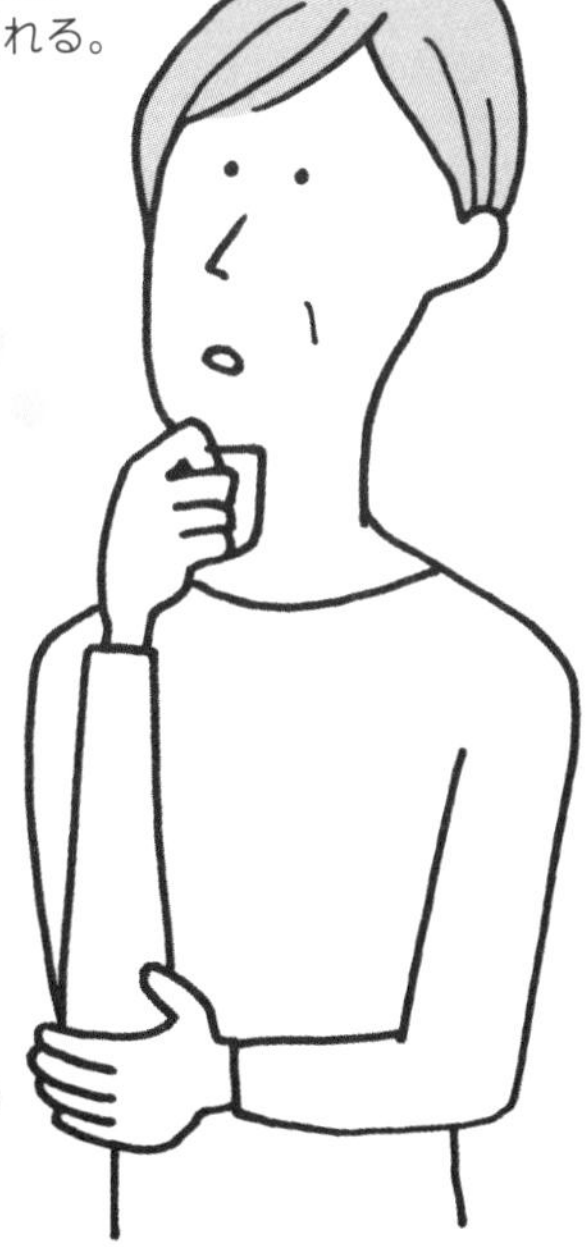

手術で完治させる

がんがある部分の大腸を手術で切除し、再発させないことが、最善の治療法。ごく早期のがんなら、比較的簡単な内視鏡的治療で切除できる。

集学的治療でがんを小さくする

進行しているときには、複数の治療法を効果的に組み合わせる「集学的治療」を検討する。

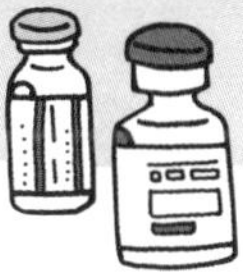

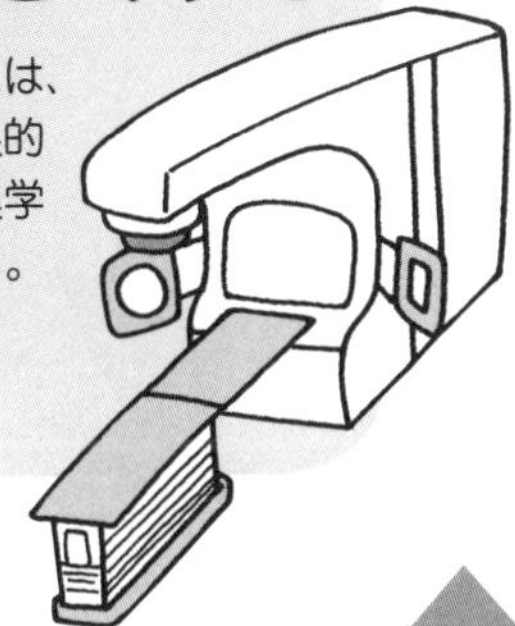

緩和ケアを受ける

「緩和ケア＝終末期」ではない。がんによる心身の痛みに早期から対処する。

治療と生きかたをサポート

がん治療チーム

- 薬剤師
- 看護師
- 医療ソーシャルワーカー
- 社会保険労務士
- 心理療法士
- 精神腫瘍《しゅよう》科医
- 消化器外科医
- 消化器内科医
- 放射線科医
- 泌尿器科医
- 婦人科医

大腸がんの特徴

増加中のがん。年に10万人以上が発症

食べものを消化し、排泄する「消化管」の最後に位置するのが、大腸。食事などの影響を受けやすく、食生活の欧米化ががんの一因とされています。

数あるがんのなかで発症率がもっとも高い

大腸がんは、いまや国民病ともいえるがん。この20～30年で急激に増加し、**２０１２年の調査では、もっとも発症率の高いがんとなりました。**男性では胃がんの次に、女性では乳がんの次に多いがんです。

40～50歳代から増えはじめ、とくに多いのは60歳代での発症です。

なかには、20歳代、30歳代の若さで発症する人もいます。とくに遺伝性の大腸がんでは、若年で発症しやすいことがわかっています。

胃がんを抜いて、いまや最多のがん

代表的ながんの罹患率について、年次的推移を見たもの。
大腸がんは著しく増加している。治りやすいがんだが、
全体数の増加に比例し、命を落とす人の数も増えている。

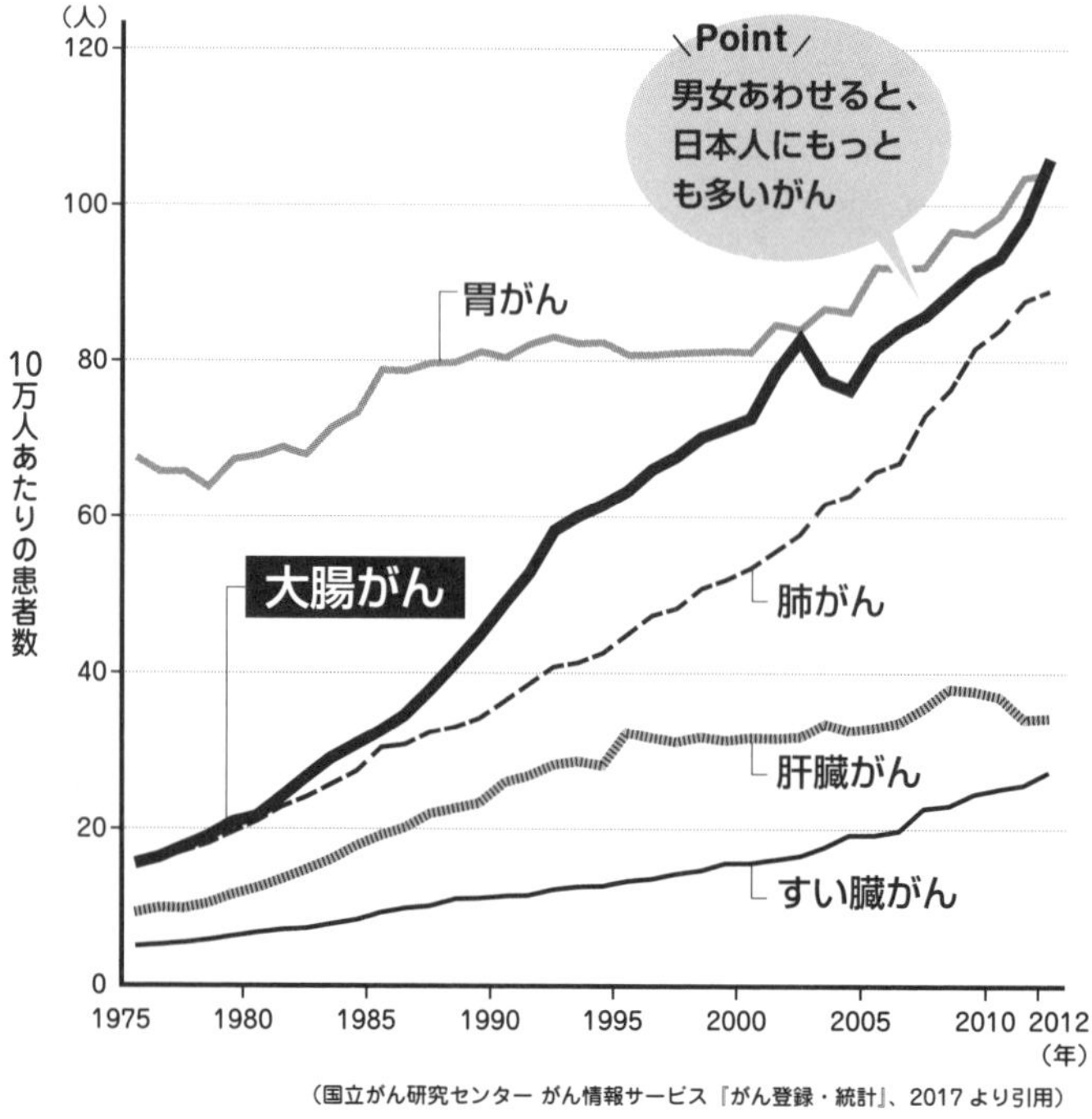

(国立がん研究センター がん情報サービス『がん登録・統計』、2017 より引用)

S状結腸がん、直腸がんがとくに多い

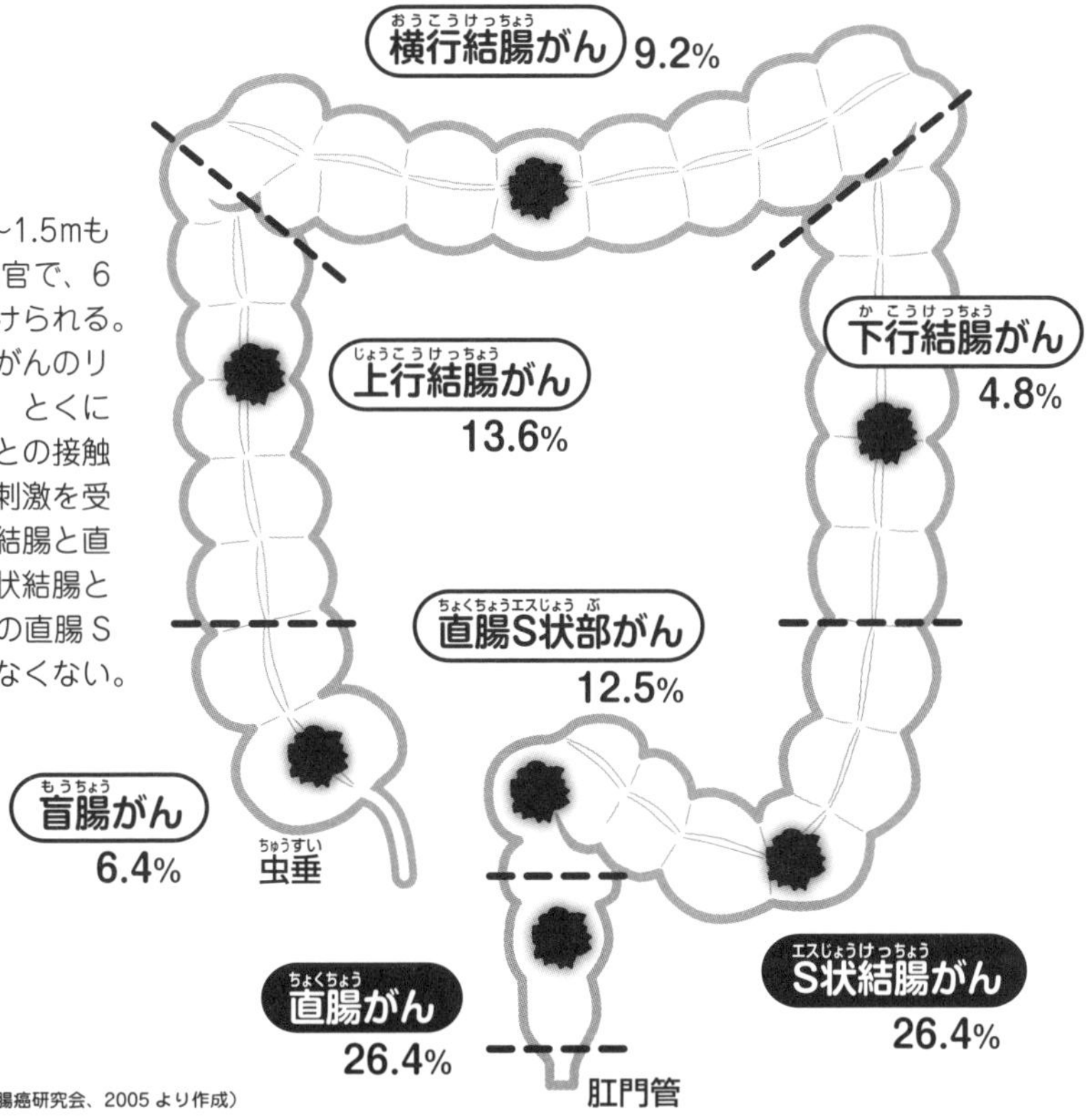

大腸は長さ1〜1.5mもある管状の器官で、6つの区域に分けられる。どの部位にもがんのリスクがあるが、とくに多いのは、便との接触時間が長く、刺激を受けやすいS状結腸と直腸のがん。S状結腸と直腸のあいだの直腸S状部がんも少なくない。

（「大腸癌全国登録」大腸癌研究会、2005より作成）

「結腸がん」「直腸がん」の2タイプに分けられる

大腸は、「食べて排泄する」という生命の営みに直結する器官です。

口から摂取した食べものは胃で分解され、栄養素のほとんどは小腸で吸収されます。その残りかすを処理するのが、大腸です。**大腸に届いた残りかすは、上行結腸《じょうこうけっちょう》、横行結腸《おうこうけっちょう》、下《か》行結腸《こうけっちょう》と順に移動。この間に水分が吸収され、固形の便へと変化します。**最後は直腸《ちょくちょう》へと移動し、肛門管を通って排泄されます。

大まかな役割としては、結腸は便をつくる器官で、直腸は便をためる器官。**どちらにがんができたかで、「結腸がん」「直腸がん」の2種に大別されます。**さらにこまかく見ていくと、上図の7種類に分けられます。

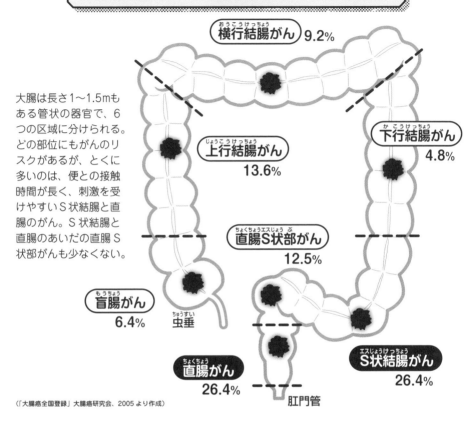

大腸がんの特徴

7～8割が完治。ほかのがんより治りやすい

大腸がんとわかったら、手術でがんをとり除きます。大腸がんでは、7～8割の人が手術で完治しています。ほかのがんより、治る可能性の高いがんといえます。

進行は4段階。早期ほど治りやすい

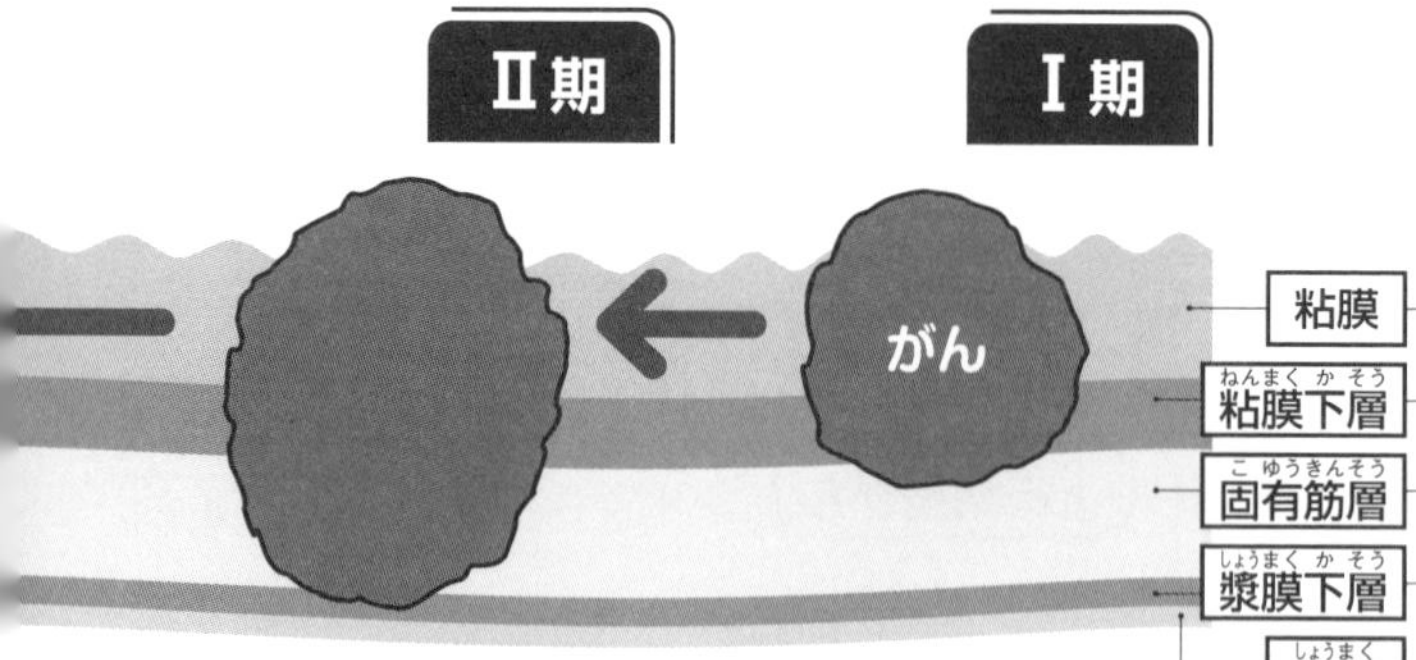

5年生存率 90.8%
がんが成長して大きくなっているが、大腸の壁の外には出ていない。Ⅰ期と同様、完治率は高く9割以上。

5年生存率 99.0%
初期といわれる段階。がんが粘膜から固有筋層までにとどまっている。比較的簡単な手術でとり除ける。

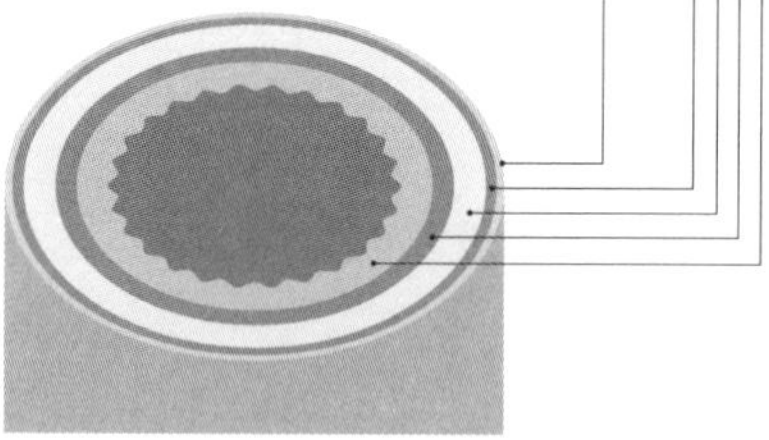

管の形をした大腸（腸管）

手術でとりきることが大腸がん治療の基本

大腸がんの**治療の基本は手術です。大腸のうち、がんとその周辺を切除するのが最善の策です。**

大腸の壁は、薄い層が重なった構造をしています。いちばん内側が粘膜。大腸がんの初期には、この粘膜にがんができます。進行すると外側にがんが広がり（浸潤《しんじゅん》）、やがては全身に広がっていきます。

初期であるほど、手術できれいにとり除くことができ、99・0％の人が完治しています（上図参照）。

（図の5年生存率は「全がん協加盟施設の生存率協同調査 2004-2007年症例」より引用）

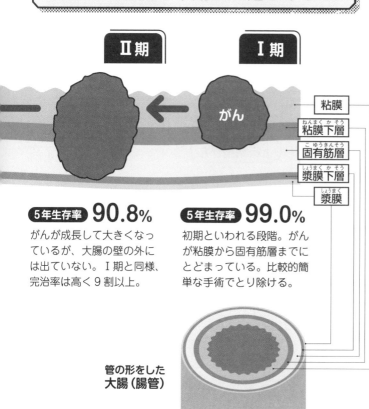

Ⅲ期

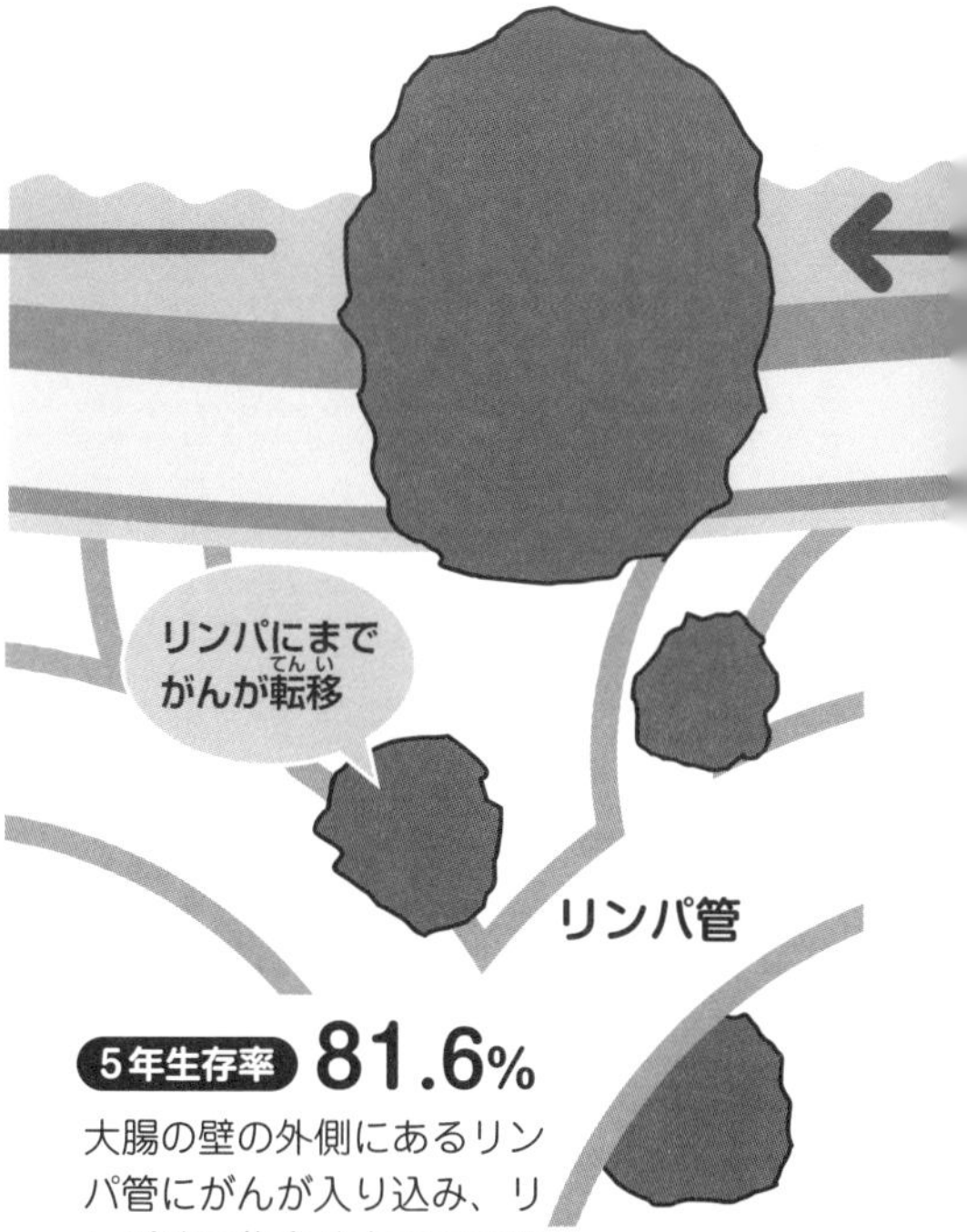

5年生存率 **81.6%**

大腸の壁の外側にあるリンパ管にがんが入り込み、リンパ液の集合地点であるリンパ節で増殖する。

Ⅳ期

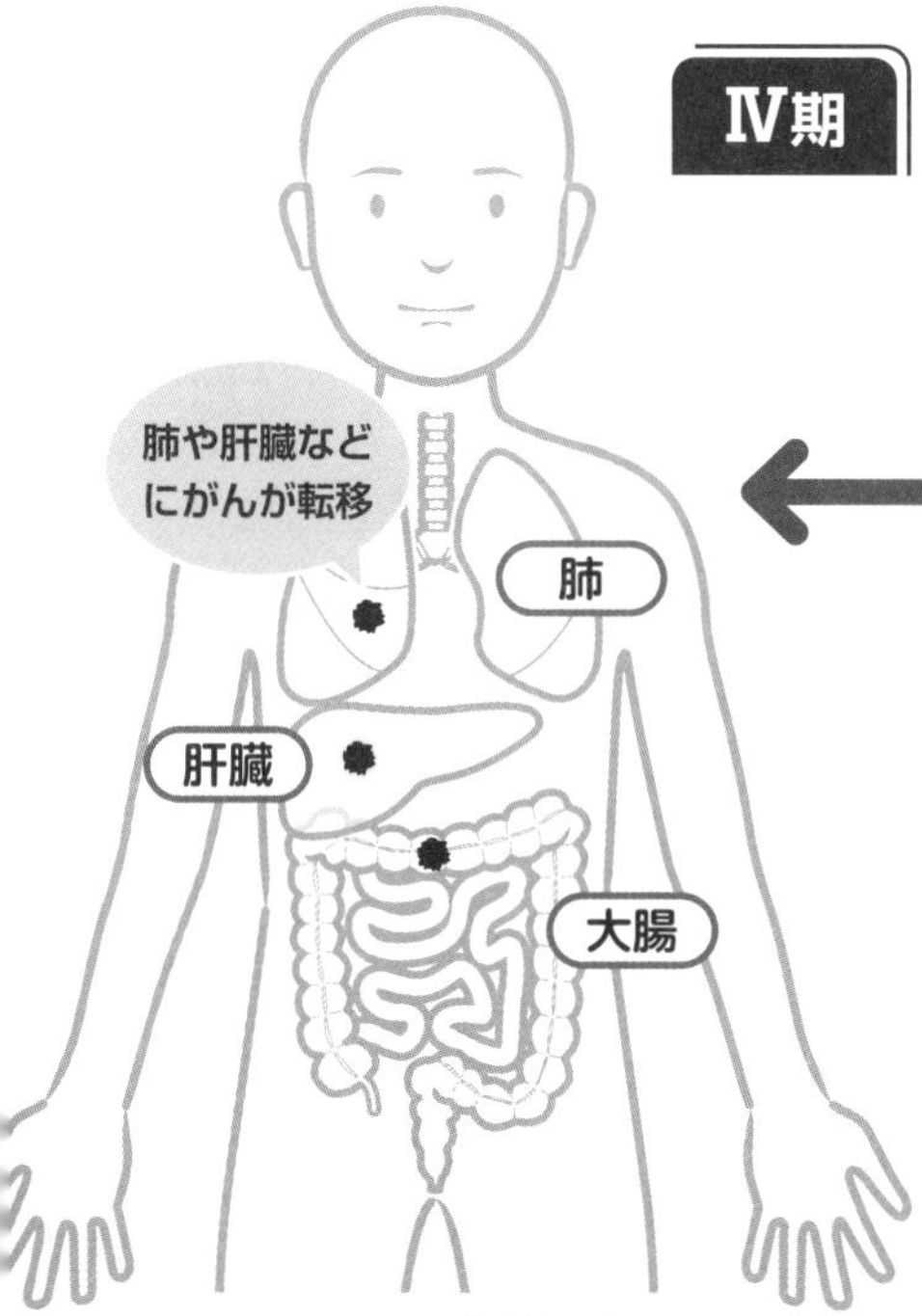

5年生存率 **18.1%**

進行期とよばれる段階。リンパ液や血液にのって、がん細胞がほかの臓器へ移行し、病巣をつくってしまう。

5年再発しなければ「治った」といっていい

では、どのような状態になれば「完治」といえるのでしょうか。

がん治療でもっとも避けたいのは、再発です。再発のパターンは3つ。そのうち代表的なのは、手術でとり残された大腸のがん細胞が同じ部位で再び増殖する「局所再発」、血流にのって肝臓などに飛び火する「遠隔《えんかく》転移《てんい》」です。おなかの臓器を包む腹《ふく》膜《まく》を侵す「腹膜播種《ふくまくはしゅ》」もあります。

再発のほとんどは手術後5年以内に起こるため、「5年生存率」を完治の指標とします。**大腸がん全体では、7〜8割の人が、治療により完治できています。**この割合はほかのがんより非常に高く、そのため「治りやすいがん」といわれるのです。

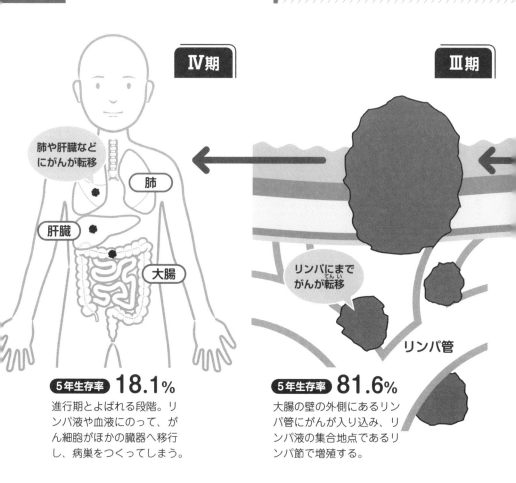

大腸がんの特徴

食生活、飲酒のほか家系も関係している

がん細胞は、遺伝子が正常にコピーされずに生まれてしまう異常な細胞です。細胞のがん化には、生活習慣やストレス、そして家系が関係しています。

脂肪の多い食生活で大腸がんが増加した

1970年代以降、大腸がんが急激に増加したのは、生活習慣の変化が原因と考えられています。**なかでも影響が大きいのは、食習慣**。大腸の粘膜はつねに、食べものの残りかすと接しています。そのため「何を食べるか」の影響が大きいのです。

動物性脂肪、動物性たんぱくの多い食生活をつづけると、腸内細菌が有害物質を出すようになります。**便の滞留時間が長くなるのも問題で、発がん物質が生じやすくなります。**

アルコールやタバコもがんの引き金となる

運動不足や、ストレスの多い仕事などの生活習慣も、悪影響があります。大腸はストレスの影響を受けやすい臓器。ストレスが免疫《めんえき》機能を低下させ、がん発症の一因となります。

最近では飲酒の影響も指摘されています。**毎日一定以上の量を飲む人は、まったく飲まない人に比べ、大腸がんのリスクが3倍に。**1日にワイン2杯以上でリスクが高まります。

また大腸がんにかぎらず、喫煙はあらゆる細胞のがん化に関係します。

大腸がんの約3割は家系の影響を受けている

ただし、生活習慣に気をつけていればがんにならないかというと、残念ながらそうではありません。発症には家系の影響もあります。

大腸がん患者さんの約25%は「家族性腫瘍《しゅよう》」。ひとつの家系にがん患者さんが多くあらわれるものです。生活環境などのさまざまな要因がかかわっていると考えられ、「家族性」といっても、遺伝が原因とはかぎりません。

一方、両親のどちらかにがん抑制

生活習慣などの影響で、細胞ががん化する

がん細胞はもともと、私たちの体にある正常な細胞。分裂・増殖をくり返すなかで、正常な細胞とは違う性質をもつものがひとつだけ生まれ、急速に増殖していく。

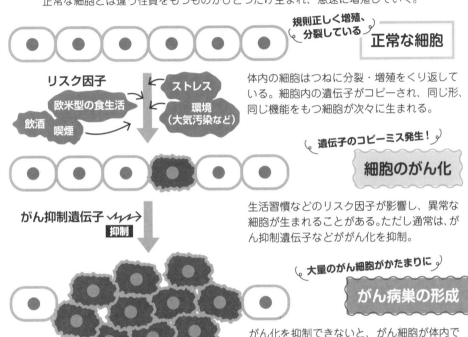

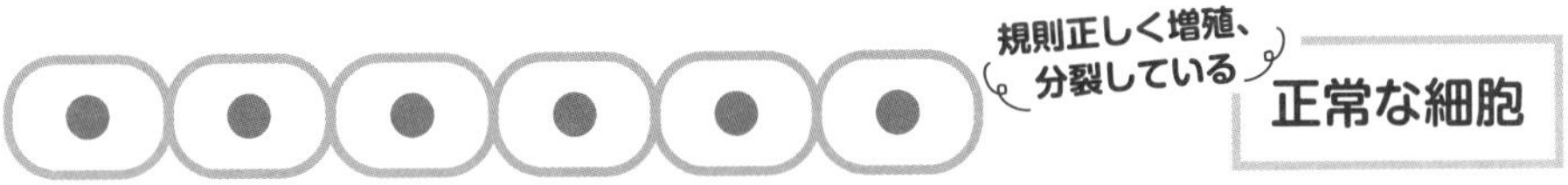

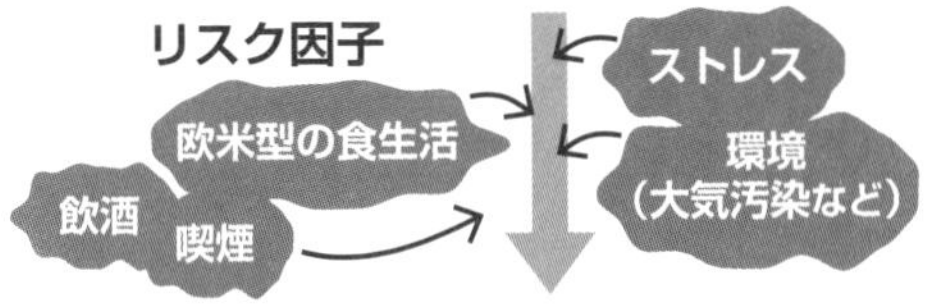

体内の細胞はつねに分裂・増殖をくり返している。細胞内の遺伝子がコピーされ、同じ形、同じ機能をもつ細胞が次々に生まれる。

生活習慣などのリスク因子が影響し、異常な細胞が生まれることがある。ただし通常は、がん抑制遺伝子などががん化を抑制。

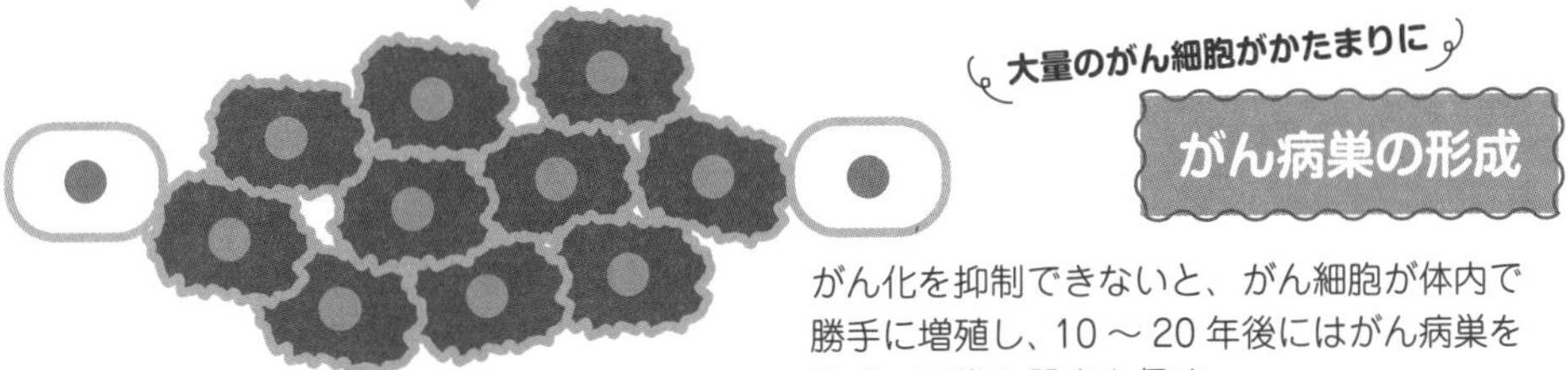

がん化を抑制できないと、がん細胞が体内で勝手に増殖し、10～20年後にはがん病巣を形成。正常な器官を侵す。

遺伝子の変異があり、それを引き継いだために発症するのが、遺伝性の大腸がんです。代表的なのが「家族性大腸ポリポーシス」と、「リンチ症候群」の2種類。**遺伝性の大腸がんは、全体の5%程度を占めており、50歳未満と若くして発症するのが特徴です**（↓P24）。

がん細胞には「キャラクター」がある

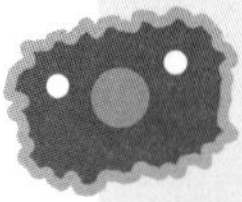

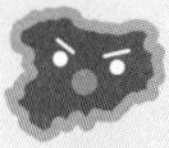

ひとくちに「がん」といっても、どの臓器にできるがんかで性質が違う。大腸がんの細胞は比較的おとなしく、悪性度の高くないがん。細胞の形も、正常な細胞に近いものが多い。一方、すい臓がんや一部の肺がんには、異形で悪性度が高いものが多く、増殖が速い。

このような性質の違いも、大腸がんの治りやすさに関係している。

大腸がんの症状

「下血」「貧血」「狭窄」が大腸がんの3大症状

大腸がんの初期には、めだった症状がなく、少量の血が便に混じる程度です。進行すると貧血や、便が細くなるといった症状が現れます。

がん病巣から出血して便に混ざることがある

がんの初期は一般に、自覚症状がありません。大腸がんも同じです。自分で気づくことは少なく、検診などで見つかることがほとんどです。

初期に起こりえる症状は、便に血が混じる「血便（下血）」です。少量だと自分では気づけませんが、便潜《べんせん》血《けつ》検査を受けると見つかります。

そのほかに「排便の調子がいつもと違い、スムーズに出ない」「便秘と下痢をくり返す」といった症状が見られることもあります。

下血に気づかず貧血に至ることも多い

気づかぬままに進行すると、慢性的な下血によって貧血が起こります。ひどい場合は、息切れ、ふらつきなどの症状が現れます。

また、がんが大きくなると、大腸の内腔《ないくう》が部分的にせまくなります。**便の通過が妨げられ、便が細くなることも。これを「便柱《べんちゅう》の細小化」といいます。**おなかの調子がよくないときにも、便が細くなることがありますが、大腸がんの場合は毎日つづくのが特徴です。

がんが肛門に近いほど便柱が細くなりやすい

便柱が細くなるかどうかは、がんができた位置によっても異なります。

小腸から送られてきた消化物（食べもののカス）は、上行結腸《じょうこうけっちょう》、横行《おうこう》結腸《けっちょう》、下行結腸《かこうけっちょう》の順に移動し、硬さのある便へと変化していきます。上行結腸を通るときはまだ水っぽく、泥のような状態。ここにがんができても、便柱にはあまり影響しません。

一方、**下行結腸や直腸《ちょくちょう》のがんでは、便柱の細小化、排便時の違和感が比較的はっきりと起こります。**

便潜血から、がんが見つかることも多い

がん検診などの便潜血検査で見つかる人も多く、よりくわしい検査で確定診断に至る。

自覚症状 下血 貧血 しこり など
下血などの症状から受診し、がんが見つかる人もいる。

健康診断＆大腸がん検診
大腸がん検診や人間ドック、健康診断の便潜血《べんせんけつ》検査で、がんが見つかる。

↓

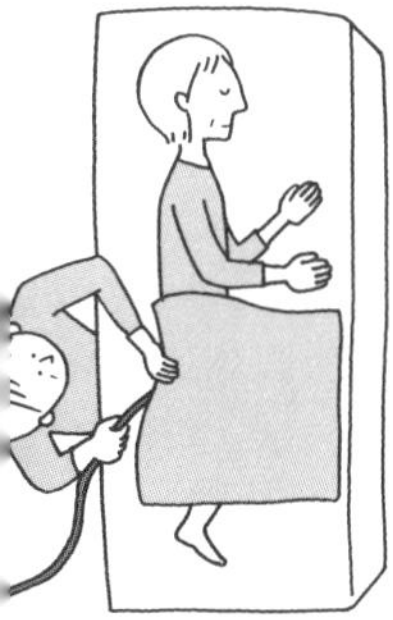

問診＆大腸の精密検査

大腸内視鏡検査
代表的な精密検査。進行度の予測もできる。

直腸診《ちょくちょうしん》
肛門に指を入れ、直腸がんの有無をしらべる。

腹部触診
問診後におなかにふれ、しこりがないか確認。

↓

病理検査 内視鏡検査時にとり出した病変の一部を、顕微鏡で確認する。

↓

転移を調べる検査

腹部超音波（エコー） 周囲への広がりかた、肝臓への転移《てんい》などを見る。
胸部・腹部 CT、MRI 検査 高精度の画像で、肺や肝臓への転移《てんい》を確認。

内視鏡検査を受けていればより早期に発見できる

がんによって腸の内部がせまくなり、腸閉塞《ちょうへいそく》を起こす人もいます。消化物がつかえて、はげしい腹痛、腹《ふく》部膨満感《ぶぼうまんかん》、吐き気などが生じます。また、**がんが大きくなって、おなかにしこりができることも（腹部腫瘤《ふくぶしゅりゅう》）**。このような段階で見つかるケースは、ほとんどが進行期です。

発見が早いほど、治療は容易です。なるべく定期的に検査を受けておくことが、完治のための最善の策です。**もっとも有効な検査は内視鏡検査です**。カメラがついた細い管を肛門から入れ、大腸の内部をモニターで見ます。現在は、ミクロな異変まで観察可能。がんの深さ（壁深達度《へきしんたつど》）も含めたおおよその診断がつきます。

大腸がんの分類

早期の大腸がんは表在型。進行がんは4タイプある

大腸がんは、発生のしかたと見た目の形でタイプ分けするのが一般的です。この分類は、治療のしやすさにもかかわってきます。

早期の大腸がんを、表在型（0型）という

「隆起型《りゅうきがた》」と「表面型」がある。成り立ちで見ると、前者はポリープ型で、後者はデノボがん。

表在型〈0型〉

Ⅰ ポリープががん化する 隆起型のがん

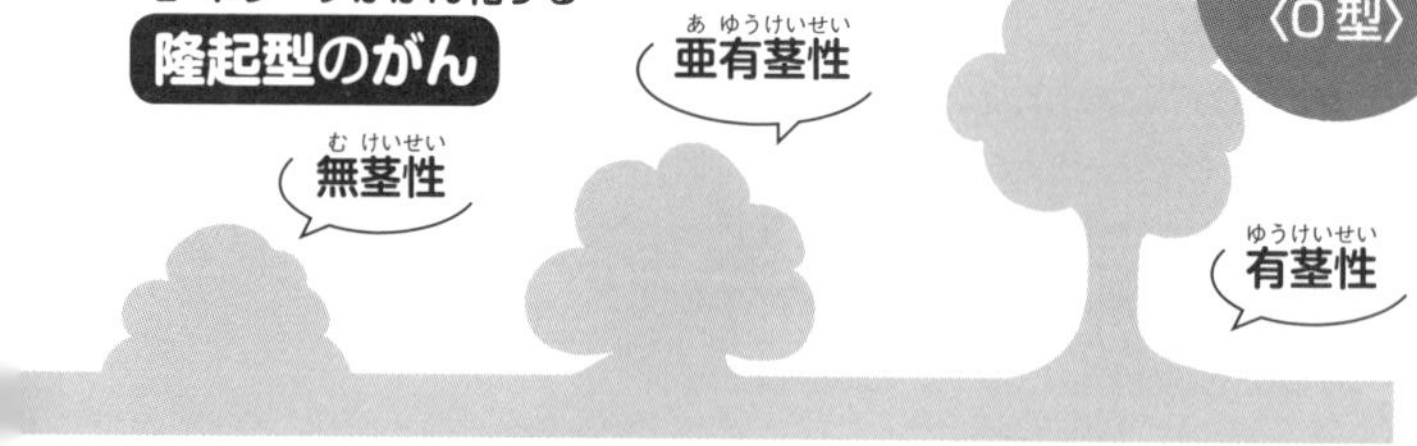

無茎性：茎がなく、粘膜表面から盛り上がったような形。

亜有茎性：茎はあるが、はっきりとした形ではない。

有茎性：ポリープに特有の茎（くびれ）が明確にある。

Ⅱ 粘膜に直接がんができる 表面型のがん

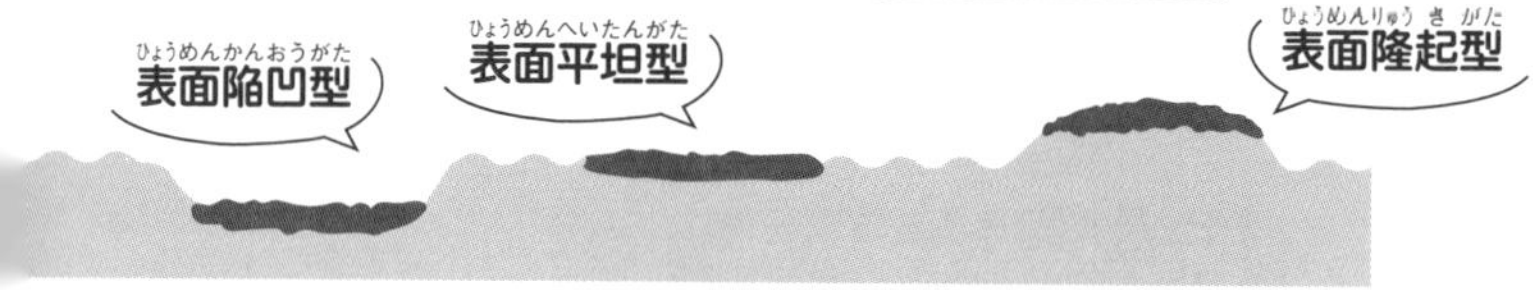

表面陥凹型：がんのある部分の粘膜がわずかにへこんでいる。

表面平坦型：平らな形で粘膜に同化。色の違いで認識される。

表面隆起型：粘膜表面のがんが、少しだけ盛り上がっている。

早期がんの多くはポリープががん化したもの

大腸がんには、ポリープ由来のがんと、粘膜の表面に直接できる「デノボがん」があります。

ポリープとは、胃腸の粘膜にできる突起物。がんになるおそれのある「腺腫《せんしゅ》」と、その他の良性のポリープに分けられます。腺腫ががん化したのが「ポリープ型早期がん」です。

一方のデノボがんは、粘膜表面ががん化した、平らな形のがん。ポリープ型より発生頻度は低いものの、進行が速く、悪性度の高いがんです。

進行した大腸がんは、4タイプに大別される

進行がんの肉眼的分類は５つ。下記にあてはまらないものは「分類不能〈5型〉」とされる。

潰瘍《かいよう》限局型《げんきょくがた》〈2型〉

表面中央がへこんでいる潰瘍型で、がん以外の組織との境目が明瞭。

腫瘤型《しゅりゅうがた》〈1型〉

きのこのような形で、上に大きく隆起していくタイプ。

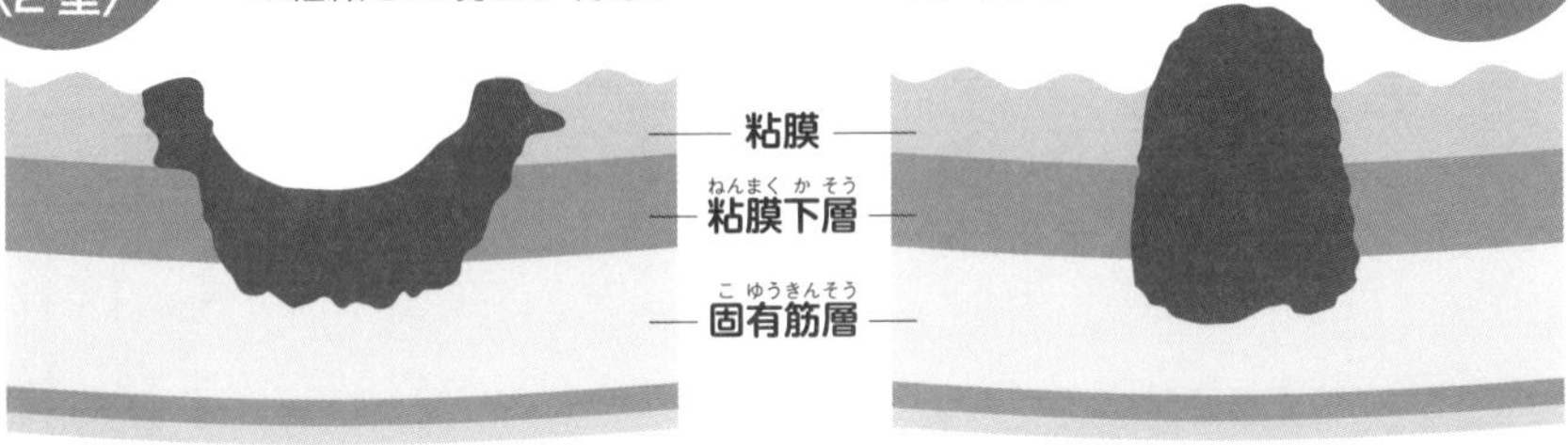

びまん浸潤型〈4型〉

別名スキルス型。潰瘍はなく、境目が不明瞭なまま周囲に広がる。

潰瘍《かいよう》浸潤型《しんじゅんがた》〈3型〉

２型と同様の潰瘍型。周囲との境目が不明瞭で、じわじわと広がる。

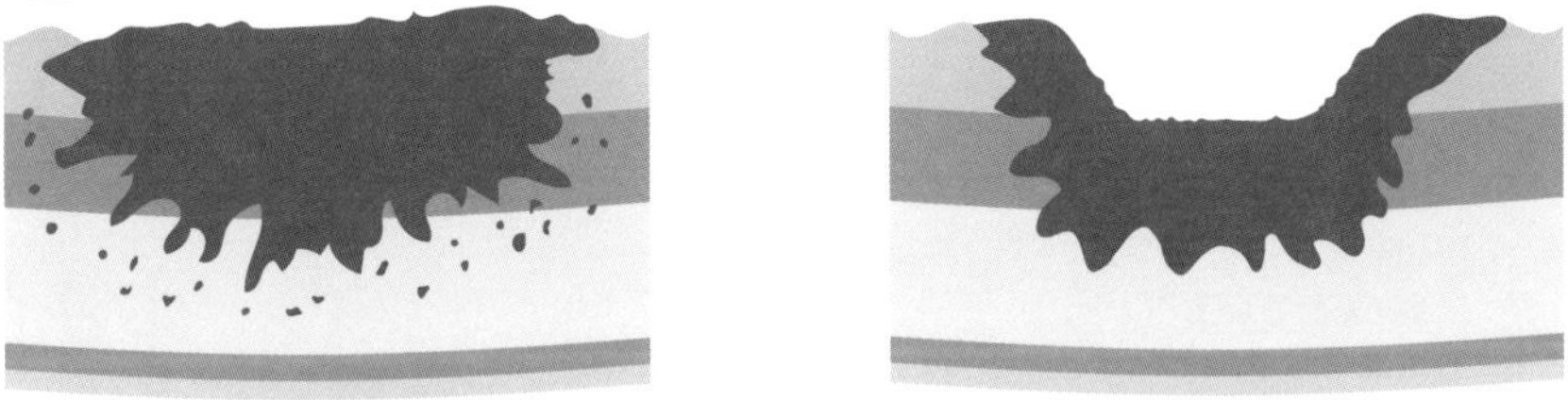

進行すると粘膜の下へ。より大きく、深くなる

発生のしかたのほかに、もうひとつ重要なのが、見た目の分類です。**ポリープ型のがんや、粘膜表面に平たくできているがんは、「0型（表在型）」といいます。これは早期がんに特徴的な形です。**

進行がんは、上図の1～4型のように粘膜下層《ねんまくかそう》を超えて、下の層まで根を下ろしているのが特徴です。**とくに多いのは、真ん中がへこんだ形で、下へ下へと広がっていく「2型（潰瘍限局型《かいようげんきょくがた》）」。進行がんの8割以上を占めるといわれています。**

どの形のがんも、進行するほど深さを増します。やがては大腸の壁を突き破って、周辺の臓器に広がることもあります（浸潤《しんじゅん》）。

結腸がんと直腸がんでは治療法に違いがある

大腸がんの分類としてもうひとつ重要なのが、結腸がんか直腸がんかの違いです。結腸のほうが手術しやすく、後遺症もほとんど残りません。

5年生存率は大差なし。ただし治しやすさが違う

大腸がんのうち約6割が結腸《けっちょう》がん、残る4割が直腸《ちょくちょう》がんです。いずれの治療も手術が基本。がん周辺の腸管を切りとって、完治をめざします。

ただし治療上の違いもあります。結腸は全長1m以上あり、比較的シンプルな組織です。一方の**直腸は長さ20㎝程度。周囲を骨盤《こつばん》に囲まれ、さらに、排泄や性機能にかかわる大事な神経、血管、筋肉が集まっています。**そのため手術の難易度と、体の機能への影響が異なるのです。

結腸がんは、手術で切除しやすい

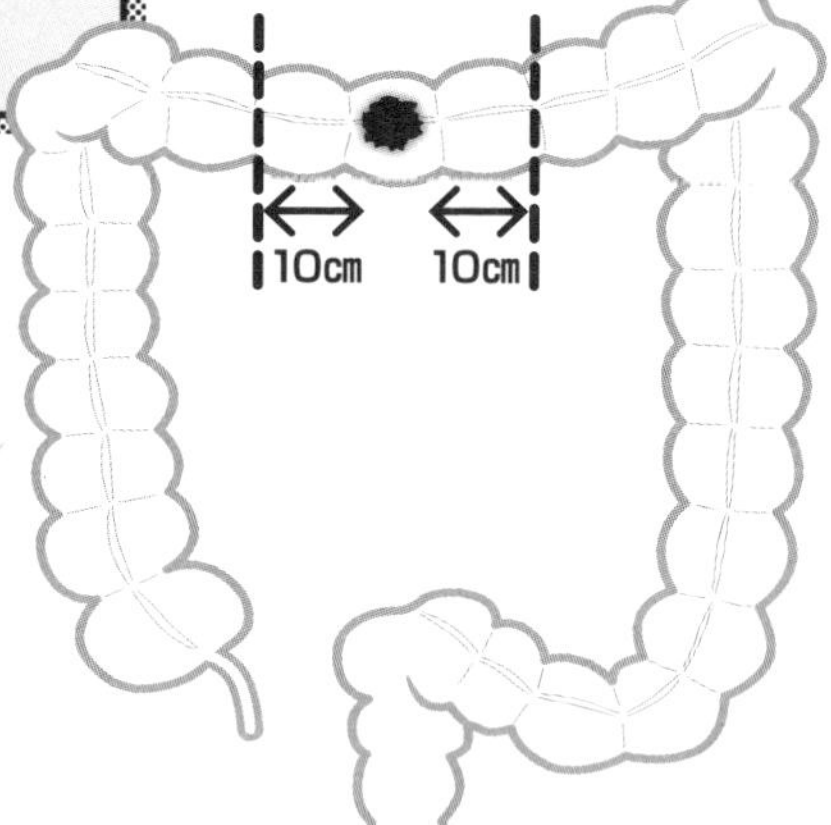

病巣の左右10㎝まで広く摘出することで、がん細胞のとり残しを防ぐ。

Point
おなかを切って、がん病巣から左右10㎝の範囲を切る

5年生存率 total **72.8%**

	ステージ 0	ステージ Ⅰ	ステージ Ⅱ	ステージ Ⅲa	ステージ Ⅲb	ステージ Ⅳ
盲腸《もうちょう》	91.0%	93.7%	83.5%	73.6%	65.4%	12.5%
上行結腸《じょうこうけっちょう》	93.9%	91.2%	85.8%	79.1%	63.4%	19.1%
横行結腸《おうこうけっちょう》	88.9%	91.4%	85.2%	78.5%	65.7%	20.8%
下行結腸《かこうけっちょう》	100%	94.1%	85.3%	82.0%	52.9%	21.1%
S《エス》状結腸《じょうけっちょう》	94.2%	92.3%	85.8%	83.0%	64.7%	22.0%

結腸がんの治療を受けた人の5年生存率の平均は、72.8%。早期では9割以上の人が完治している。

（大腸癌研究会・全国登録 2000～2004年版より引用）

直腸がんの手術後は人工肛門が必要なことも

かつては直腸がんとわかったら、肛門まで切除し、人工肛門をつくるのが一般的でした。でも、いまは違います。治療後の生活の質を重視し、肛門を残す手術法が広く普及しています。

ただし**肝心なのは、治療の確実性と生活の質のバランス**。がんを確実に治すには、病巣の周囲を十分に切除する必要があります。肛門を残すことを優先し、がんをとり残してしまっては、意味がありません。がんから肛門までの距離を見て、肛門を残すべきかどうかを考えます。

直腸がんの治療ではとくに、望む生活スタイルを主治医に伝え、最適な治療法を話し合うことが大切です。

直腸がんの手術方法は、肛門との近さで検討

がんの上側は10㎝、下側は2～3㎝以上切除するのが基本。がんの形や深さのほか、肛門との距離を見て手術法を選ぶ。

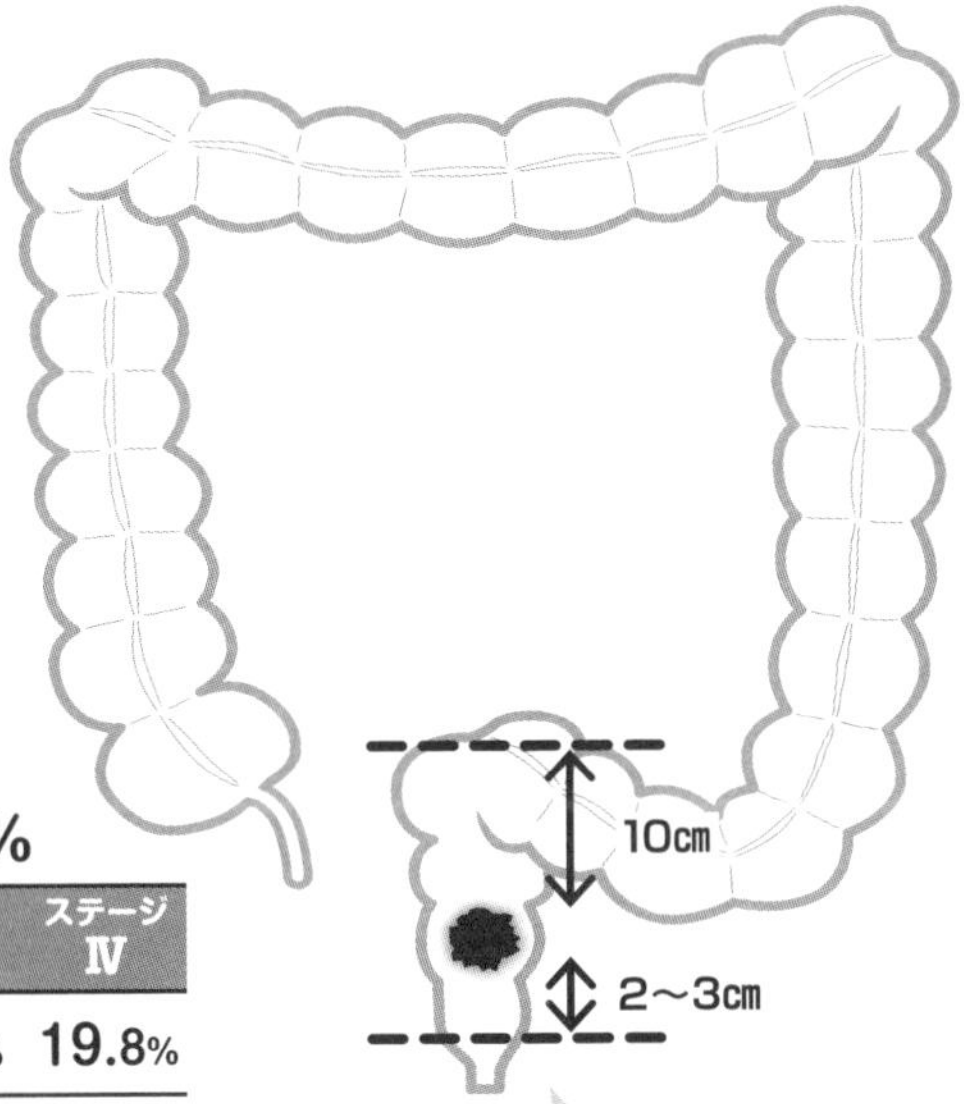

\Point/
直腸の長さは20㎝程度。肛門を残すかどうかで、切れる長さが変わる

直腸《ちょくちょう》S《エス》状《じょう》部《ぶ》がんの 5年生存率 71.6%

ステージ0	ステージⅠ	ステージⅡ	ステージⅢa	ステージⅢb	ステージⅣ
89.4%	91.5%	84.8%	78.0%	60.0%	19.8%

上・下部直腸がんの 5年生存率 71.3%

上部直腸

ステージ0	ステージⅠ	ステージⅡ	ステージⅢa	ステージⅢb	ステージⅣ
98.0%	95.3%	84.6%	75.9%	57.7%	11.6%

下部直腸

ステージ0	ステージⅠ	ステージⅡ	ステージⅢa	ステージⅢb	ステージⅣ
97.5%	88.3%	81.7%	70.0%	51.4%	11.6%

治療の難易度、生活機能への影響に差はあるが、5年生存率は結腸がんとほぼ同じ。

遺伝性の大腸がんではいくつものがんができる

粘膜にがんができ、少しずつ深さを増すのが、一般的な大腸がんの進行。遺伝性の大腸がんではがんの数や進行の速さなどが異なります。

家族性大腸ポリポーシスでは大量のポリープができる

特定の遺伝子が受け継がれて起きる「遺伝性大腸がん」は、通常の大腸がんと発症のしかたが異なります。**代表的なのが、「家族性大腸ポリポーシス」「リンチ症候群」です。**

家族性大腸ポリポーシスは、20歳代前後の若年で発症するのが最大の特徴。**100個以上のポリープ（腺《せん》腫《しゅ》）ができ、治療しないとがん化します。**生活の質は損なわれますが、20歳代のうちに手術を受け、大腸を摘出することが勧められます。

家族性大腸ポリポーシスでは、早期の手術が必要

ポリープ（腺腫《せんしゅ》）ががん化する前に、大腸を摘出する。小腸を永久的な人工肛門にする「大腸全摘《だいちょうぜんてき》・回腸人工肛門造設術《かいちょうじんこうこうもんぞうせつじゅつ》」のほか、肛門を残す「大腸全摘・回腸嚢肛門《かいちょうのうこうもん》（管《かん》）吻合術《ふんごうじゅつ》」などを検討。

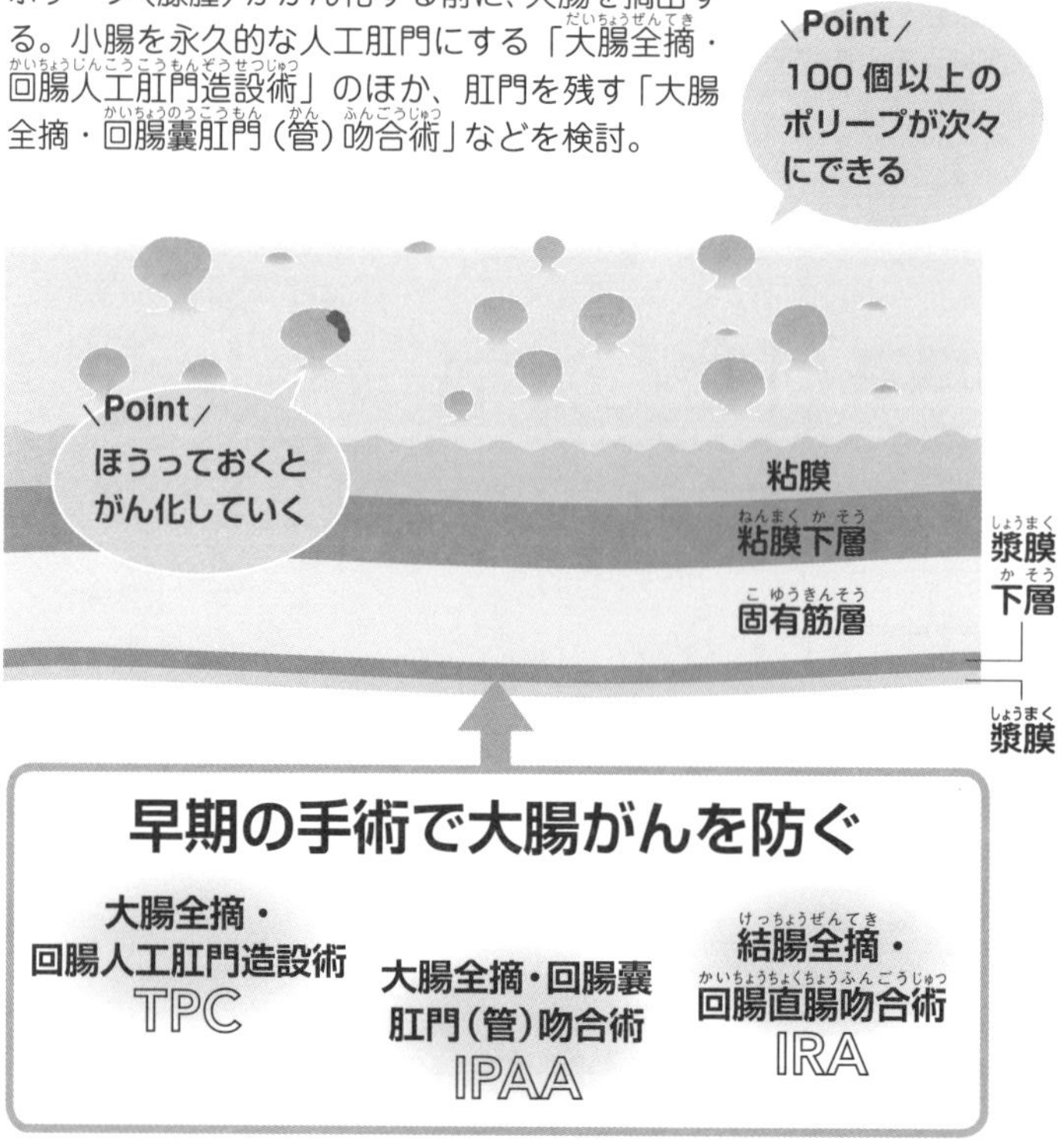

早期の手術で大腸がんを防ぐ

- 大腸全摘・回腸人工肛門造設術 TPC
- 大腸全摘・回腸嚢肛門（管）吻合術 IPAA
- 結腸全摘《けっちょうぜんてき》・回腸直腸吻合術《かいちょうちょくちょうふんごうじゅつ》 IRA

リンチ症候群の可能性があれば、まず検査を

いずれかの基準に該当する人は、がん細胞をしらべる「マイクロサテライト不安定性検査」、血液から遺伝子変異をしらべる「遺伝学的検査」を受ける。

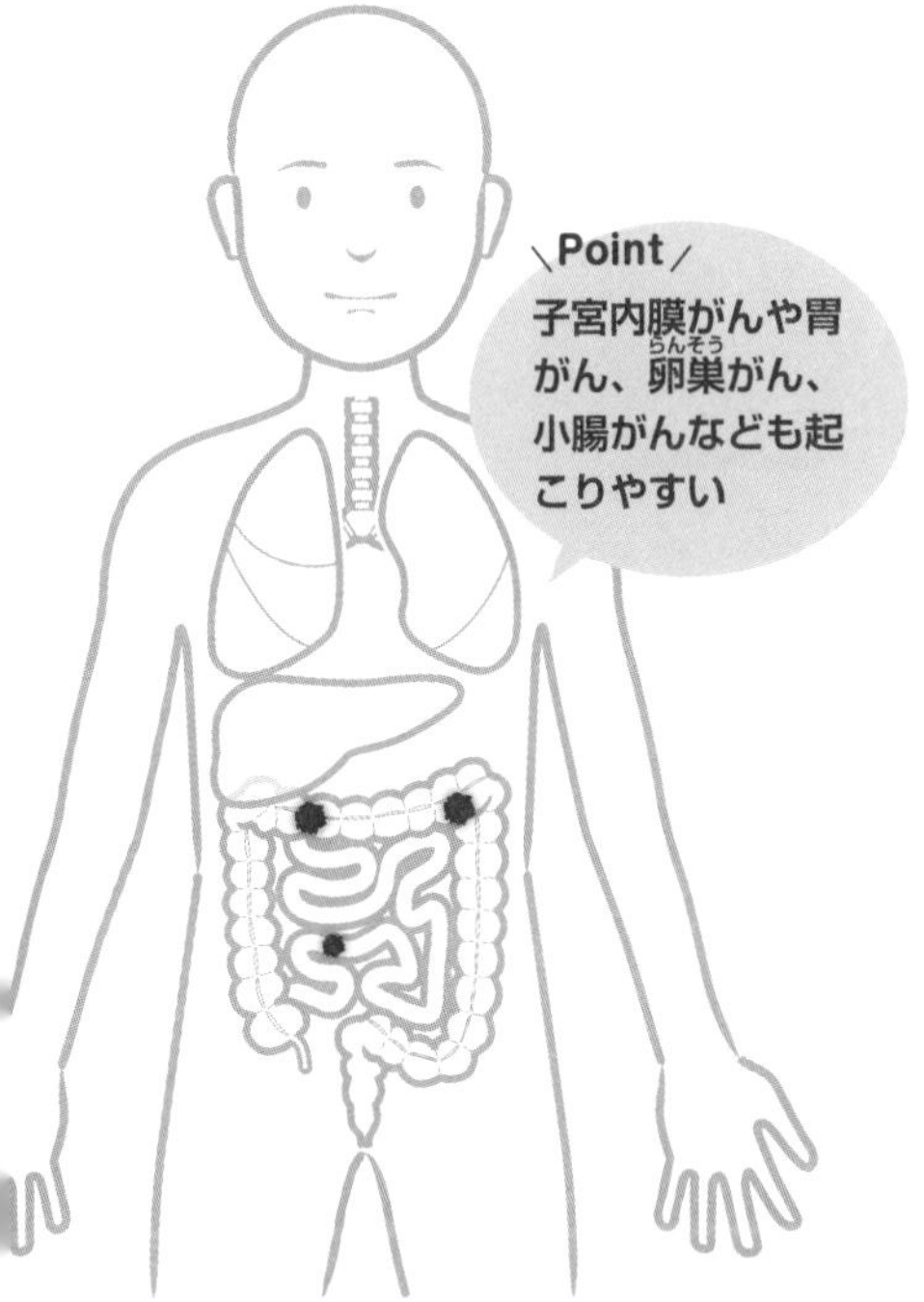
Point
子宮内膜がんや胃がん、卵巣《らんそう》がん、小腸がんなども起こりやすい

アムステルダム診断基準（1999年）

少なくとも3人の血縁者がHNPCC（リンチ症候群）関連腫《しゅ》瘍《よう》（大腸がん、子宮内膜《しきゅうないまく》がん、腎盂《じんう》・尿管《にょうかん》がん、小腸がん）に罹患しており、以下のすべてを満たしている。

❶1人の罹患者はその他の2人に対して第1度近親者（親子またはきょうだい）である
❷少なくとも連続する2世代で罹患している
❸少なくとも1人のがんは50歳未満で診断されている
❹腫瘍は病理学的にがんであることが確認されている
❺FAP（家族性大腸ポリポーシス）が除外されている

または

改訂ベセスダガイドライン（2004年）

以下の項目のいずれかを満たす大腸がん患者には、腫瘍のMSI検査（マイクロサテライト不安定性検査）が推奨される。

❶50歳未満で診断された大腸がん
❷年齢にかかわりなく、同時性あるいは異時性大腸がんあるいはその他のリンチ症候群関連腫瘍がある
❸60歳未満で診断されたMSI-H（高頻度マイクロサテライト不安定性）の組織的所見を有するがん
❹第1度近親者が1人以上リンチ症候群関連腫瘍に罹患しており、そのうちひとつは50歳未満で診断された大腸がん
❺年齢にかかわりなく、第1度あるいは第2度近親者（祖父母、孫、おじ、おば、おい、めい）の2人以上がリンチ症候群関連腫瘍と診断されている患者の大腸がん

リンチ症候群では定期的な検査が重要

もうひとつの遺伝性大腸がんであるリンチ症候群は、複数のがんができやすくなる病気です。50歳未満で発症します。**大腸がんのほか、子宮内膜《しきゅうないまく》がんや腎盂《じんう》・尿管《にょうかん》がん、小腸がん、胃がん、卵巣《らんそう》がんなども発症しやすいのが特徴です。同時にできることもあれば、異なるタイミングで見つかることもあります。**

血縁者にリンチ症候群の患者さんがいる場合は、早めに遺伝子検査を受けましょう。家族性大腸ポリポーシスと異なり、がんができる前の予防的な手術は必要ありません。**定期的に健診を受け、がんができたときに手術を受けるようにします。**

大腸がんの進行度

深さと転移の有無で5つの病期に分けられる

今後の治療方針を決めるために、あなたのがんの病期（ステージ）を把握しておきましょう。病期はがんの深さ、転移の有無で決まります。

病期がわかれば あなたにあう治療がわかる

治療の基本は、がんを切除して再発を防ぐことです。**方法はいくつもあり、進行度を示す「病期（ステージ）」によって、選択肢が異なります。**

ごく早期なら、内視鏡を使って簡単に切除できます。がんがもう少し広がっていれば、外科的手術が必要です。ほかの臓器にまで広がっているときには、薬や放射線を組み合わせて治療します。

適切な治療法を選ぶため、まずはあなたの病期を把握しましょう。

「T（深さ）」「N（リンパ節転移）」「M（遠隔転移）」を見る

病期の指標はいくつかありますが、もっとも理解しやすいのは、国際基準の「TNM分類」です。「T（がんの深達度）」「N（リンパ節転移《てんい》の有無と個数）」「M（遠隔転移《えんかくてんい》の有無と個数）」の3つの要素から、がんの進行度を判断します。

次ページからの説明に沿って、あなたのがんがどれにあてはまるか見ていきましょう。**「T」「N」「M」それぞれの段階がわかったら、P29の表で病期を確認します。**

病期はステージ0からⅣまでの5段階

TNM分類の病期は、ステージ0からⅣまでに分けられます。

ステージ0、Ⅰは早期のがんで、多くは内視鏡で治療できます。

ステージⅡは、がんがより深く広がり、固有筋層《こゆうきんそう》を超えている状態です。さらにリンパ節に転移していればステージⅢに該当します。転移の個数によって、ステージⅢaとⅢbに分けられます。肝臓や肺など、ほかの臓器に転移しているときには、ステージⅣに該当します。

T、N、Mの3要素から、病期をチェック

T 壁深達度《へきしんたつど》（がんの深さ）

粘膜にできたがんが、どの深さまで成長しているか確認。進行すると漿膜を破り、腸管の外まで広がる。

T1（粘膜下層に浸潤《しんじゅん》したがん）

粘膜下層の範囲内にある。深さによって T1a、T1b に分かれる。

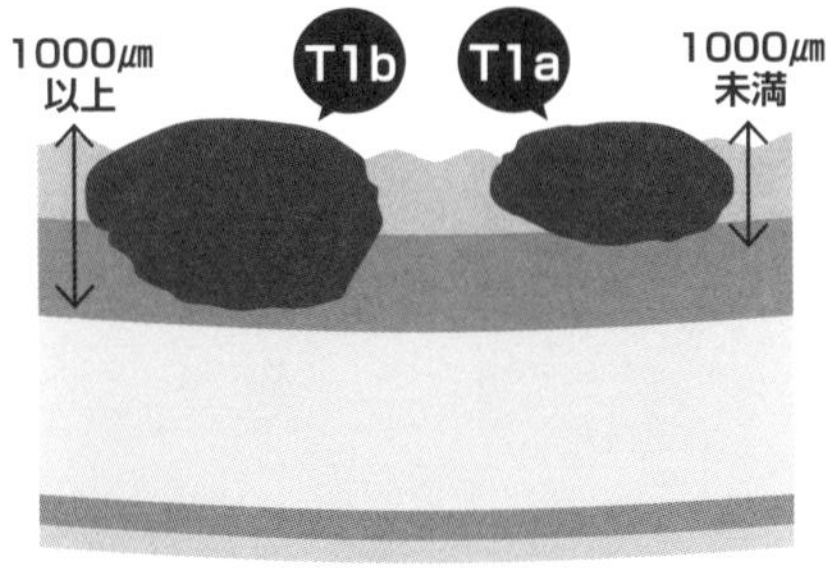

Tis（粘膜内がん）

がんが粘膜のみにとどまっていて、粘膜下層に及んでいない。

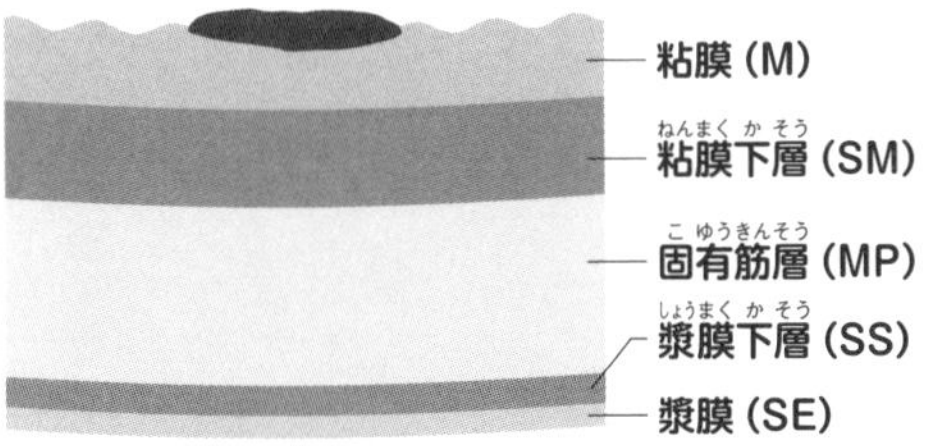

T3（漿膜下層に浸潤したがん）

漿膜下層まで及んでいる（漿膜のない直腸下部《ちょくちょうかぶ》では、外膜《がいまく》まで）。

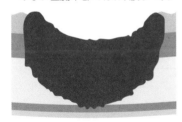

T2（固有筋層に浸潤したがん）

固有筋層に及んでいるが、その下の漿膜下層には達していない。

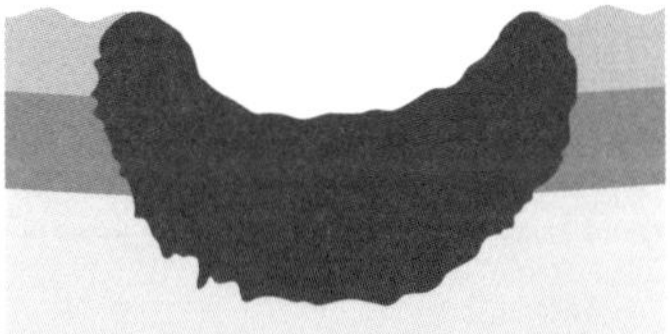

T4（漿膜を破って浸潤したがん）

外側の漿膜を突き破っている。近くの臓器に達していれば T4b。

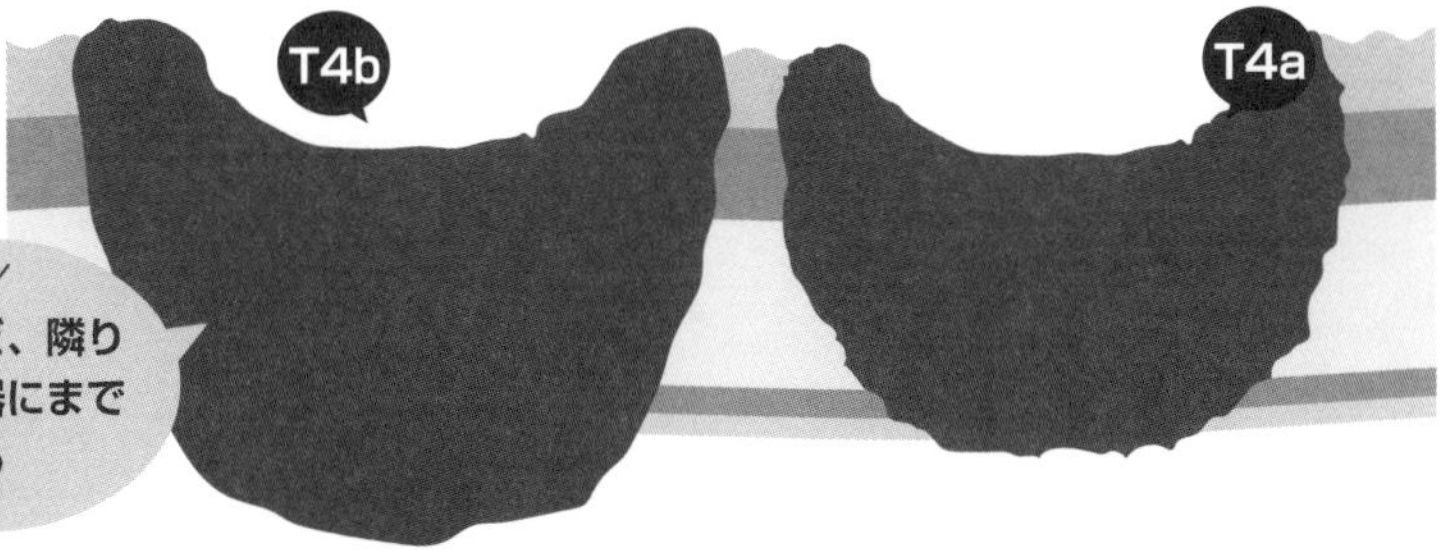

＼Point／
小腸など、隣り合う臓器にまで浸潤する

N リンパ節転移《てんい》

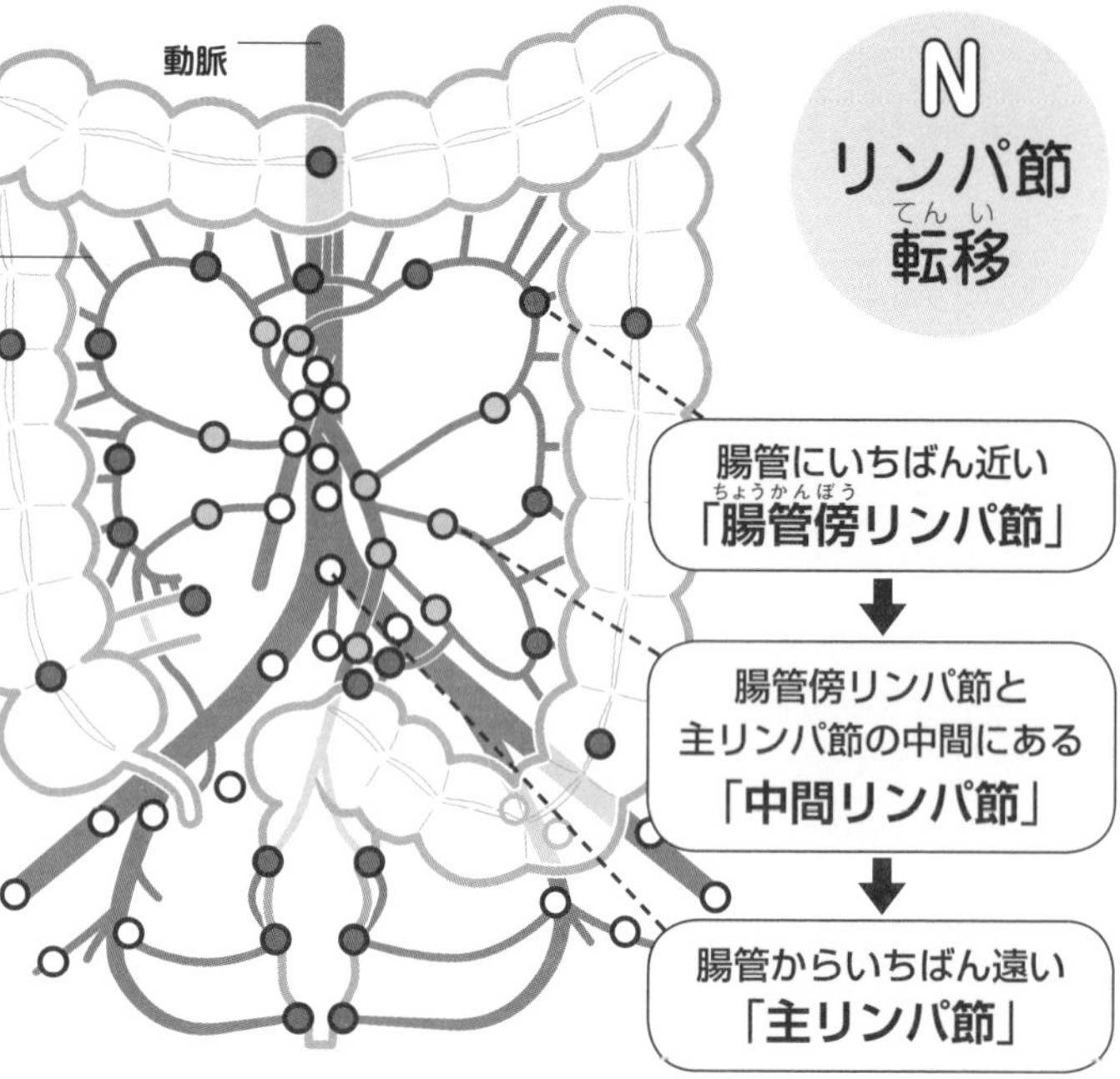

大腸の老廃物を受けとるリンパ節は、大腸近くの動脈に沿って並んでいる。腸管に近い「腸管傍リンパ節」から順にがんの転移が進む。

N1（腸管傍〜中間リンパ節に３個以下）

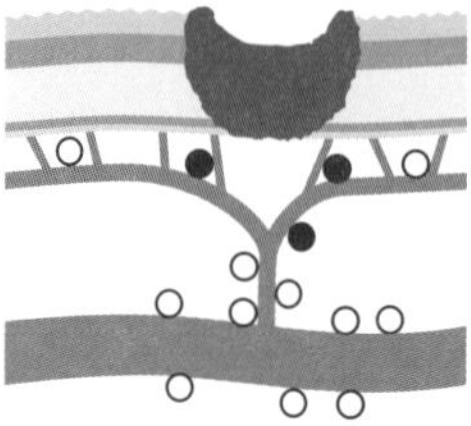

腸管傍リンパ節、中間リンパ節に転移していて、個数は計３個以下（図の黒丸が転移部）。

N0（リンパ節転移なし）

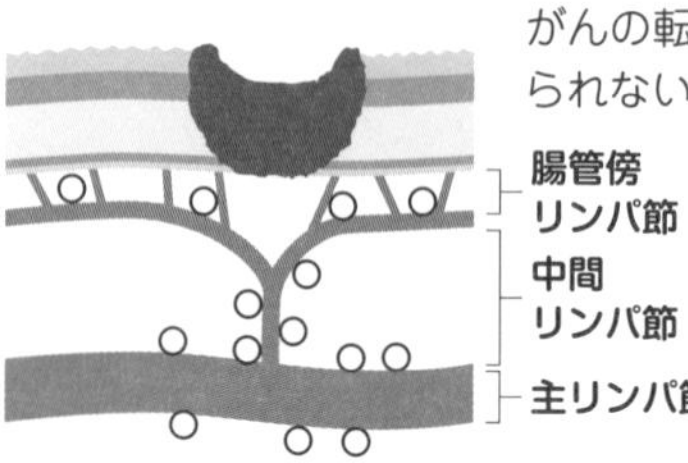

どのリンパ節にも、がんの転移は認められない。

N3（主リンパ節に転移）

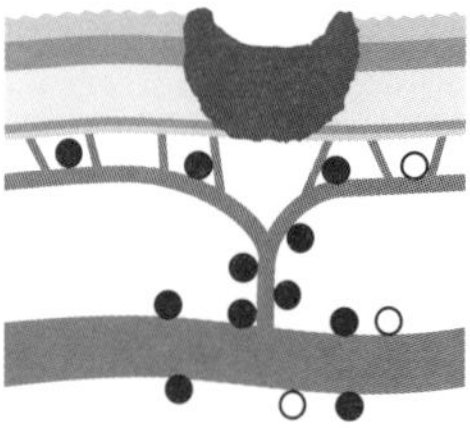

腸管からもっとも離れた主リンパ節まで転移している。

N2（腸管傍〜中間リンパ節に４個以上）

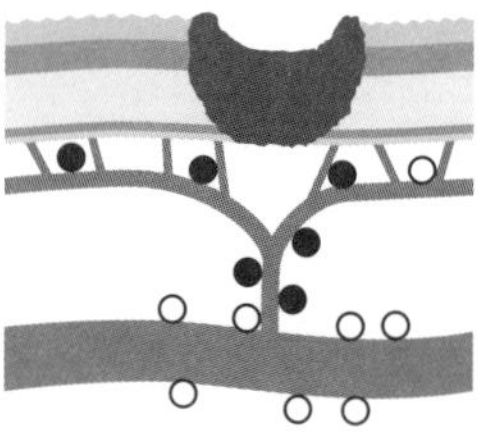

N1と同様の範囲に転移していて、個数は計４個以上。

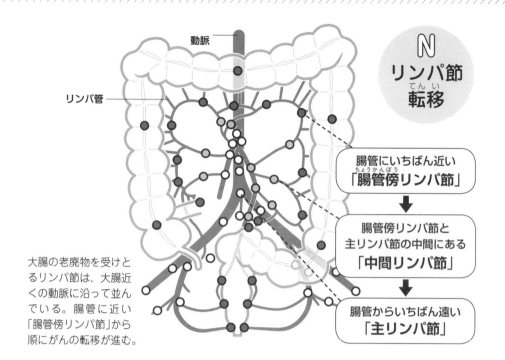

M 遠隔転移《えんかくてんい》

がん細胞が血液にのって、ほかの臓器に転移しているかを見る。

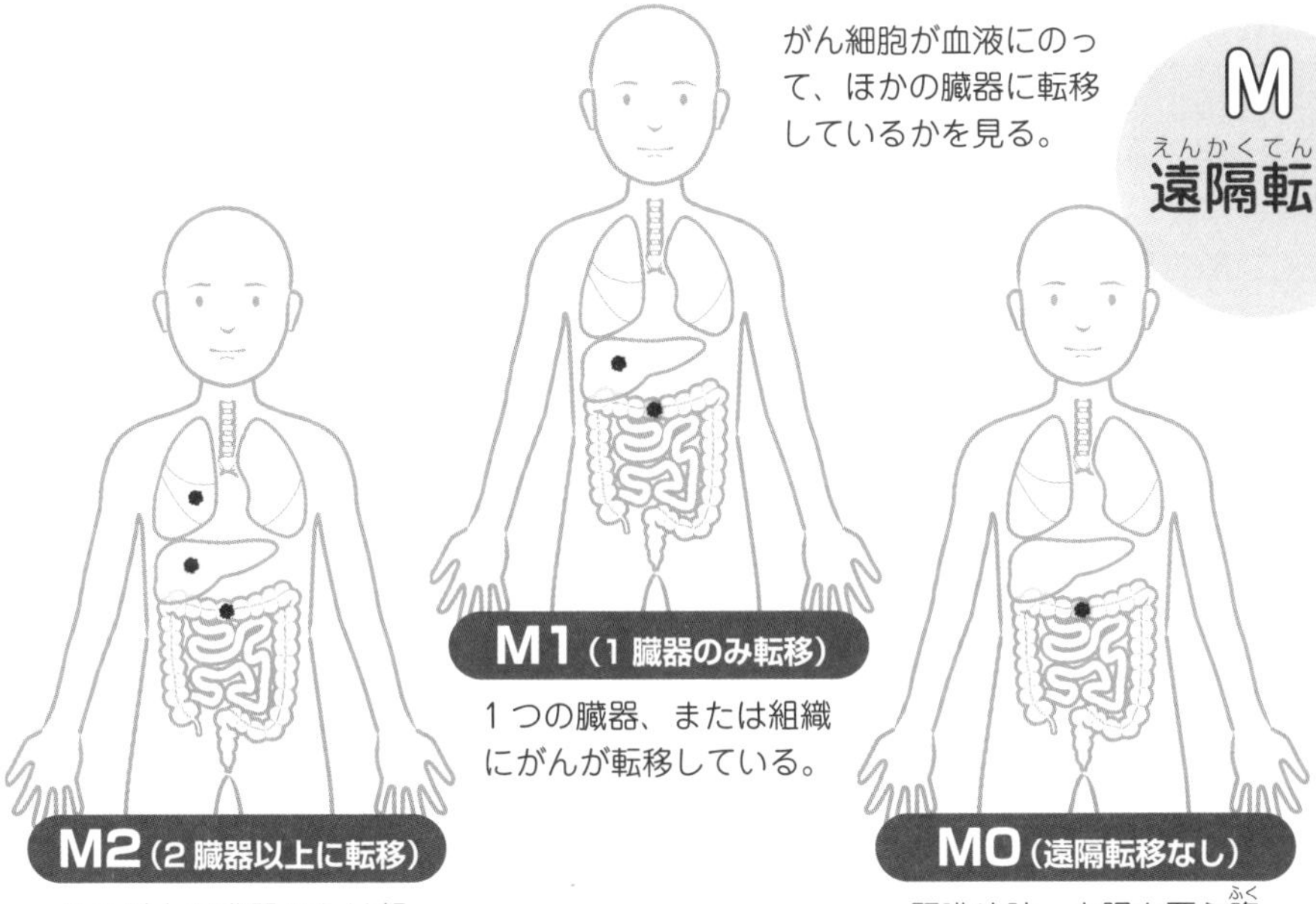

M1（1 臓器のみ転移）
1 つの臓器、または組織にがんが転移している。

M2（2 臓器以上に転移）
2 つ以上の臓器または組織にがんが転移している。

M0（遠隔転移なし）
肝臓や肺、大腸を覆う腹《ふく》膜《まく》、骨など、どの臓器や組織にも転移していない。

進行度分類（ステージ）

下の表の縦列で「T（がんの壁深達度《へきしんたつど》）」を、横列で「N（リンパ節転移）」「M（遠隔転移）」を見る。各要素が交差するところが、該当する病期となる。

	M0			M1
T＼N	N0	N1	N2/3	AnyN（リンパ節転移の有無、個数を問わない）
Tis	ステージ0			
T1a/T1b	ステージⅠ	ステージⅢa	ステージⅢb	ステージⅣ
T2				
T3	ステージⅡ			
T4a				
T4b				

（『大腸がん取扱い規約 第 8 版』大腸癌研究会編、金原出版より引用）

大腸がんの進行度

ステージ別の標準治療を知っておこう

納得のいく最善の治療法を選ぶために、いまの医学でもっとも効果的とされている「標準治療」を理解しておきましょう。

いまの時点でもっとも勧められる治療法

医療機関ごとに異なる治療法を勧められたり、医師によって説明がまるで違ったりすると、治療を受ける側は混乱します。

このような問題を解決するために生まれたのが、「標準治療」。**科学的根拠がもっとも高いとされる治療法を、全国どこでも受けられるようにしたものです。**大腸がんの場合は、大腸癌研究会が編集する「大腸癌治療ガイドライン」によって、病期別の標準治療が定められています。

主治医が勧める方法の根拠がわかる

あなたの治療は、あなた自身が決めるもの。この先どんな生活を送りたいかによって、望む治療法も異なるでしょう。標準治療が、あなたにとって最善の選択とはかぎりません。

ですが、現時点で最善とされる標準治療を知ることは、より有益な選択をするのに役立ちます。主治医が勧める治療の根拠も理解できます。

そのうえで、**治療におけるあなたの希望をはっきりと伝え、主治医とよく話し合ってください。**

基本は手術による切除。再発のリスクをなくす

大腸がんは、切除すれば治る見込みの高いがんです。そのため**標準治療で推奨されるのは、まず手術。**

そのうえで、いかに再発をなくすかが焦点です。日本では古くから、病巣周辺のリンパ節を予防的に切除する「リンパ節郭清《かくせい》」がおこなわれてきました。**現在の標準治療でも、病期ごとの郭清範囲（D1〜D3）が決められ、再発予防につながっています。**薬や放射線の組み合わせも、根拠の高い方法が示されています。

内視鏡的治療、手術、集学的治療のどれかを選択

内視鏡でとれるなら、内視鏡的治療を

ステージ0、Ⅰの早期がんは、内視鏡で治療できるものが多い。

ステージ 0、Ⅰ

内視鏡的治療で病巣をとり除ける？

とれる → **内視鏡的治療**

ステージ0か、ステージⅠのT1aは、内視鏡的治療でとりきれることが多い。

- **ポリペクトミー** →P52
- **EMR（内視鏡的粘膜切除術《ないしきょうてきねんまくせつじょじゅつ》）** →P54
- **ESD（内視鏡的粘膜下層剥離術《ないしきょうてきねんまくかそうはくりじゅつ》）** →P56

↓

病理診断

摘出したがんの断端を顕微鏡でしらべ、周囲のリンパ節への転移の可能性がないかを確認。

リンパ節転移の可能性なし → **経過観察**

とり残しがなければ、治療終了。定期検査を継続する。

リンパ節転移の可能性あり → **手術**

とれない → **手 術**

（D0：リンパ節はとらない または
D1～D3：がんの深さによっては主リンパ管までとる）

がんが粘膜下層《ねんまくかそう》の深い位置に達している「T1b」では、手術が推奨される。

- **腹腔鏡下手術《ふくくうきょうかしゅじゅつ》** →P76
- **開腹手術** →P74

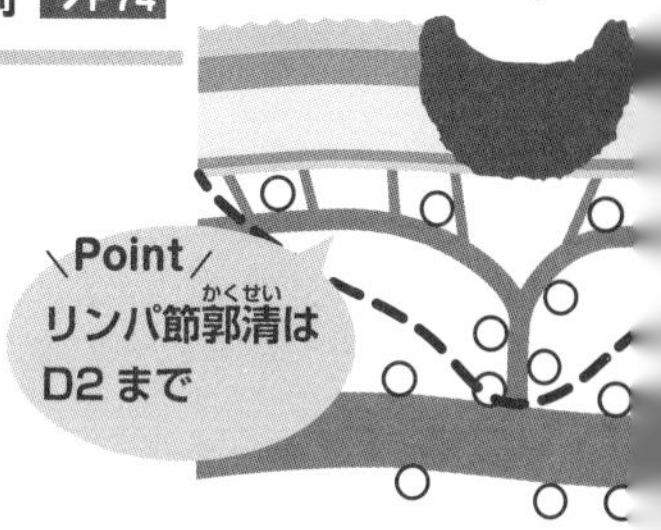
Point
リンパ節郭清《かくせい》は
D2まで

早期なら内視鏡で手術ができる

ごく早期のステージ0は、病巣が粘膜にとどまっているため、内視鏡的治療でとり除くことができます。

有茎性《ゆうけいせい》のがん（→P20）であれば、方法はポリープ切除と同じ。「ポリペクトミー」という方法でおこなわれます。

ステージⅠも早期のがんです。粘《ねん》膜下層《まくかそう》の浅いところまでしか達していない「T1a」の場合は、内視鏡的治療で完治できます。ただし内視鏡的治療後の病理検査で、周囲のリンパ節転移が疑われる場合などは、根治手術がおこなわれます。

粘膜下層の深いところに及んでいる「T1b」では、最初から、手術による治療が勧められています。

ステージⅡ

手術をして、リンパ節もしっかり切除

内視鏡的治療では切除できない段階。手術でがんをきれいにとり除く。

手術

（D3：主リンパ管まで切除）

腸管傍《ちょうかんぼう》リンパ節から中間リンパ節、主リンパ節までを広範囲に切除する「D3郭清《かくせい》」をおこなう。そのうえでがん病巣を切除。

→P66〜、86〜

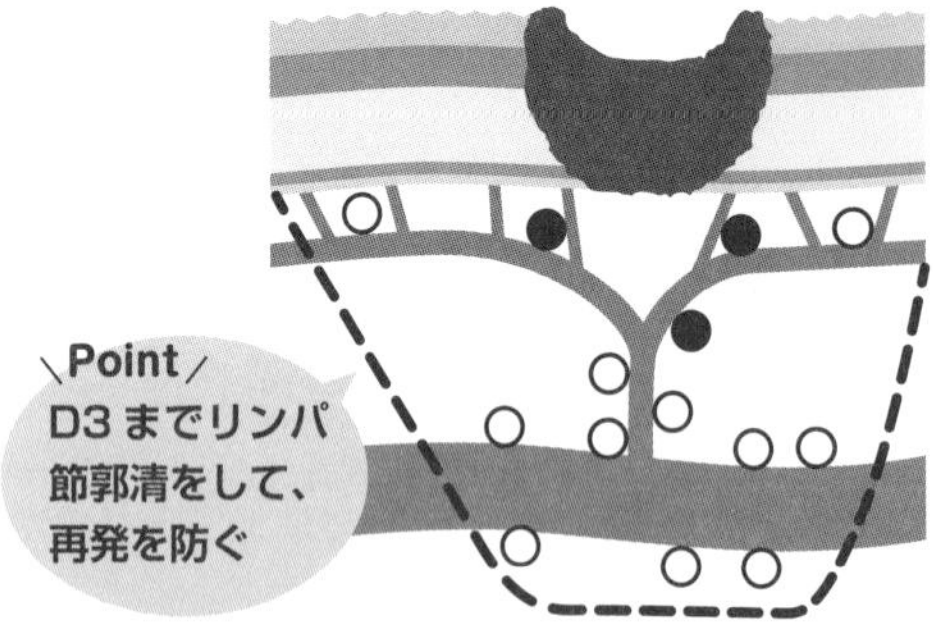
Point
D3までリンパ節郭清をして、再発を防ぐ

ステージⅢ

手術のほかに、抗がん剤や放射線治療も検討

再発を防ぐために、抗がん剤や放射線での治療を追加することもある。

手術

（D3：主リンパ管まで切除）

ステージⅡと同様に、リンパ節をD3郭清してから、がん病巣を摘出する。直腸がんの治療では、手術前に薬物治療や放射線治療をおこなうこともある。

→P66〜、86〜

↓

術後補助化学放射線治療

体力などを考慮しつつ、術後に薬物治療を追加。直腸がんでは放射線も検討。

→P82、104

ステージⅡ、Ⅲでは主リンパ節も切除する

ステージⅡでは、がんが漿膜下層《しょうまくかそう》か漿膜にまで及んでいます。**腹腔鏡《ふくくうきょう》下《か》手術《しゅじゅつ》か開腹手術で切除し、動脈近くの主リンパ節までとり除きます。**

さらに進んだステージⅢでは、がんがリンパ節に転移《てんい》しています。目に見える転移はもちろん、それ以外のリンパ節も切除しておきます。

リンパ節に転移しているということは、一定の再発リスクがあるということ。そのためステージⅢでは、**手術後に抗がん剤を使うのが一般的です。全身のどこかにあるかもしれない、見えないがん細胞まで攻撃し、再発を防ぎます。**ステージⅡでも、再発のおそれがある場合には、抗がん剤を補助的に使うことがあります。

ステージⅣ

転移《てんい》したがんへの手術も検討する

転移したがんを手術でとれそうかどうかで、治療方針が変わってくる。

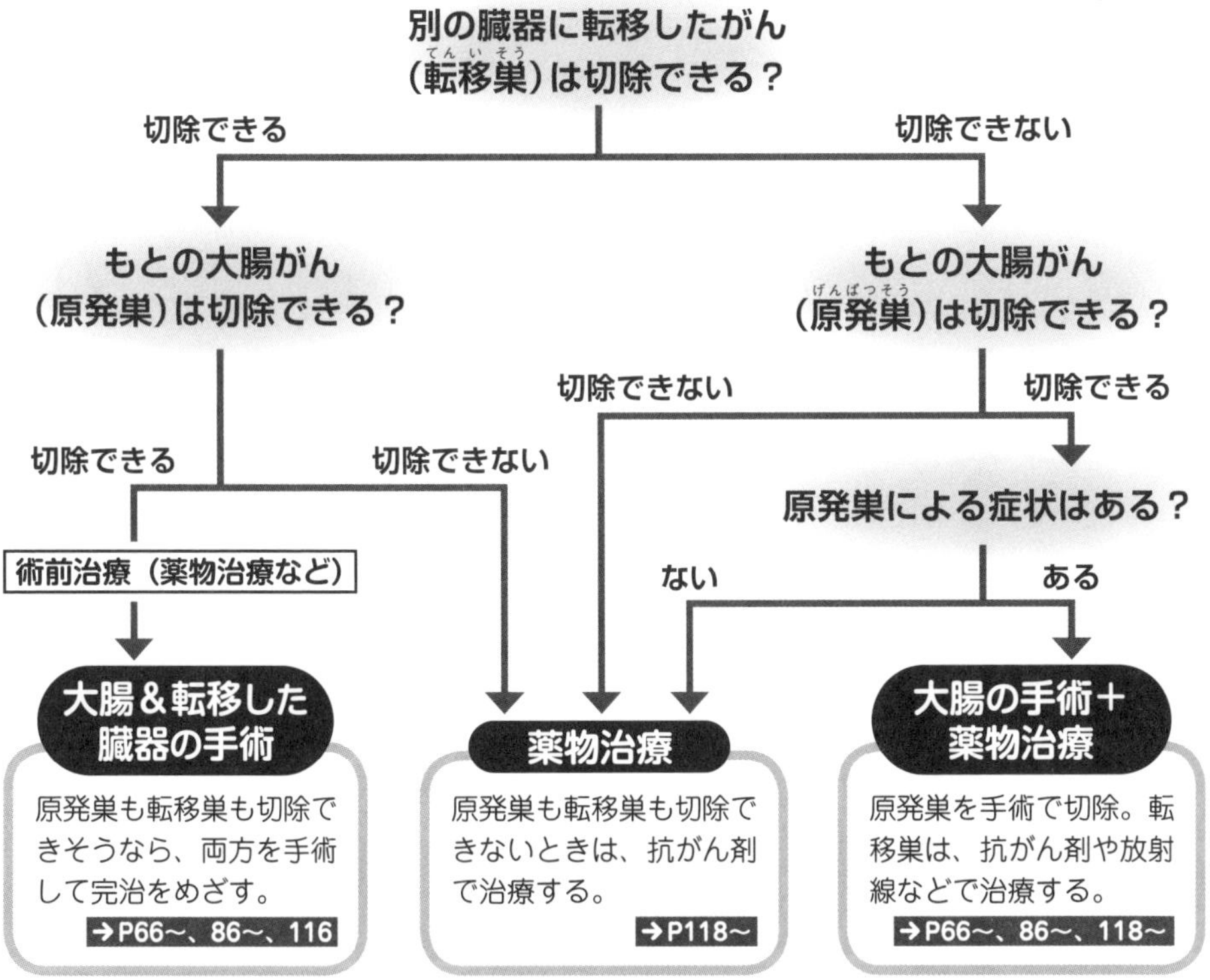
別の臓器に転移したがん
（転移巣《てんいそう》）は切除できる？
切除できる
切除できない
もとの大腸がん
（原発巣）は切除できる？
もとの大腸がん
（原発巣《げんぱつそう》）は切除できる？
切除できる
切除できない
切除できない
切除できる
原発巣による症状はある？
術前治療（薬物治療など）
ない
ある
大腸＆転移した臓器の手術
原発巣も転移巣も切除できそうなら、両方を手術して完治をめざす。
➔P66〜、86〜、116
薬物治療
原発巣も転移巣も切除できないときは、抗がん剤で治療する。
➔P118〜
大腸の手術＋薬物治療
原発巣を手術で切除。転移巣は、抗がん剤や放射線などで治療する。
➔P66〜、86〜、118〜

進行したⅣ期では集学的治療も重要な選択肢

ステージⅣは進行がんとよばれる段階。ほかの臓器、組織にがんが転移しています。治療に難渋しますが、それでも完治の可能性はあります。**原発巣《げんぱつそう》、転移巣《てんいそう》の両方を切除できれば、完治の可能性は高まります。肝臓や肺への転移なら、手術できそうかどうかをまず考えます。**

それ以外の臓器、組織の場合は、転移巣の切除が困難です。原発巣のみ切除し、薬や放射線で治療をつづけます。がんの広がり具合や体力などの理由で、原発巣も切除できないときは、薬物治療が中心になります。抗がん剤のほか、鎮痛薬、放射線などで、少しでも長く、いい時間を過ごせるように治療をします。

（図は『大腸癌治療ガイドライン 医師用 2016年版』大腸癌研究会編、金原出版より作成）

治療を
はじめる前に

あなたのがんの状態を正しく理解する

大腸がんの分類と病期、標準治療を理解したら、あなた自身の治療法の検討に入ります。まず、がんの位置や病期などを正しく把握します。

位置とステージで治療の選択が変わる

内視鏡的治療で治せるのか、手術が確実なのか。手術するなら、抗がん剤も使ったほうがいいか——現状を正確に把握しておかないと、このような方針は決められません。

まずは、主治医にあなたのがんの現状を確認しておきましょう。**がんの位置、肉眼的分類、病期は、必ず聞いておきたい項目です。**リンパ節転移《てんい》と遠隔転移《えんかくてんい》があるかどうか、もしあるなら位置はどこかも、できるだけ正確に教えてもらいます。

医師に記入してもらい状態を正確に把握

とはいえ、専門的知識のない状態で、医師の話を正確に理解するのは至難の業です。**不安なときは、左ページのシートを持参し、主治医に記入してもらいましょう。**同じ用紙を見ながら話をすることで、理解のずれも防げます。

そのうえで、**主治医が最善と思う治療法について、くわしく教えてもらいます。**その治療法のほかにどのような選択肢があるか、メリットやデメリットは何かもよく確認します。

希望はできるだけ具体的に伝える

治療中・治療後の人生、生活スタイルで大切にしたいことは何でしょうか。話し合いの際には、あなた自身の希望を遠慮せずに伝えましょう。

とくに直腸《ちょくちょう》がんの手術を受ける場合は、生活機能が落ちることもあります。「これまでどおりに働きたい」「旅行が趣味だから頻便は困る」「来月、娘の結婚式を控えている」など、どんな内容でもかまいません。**優先順位とともに思いを伝えれば、主治医も検討しやすいはずです。**

病状を正確に知るための **体調＆全身MAP**

本を持参するか、コピーを持参し、あなたの病状を主治医に記入してもらおう。

がん病巣を赤で、
リンパ節転移を青で
記入してください

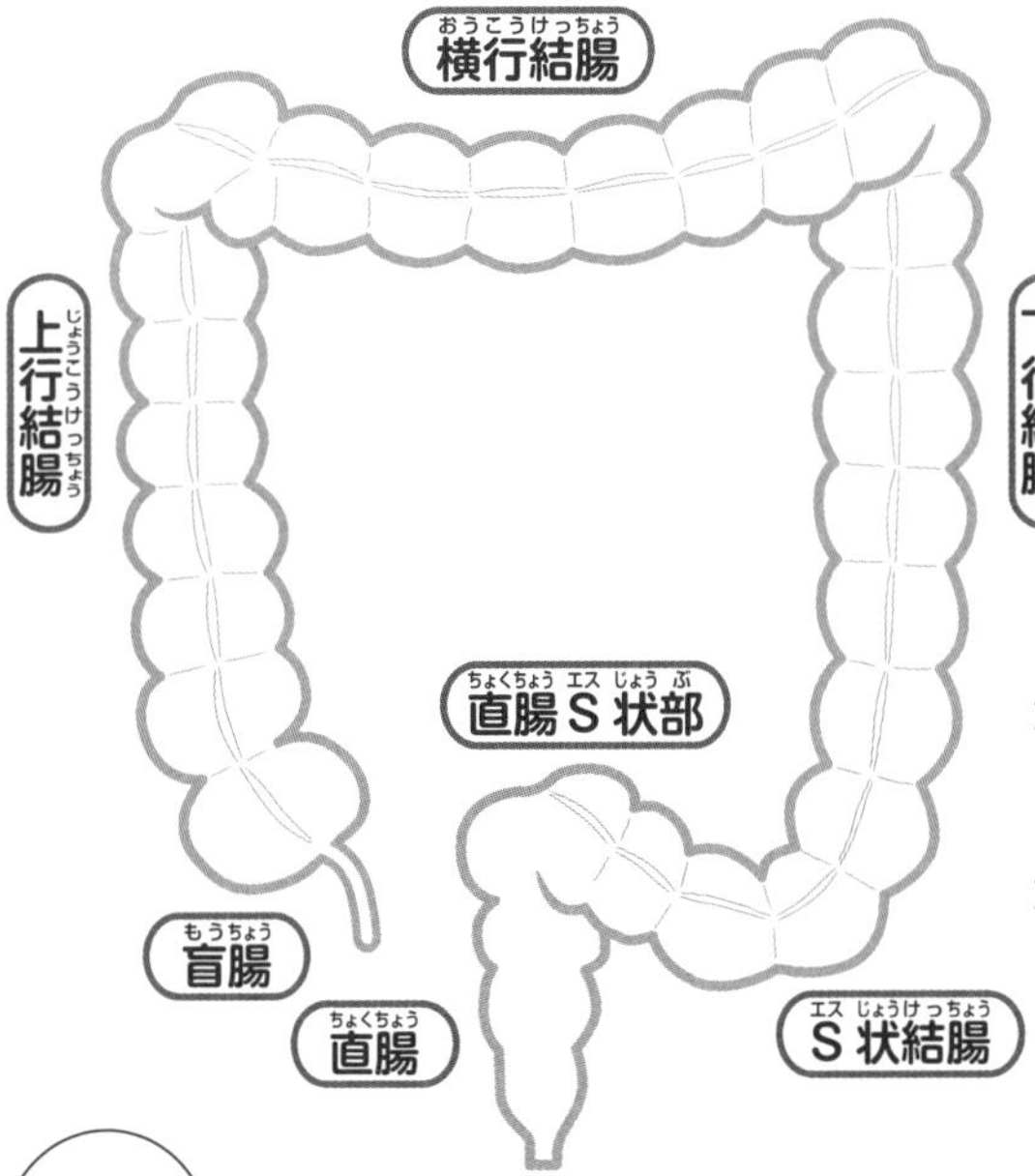

大腸

大腸のどの部位に、どのくらいの深さのがんがあるかを、赤で書き込む。リンパ節への転移《てんい》は青で書き入れてもらう。

全身

遠隔転移《えんかくてんい》があれば、どこにどの程度の大きさで転移しているかを記入してもらう。

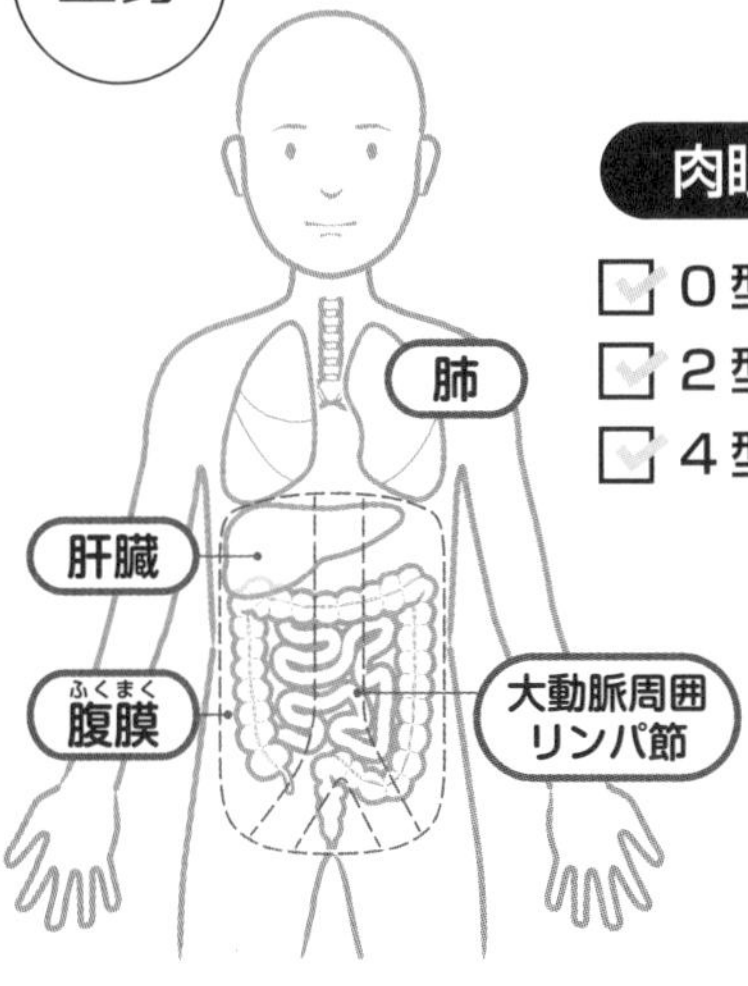

肉眼的分類

- [ ] 0型：表在型
- [ ] 1型：腫瘤型《しゅりゅうがた》
- [ ] 2型：潰瘍限局型《かいようげんきょくがた》
- [ ] 3型：潰瘍浸潤型《かいようしんじゅんがた》
- [ ] 4型：びまん浸潤型
- [ ] 0〜4型以外

病期（ステージ）

- [ ] ステージ0
- [ ] ステージⅠ
- [ ] ステージⅡ
- [ ] ステージⅢa
- [ ] ステージⅢb
- [ ] ステージⅣ

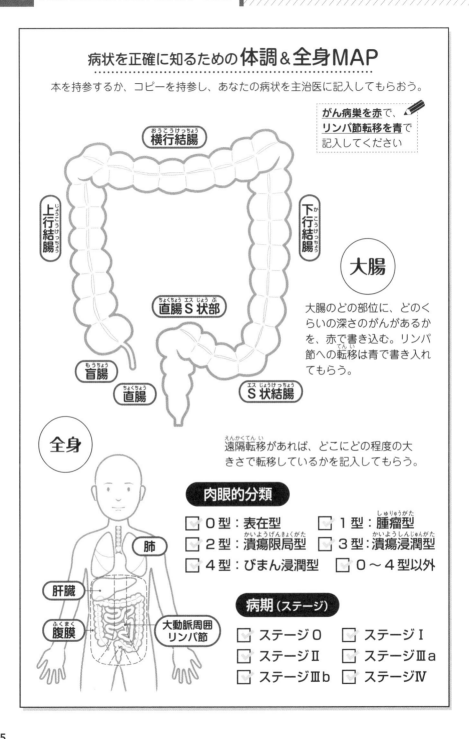

治療をはじめる前に

むずかしい手術ほど実績のある医療機関で

大腸がんの手術、内視鏡的治療にはいくつもの方法があり、難易度にも幅があります。医療機関の実績を見てから決めると安心です。

「先生なら安心」と思える主治医に出会う

どの医療機関で治療を受けるかは、治療効果にも精神面にも影響します。「ここで治療したい」「この先生なら安心」と思えるのが理想です。

手術や内視鏡的治療には、高度な手技を要するものもあります。 手術では「ISR（内肛門括約筋間直腸《ないこうもんかつやくきんかんちょくちょう》切除術《せつじょじゅつ》）」、内視鏡的治療なら「ESD（内視鏡的《ないしきょうてき》粘膜下層剥離術《ねんまくかそうはくりじゅつ》）」などがその代表。**むずかしい治療を受けるときは、実績をよく見て医療機関を選びましょう**（下図参照）。

認定医、指導医などの資格も参考になる

主治医がもっている資格も、ある程度のめやすになります。 あくまで一例ですが、難易度の高い内視鏡的治療を受けるときは、日本消化器内視鏡学会の指導医や、日本内視鏡外科学会の技術認定医に。難易度の高い外科手術なら、日本外科学会指導医や日本消化器外科学会の指導医のほか、がん治療認定医などの資格があると安心です。**このような資格は、手術実績と同様、医療機関のホームページで確認できます。**

手術の実績を、ホームページでチェック

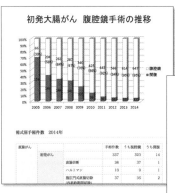

初発大腸がん　腹腔鏡手術の推移

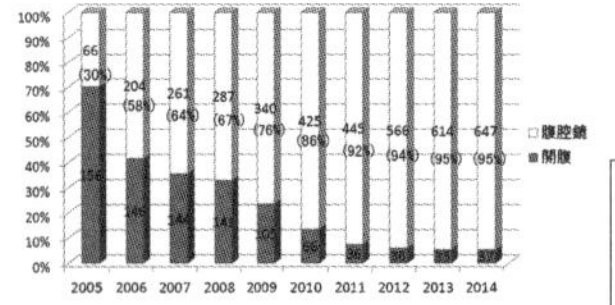

術式別手術件数　2014年

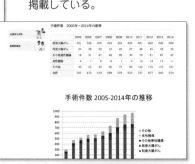

直腸がん			手術件数	うち腹腔鏡	うち開腹
	初発がん		337	323	14
		直腸切断	38	37	1
		ハルトマン	10	9	1
		腹肛門式直腸切除	37	35	2

手術件数　2005年～2014年の推移

	2005	2006	2007	2008	2009	2010	2011	2012	2013	2014
初発大腸がん	221	356	402	434	452	492	481	602	649	684
再発大腸がん	24	26	22	16	25	27	48	45	43	35
その他悪性腫瘍	18	31	47	46	26	30	76	61	67	47
良性腫瘍	4	7	6	6	1	4	10	14	13	11
その他	40	52	42	66	75	80	122	155	170	197
合計	307	472	519	568	579	633	737	877	942	974

手術件数 2005-2014年の推移

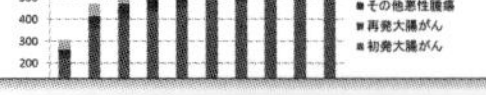

がん研有明病院の例。がん治療をおこなう大きな医療機関ではたいてい、術式別の治療実績を掲載している。

がん診療連携拠点病院は、全国に400か所ある

都道府県の拠点病院は全部で49か所

下表は、がん診療連携拠点病院のなかでも、各地域で中心的役割を担う病院。残る351か所は厚生労働省のホームページで確認できる。

北海道	北海道がんセンター（札幌市）	滋賀県	滋賀県立成人病センター（守山市）
青森県	青森県立中央病院（青森市）	京都府	京都府立医科大学附属病院（京都市）
岩手県	岩手医科大学附属病院（盛岡市）		京都大学医学部附属病院（京都市）
宮城県	宮城県立がんセンター（名取市）	大阪府	大阪国際がんセンター（大阪市）
	東北大学病院（仙台市）	兵庫県	兵庫県立がんセンター（明石市）
秋田県	秋田大学医学部附属病院（秋田市）	奈良県	奈良県立医科大学附属病院（橿原市）
山形県	山形県立中央病院（山形市）	和歌山県	和歌山県立医科大学附属病院（和歌山市）
福島県	福島県立医科大学附属病院（福島市）	鳥取県	鳥取大学医学部附属病院（米子市）
茨城県	茨城県立中央病院・茨城県地域がんセンター（笠間市）	島根県	島根大学医学部附属病院（出雲市）
		岡山県	岡山大学病院（岡山市）
栃木県	栃木県立がんセンター（宇都宮市）	広島県	広島大学病院（広島市）
埼玉県	埼玉県立がんセンター（北足立郡伊奈町）	山口県	山口大学医学部附属病院（宇部市）
東京都	東京都立駒込病院（文京区）	徳島県	徳島大学病院（徳島市）
	がん研有明病院（江東区）	香川県	香川大学医学部附属病院（木田郡三木町）
神奈川県	神奈川県立がんセンター（横浜市）	愛媛県	四国がんセンター（松山市）
新潟県	新潟県立がんセンター新潟病院（新潟市）	高知県	高知大学医学部附属病院（南国市）
富山県	富山県立中央病院（富山市）	福岡県	九州がんセンター（福岡市）
石川県	金沢大学附属病院（金沢市）		九州大学病院（福岡市）
福井県	福井県立病院（福井市）	佐賀県	佐賀大学医学部附属病院（佐賀市）
山梨県	山梨県立中央病院（甲府市）	長崎県	長崎大学病院（長崎市）
長野県	信州大学医学部附属病院（松本市）	熊本県	熊本大学医学部附属病院（熊本市）
岐阜県	岐阜大学医学部附属病院（岐阜市）	大分県	大分大学医学部附属病院（由布市）
静岡県	静岡県立静岡がんセンター（駿東郡長泉町）	宮崎県	宮崎大学医学部附属病院（宮崎市）
愛知県	愛知県がんセンター中央病院（名古屋市）	鹿児島県	鹿児島大学病院（鹿児島市）
三重県	三重大学医学部附属病院（津市）	沖縄県	琉球大学医学部附属病院（中頭郡西原町）

がん診療連携拠点病院はサポート体制も十分

「がん診療連携拠点病院」も、医療機関選びの重要な指標です。専門的で質の高いがん治療を受けられる病院として、厚生労働省が認定している医療機関です。全国に400か所あり、地域のほかの病院との連携体制もととのっています。すでにかかっている医療機関で、希望する治療がむずかしそうなときは、紹介してもらう方法もあります。

がん相談支援センターが設けられ、治療や療養生活の悩みを相談できるのも特徴です。地域住民であれば、その医療機関にかかっていなくても、無料で相談が可能。施設によっては、「医療相談室」「地域医療連携室」などとよばれています。

治療をはじめる前に

セカンド・オピニオンで納得して治療に臨む

がん治療では、ほかの病気に比べ、セカンド・オピニオンの制度が定着しています。治療の選択に悩むときには活用してみましょう。

理解、納得できるまで主治医と話すのが基本

がんの治療は一生を左右するもの。主治医との信頼関係は何より大切です。術後の経過観察、定期検査などを含めると、関係はこれから先も長くつづきます。**「この治療でよかった」「この先生に診てもらえてよかった」と思えるよう、十分に話し合いをして、治療に臨みましょう。**

主治医の話でわからないこと、納得しがたいことは、わかるまで質問します。あなたの思いを、ていねいな言葉で伝えていく姿勢も必要です。

パートナーとともに診察を受けてもいい

主治医の話が十分に理解できないときは、「こまかくメモをとって帰る」「断りを入れて録音する」などの方法もあります。

パートナーと受診し、話を聞くのもいいでしょう。気になる点を確認してもらったり、伝えたい言葉を補ってもらうことができます。家族の協力が不可欠ながん治療では、ごく一般的な受診スタイルです。

独居の人は、信頼できる友人につきそってもらうこともできます。

それでも悩むときはセカンド・オピニオン外来へ

診察時に十分な話し合いをして、それでも判断に悩むときには、セカンド・オピニオンが役立ちます。

「この治療法でいいか、どうしても決めかねています。ほかの先生の意見を聞いてみてもいいですか？」と、主治医に申し出ましょう。

多くの医師は、セカンド・オピニオンを快く勧める用意があります。**「機嫌を損ねるのでは」といった心配はいりません。**紹介状と検査結果をもらい、意見を聞いてきましょう。

セカンド・オピニオンは主治医に話をしてから

セカンド・オピニオンをとりたい旨を話し、受診後は主治医のもとへ戻る。

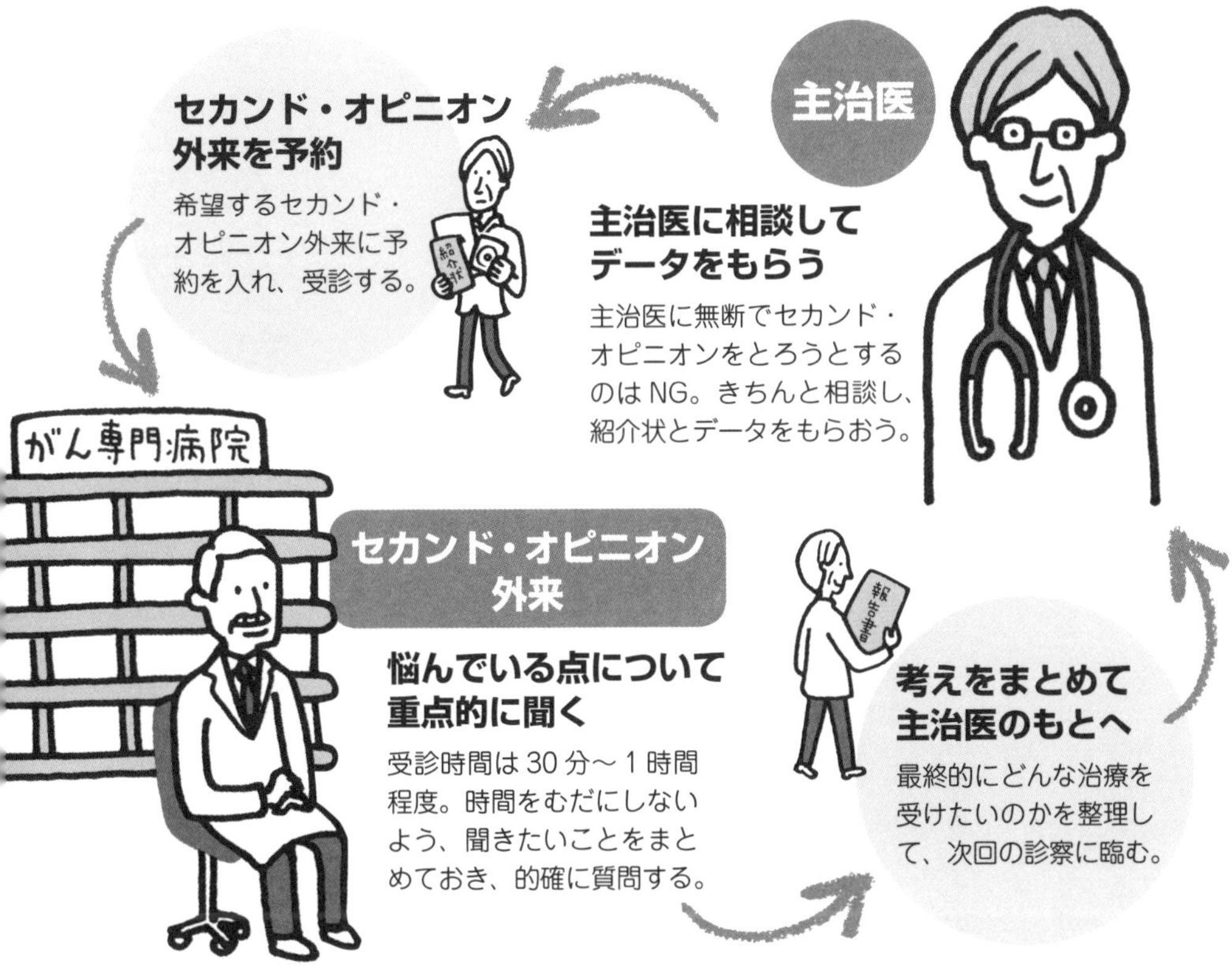
主治医
主治医に相談してデータをもらう
主治医に無断でセカンド・オピニオンをとろうとするのはNG。きちんと相談し、紹介状とデータをもらおう。
セカンド・オピニオン外来を予約
希望するセカンド・オピニオン外来に予約を入れ、受診する。
紹介状
がん専門病院
セカンド・オピニオン外来
悩んでいる点について重点的に聞く
受診時間は30分～1時間程度。時間をむだにしないよう、聞きたいことをまとめておき、的確に質問する。
報告書
考えをまとめて主治医のもとへ
最終的にどんな治療を受けたいのかを整理して、次回の診察に臨む。

ドクター・ショッピングはいい結果を生みにくい

誤解されることが多いのですが、**セカンド・オピニオンと転院は別物です。**転院を望む場合は、希望する医療機関に別途相談をします。

ただ、**転院すればいい治療を受けられるとはかぎりません。**転院先でも不満や不信感を抱き、「もっといい病院があるのでは」と、医療機関を転々とする人もいます。しかし**そのように時間を浪費するうちに、大切な治療の機会を逸してしまうことも。**

がんと診断された事実そのものが、何よりつらいことです。100％の納得、満足を得ることは、容易ではありません。いまの主治医のもとで、よりよい治療を受けられるよう話し合うのも、ひとつの方法です。

状況を家族と共有。生活の不安を解消する

早期であれ進行期であれ、治療生活に不安はつきもの。病状と今後の治療計画を家族に伝え、これからの生活についていっしょに考えましょう。

家族全員でこれからのことを考える

がんと診断されたら、できるだけすぐに、家族に病状を伝えましょう。「気持ちが落ち着くまで待ちたい」という人もいますが、がん治療についてひとりで思い悩むのは、負担が大きすぎます。**感情的になってもかまいません。事実と思いを率直に話してください。**

パートナーだけでなく、子どもや親にも話しておいたほうが安心です。支えになってくれる人がひとりでも多いと、安心して治療に臨めます。

家族は第二の患者。家族の心にも目を向けて

家族の立場で本書を手にとっている人もいるでしょう。**がん患者さんの家族は、第二の患者ともいわれます。**重い病気に悩む患者さんを支えるうちに、心身ともに疲弊してしまうこともよくあります。

患者さんのケアだけにかかりっきりにならないようにし、**自身の心身も十分にケアしてください。**ひとりで背負わず、親や子どもの手を借りて、負担をできるだけ分散させることも大切です。

診断後すぐは、思いに寄り添うことが大切

家族ががんと診断されたときは、つらい思いに耳を傾けて。

Point 1 意見よりも相づちが必要

落ち着いて話せるようになるまで、意見は不要。「つらいよね」という相づちだけでいい。

Point 2 普段どおりに接し、孤立させない

気をつかいすぎると、精神的に孤立させてしまうことも。なるべく普段どおりに接したい。

高額医療費制度を活用しよう

年齢と収入にごとに上限があり、一定額の支払いですむ（2017年8月現在の額）。

＊自己負担上限額および多数回該当は1か月あたり

70歳未満

所得区分		自己負担上限額	多数回該当
区分ア	平均収入 月83万円〜（年収 約1160万円〜）	25万2600円＋（医療費－84万2000円）×1％	14万100円
区分イ	平均収入 月53万〜83万円未満（年収 約770万〜1160万円未満）	16万7400円＋（医療費－55万8000円）×1％	9万3000円
区分ウ	平均収入 月28万〜53万円未満（年収 約370万〜770万円未満）	8万100円＋（医療費－26万7000円）×1％	4万4400円
区分エ	平均収入 月28万円未満（年収 約370万円未満）	5万7600円	4万4400円
区分オ	低所得者（住民税非課税）	3万5400円	2万4600円

高額医療費制度を利用する場合の、70歳未満の人の負担額。過去1年間に3回以上、制度を利用している人はさらに金額が下がり、「多数回該当」欄の額になる。

＊自己負担上限額および多数回該当は1か月あたり

70歳以上

所得区分	自己負担上限額		多数回該当
	世帯単位（外来＋入院）	個人単位（外来）	
現役並み所得者	8万100円＋（医療費－26万7000円）×1％	5万7600円	4万4000円
一　般	5万7600円	1万4000円	適用されない
低所得者Ⅱ（住民税非課税）	2万4600円	8000円	適用されない
低所得者Ⅰ（世帯全員の収入から経費・控除額などを除くと所得なし）	1万5000円	8000円	適用されない

70歳以上になると、夫婦ともに医療費がかかりがち。そのため本人だけでなく、世帯全体での上限額も設定されている。

公的制度を利用して治療の負担を減らす

がん治療にはお金がかかります。術式によっても異なりますが、手術、入院、検査代などをあわせると、100万〜150万円は必要。3割負担でも33万〜45万円の支払いです。**治療方針もさることながら、経済面で悩んでいる人もいるでしょう。**

治療費に困ったら、「高額医療費制度」を活用します。月の支払い額は8万円程度に抑えられ、超過分が後日戻ってきます。**限度額適用認定証を申請する方法であれば、最初から上限額のみの支払いですみます。**

休職で収入が途絶えることを心配する人もいますが、多くの人が術後1か月程度で復帰しています。薬物治療も、多くは外来で受けられます。

治療日記をつくって治療内容、体調を記録する

今後の治療にあたり、治療計画、日々の体調を記す日記があると便利です。P44～45の白紙をコピーして活用し、受診時にも役立ててください。

記入例

私の治療日記

これからの治療計画

11月 3日	術前の診察
11月20日	入院、術前の検査
11月22日	手術（午後の予定）
11月30日	退院予定
12月11日	術後の診察
1月 5日	職場復帰の予定

治療のために協力してほしい人

家族 妻（手術後の食事管理、入院中のサポートなど）
娘（妻が治療のサポートと仕事の両方で忙しくなるので、妻を支えてほしい）

友人・知人 友人Aさん（大腸がんの手術を経験しているので、手術後の体調、生活や仕事の管理のことを教えてほしい）

そのほかの人 総務部長Bさん（復帰のための調整など）、部下Cさん

毎日の生活で心がけたいこと

・体重が減って体力が落ちるのは避けたい。食べられる日はしっかり食べて、栄養をとる
・手術後は腸の機能が落ちると聞いたので、妻にも協力してもらい、消化のよくない食事を避ける
・術後の体調はわからないので、「ぜったいに1月5日に復帰する」と決め込まず、部長とも連絡をとりあって調整する

12月 8 日（金）

＊5段階の目盛りのうち、あてはまるものに丸をつけます

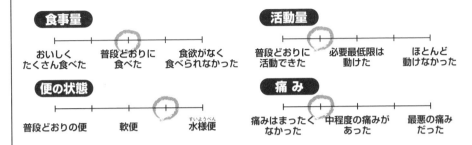

食事量

おいしくたくさん食べた　普段どおりに食べた　食欲がなく食べられなかった

活動量

普段どおりに活動できた　必要最低限は動けた　ほとんど動けなかった

便の状態

普段どおりの便　軟便　水様便《すいようべん》

痛み

痛みはまったくなかった　中程度の痛みがあった　最悪の痛みだった

生活の記録 1日1回は外に出ようと思い、駅前の書店に行った。体力的には問題なかったが、便意が気になって1時間ほどで帰ってきた

気になる症状 いちばん気になるのは便意。1日10回もトイレに行った。便が出たのは7回で、少ししか出ず、下痢に近いゆるい便だった

服薬の記録 とくになし

12月 9 日（土）

＊5段階の目盛りのうち、あてはまるものに丸をつけます

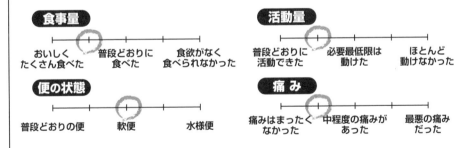

食事量

おいしくたくさん食べた　普段どおりに食べた　食欲がなく食べられなかった

活動量

普段どおりに活動できた　必要最低限は動けた　ほとんど動けなかった

便の状態

普段どおりの便　軟便　水様便

痛み

痛みはまったくなかった　中程度の痛みがあった　最悪の痛みだった

生活の記録 隣町に住む娘がようすを見に来てくれた。食欲もそこそこあったので、3人で夕食をとった

気になる症状 笑うと傷口が少し痛むことがあるが、笑って過ごせるのはいい徴候と思うことにする。便意は変わらずで、話の途中に席を立ちたくなるので困る

服薬の記録 とくになし

私の治療日記

これからの治療計画

治療のために協力してほしい人

家族

友人・知人

そのほかの人

毎日の生活で心がけたいこと

月　　日（　　）

＊5段階の目盛りのうち、あてはまるものに丸をつけます

食事量

おいしく たくさん食べた ／ 普段どおりに 食べた ／ 食欲がなく 食べられなかった

活動量

普段どおりに 活動できた ／ 必要最低限は 動けた ／ ほとんど 動けなかった

便の状態

普段どおりの便 ／ 軟便 ／ 水様便《すいようべん》

痛み

痛みはまったく なかった ／ 中程度の痛みが あった ／ 最悪の痛み だった

生活の記録

気になる症状

服薬の記録

月　　日（　　）

＊5段階の目盛りのうち、あてはまるものに丸をつけます

食事量

おいしく たくさん食べた ／ 普段どおりに 食べた ／ 食欲がなく 食べられなかった

活動量

普段どおりに 活動できた ／ 必要最低限は 動けた ／ ほとんど 動けなかった

便の状態

普段どおりの便 ／ 軟便 ／ 水様便

痛み

痛みはまったく なかった ／ 中程度の痛みが あった ／ 最悪の痛み だった

生活の記録

気になる症状

服薬の記録

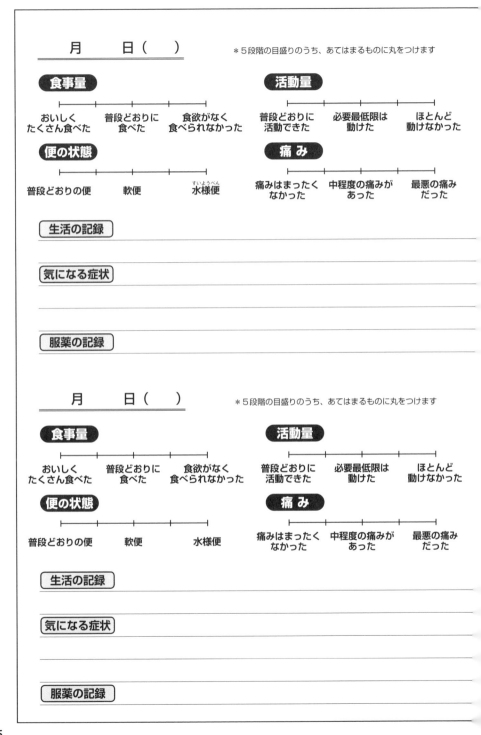

Column

自分で選べることがときには負担になる

自分の希望を伝えて治療法を決められるのは、患者さんにとって重要な権利です。多くの場合は、「この治療でよかった」と納得できると思います。

一方で、専門的な話を理解しなくてはならない負担もあります。「先生はかみ砕いて話してくれているけれど、理解できない」「何を聞けばいいかもわからない」という場面も、ときにはあるでしょう。

このようなときは、本書のような書籍やインターネットで情報を集めます。ただし、一般に流通している情報は玉石混交。インターネットではとくに、信頼性があるかどうかの見極めが肝心です。

後悔だけはしたくない。
だからこそ、正しい情報で判断を

専門病院や学会の情報ならインターネットでも安心

インターネットで情報を集めるときは、がん専門病院のホームページを見てみましょう。あなたが通う病院のサイトが充実しているなら、まずそこで情報を集めます。学会のホームページにも、市民向けのわかりやすい情報や、講演の案内が掲載されていることがあります。

反対に、誰が書いたのかわからない匿名の記事は、避けたほうが賢明です。

個人の体験談や思いを知りたいときは、患者会やサポートグループのサイトが役立ちます。希望すれば、患者さんどうしの交流会に参加したり、復職のための相談をすることもできます。

Part

2

早期がんは内視鏡的治療で治せる

ステージⅠの早期がん、ステージⅡの浅い位置までのがんなら、
内視鏡的治療で完治をめざせます。
基本的な方法は、ポリープをとるときと同じ。
日帰りか、長くても1週間程度の入院ですみ、
体に負担がかかりにくいのが最大のメリットです。

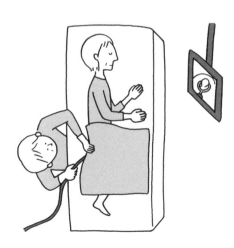

内視鏡的治療という選択

0型の早期がんは内視鏡でとれる

大腸がんの治療の基本は手術ですが、粘膜にある早期のがんは、内視鏡的治療で治せます。簡単なものなら、日帰りで治療を受けられます。

体への負担がもっとも少ない治療法

内視鏡的治療は、患者さんにとって、もっとも負担の少ない治療法です。内視鏡検査と同じく肛門からスコープを入れ、腸管内部で操作します。**皮膚の切開も、腸管を切断する必要もなく、傷や痛みが残りません。**

内視鏡的治療のなかでもとくに簡便な「ポリペクトミー」は、もともとポリープ切除のための方法です。内視鏡の先から器具を出し、ポリープ型のがんの茎に引っかけて切除します。日帰りで安全におこなえます。

スコープの先から器具を出して、がんを切除

ポリペクトミーより複雑な内視鏡的治療として、「EMR（内視鏡的《ないしきょうてき》粘膜《ねんまく》切除術《せつじょじゅつ》）」があります。平らな形で、直径2㎝未満のがんが対象です。

もう少し大きながんには、「ESD（内視鏡的《ないしきょうてき》粘膜下層《ねんまくかそう》剥離術《はくりじゅつ》）」がおこなわれます。内視鏡的治療としてはもっとも難易度が高く、イメージとしては手術に近い方法です。

いずれの治療法も、深いがんの切除には向きません。粘膜下層《ねんまくかそう》浅部《せんぶ》までのがんに対しておこなわれます。

内視鏡的治療は適応基準が決められている

1 粘膜内がん、粘膜下層《ねんまくかそう》への軽度浸潤《しんじゅん》がん

深さT1aまでが対象。粘膜下層深部に及ぶがんにはおこなえない。

2 大きさは問わない

2㎝未満のがんに向くとされるが、原則として大きさは問わない。

3 肉眼的分類は問わない

丸くふくらんだ隆起型《りゅうきがた》と、平らな形の表面型、どちらも治療できる。

治療法は３つ。形と進行に応じて選ぶ

ポリペクトミーは有茎性のがん限定。それ以外は EMR か ESD で治療する。

EMR（内視鏡的粘膜切除術《ないしきょうてきねんまくせつじょじゅつ》）

平らながんでも、2㎝未満ならとれる

ポリペクトミーではとれない、平らな形のがんを切除するための治療法。➔P54

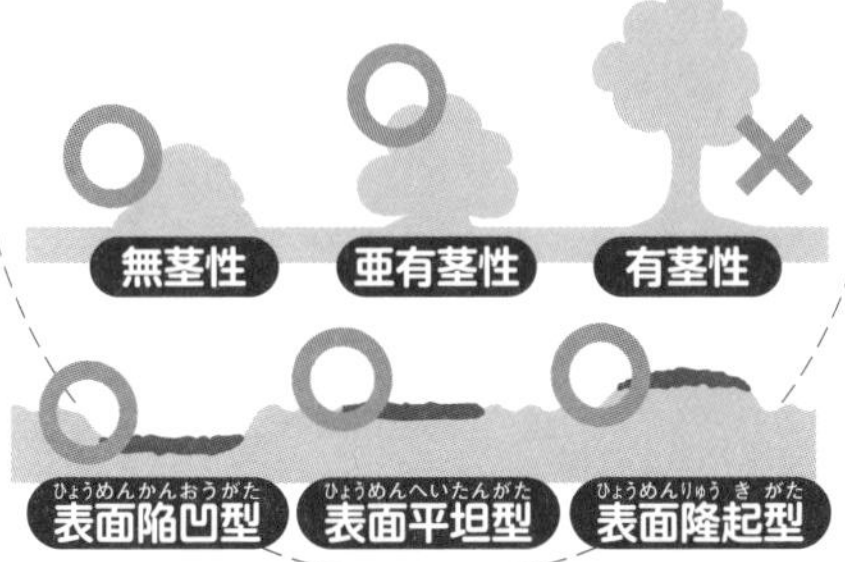

ポリペクトミー

茎のあるポリープ型のがんが対象

良性ポリープの切除に、広く用いられている方法。ポリープの茎に器具を引っかけて操作するため、茎のない形のがんにはおこなえない。➔P52

切除がむずかしいとき、局所再発したときは…

ESD（内視鏡的粘膜下層剥離術《ないしきょうてきねんまくかそうはくりじゅつ》）

2〜5㎝までの早期がんが対象

ポリペクトミーでも EMR でもとれない、やや大きめの平らながんが対象。ナイフで粘膜を切りとる。➔P56

確定診断をかねて治療をおこなうことも

内視鏡の機器は、以前と比べてめざましく進化しています。早期の小さながんでも、100倍前後まで拡大して観察することが可能。**肉眼的分類も、がんの深さの予測もできます**。色素を散布し、がん病巣を識別する方法も一般化してきています。

そのため**内視鏡検査時に、がん化したポリープが見つかったときには、その場で切除することもよくあります**。病理検査に出し、確実に切除できているとわかれば治療は終了です。

ただしEMRやESDのように技術を要し、数日の入院をともなうものは、検査中心のクリニックではおこないません。**がん専門医のいる病院で、あらためて治療を受けます**。

腸を切らないのが内視鏡の最大のメリット

内視鏡的治療の最大のメリットは、体への負担が軽いこと。デメリットはあまりありませんが、適応となるのは一部の患者さんにかぎられます。

内視鏡的治療のメリットは？

メリット1 手術せずに完治させられる

手術の場合は、体への侵襲性《しんしゅうせい》が高く、合併症のリスクがある。対する内視鏡的治療では、皮膚も腸管も切らないので大きな合併症が起こりにくい。痛みがあまりなく、傷も残らない。

メリット2 排便機能が損なわれない

腸管を切らず、粘膜のごく一部だけを切除するため、排便機能が保たれる。治療後すぐは便の調子が変わることがあるが、後遺症としての排便障害は、通常起こらない。

メリット3 日帰りか、数日～1週間の入院ですむ

ポリペクトミーは日帰りで、EMR、ESDは数日の入院で治療が終わる。体調も早くに戻る。比較的新しい技術であるESDも、5㎝未満の大きさなら健康保険で治療できる。

大腸を切らないため排便機能が保たれる

内視鏡的治療が普及したことで、かつては手術で治療していた早期がんも、体に負担をかけずに治療できるようになりました。

結腸《けっちょう》がん、直腸《ちょくちょう》がんを問わずに受けられるのも、内視鏡的治療のメリットのひとつ。直腸がんの場合でも、腸管を切除しないため、排便障害などの後遺症が残りません。

治療日数がごく短期ですむことも利点です。休職などで生活に支障をきたす心配も、あまりありません。

内視鏡的治療のデメリットは？

◆とり残しによる局所再発の割合

肉眼型	切除法	がんの大きさ 10～19㎜	20～29㎜	30㎜～
F-LST（表面が平滑なタイプ）	一括	0.8%	0%	0%
	分割	0%	0%	0%
G-LST（表面に結節があるタイプ）	一括	0%	0%	0%
	分割	0%	0%	1.9%

（「表面型早期大腸癌の内視鏡的粘膜切除術―適応・切除手技選択と治療成績―」田中信治ほか、2004 より引用、一部改変）

デメリット1

症例によってはとり残し、転移がある

2～5㎝を超えるものは一度に切除できず、分割切除をおこなうことも。その場合は再発率が高まる。リンパ節郭清《かくせい》をおこなえないため、リンパ節転《てん》移《い》が見逃され、再発することもある。

デメリット2

粘膜の出血、穿孔が起こりうる

腸壁は厚さ3～5㎜ほど。ナイフで粘膜を切るESDでは、正常な筋膜《きんまく》～漿膜《しょうまく》を損傷するおそれがある。筋膜～漿膜に孔があく「穿孔《せんこう》」のリスクは3～6％程度。出血の合併症もある。

デメリット3

EMR、ESDでは医師の技量の差が出る

スコープを入れる際の痛みや不快感は、医師の技量に左右される。高度な技術を要するEMR、ESDは、経験不十分な医師がおこなうと、穿孔や出血などの合併症、再発のリスクが高まる。

「内視鏡だから安全」とまではいえない

体への侵襲性《しんしゅうせい》が低いとはいえ、リスクのない治療はありません。

実際に、難易度の高いESDでは穿孔《せんこう》や出血などの合併症がしばしば起きます。多くは孔を閉じ、出血を止めれば改善しますが、悪化して腹《ふく》膜炎《まくえん》に至る例も。無菌状態であるべき腹腔《ふくくう》内（おなかのなかの空間）に、腸管の内容物がもれ出て、感染症を起こしてしまうのです。

また、治療の対象となるのは早期のがんのみです。**リンパ節転移《てんい》の可能性が少しでもあれば、手術が最善。**

とくに2～5㎝を超えるがんで、一度にとりきれるかどうかわからない場合は、手術したほうが再発リスクを抑えられます。

治療法の選択肢

①ポリペクトミー 茎を引っかけて切除する

ポリープ切除と同じ方法で、がんの茎を焼きます。がん専門の医療機関でなく、内視鏡検査を得意とするクリニックでも安全に受けられます。

ポリペクトミーの特徴

時間・入院日数 前処置は必要だが、治療時間は５分ほど。日帰りか１泊入院で	**メリット** 体に負担がかからず、傷や痛みが残らない。治療費も安価ですむ
適している人 2㎝以下のポリープ型のがんで、リンパ節転移の可能性がない人	**デメリット** 早期しかおこなえない。適応を誤ると、再発や転移《てんい》のリスクが高まる

茎を焼いてがんを摘出。治療は数分で終わる

ポリペクトミーの正式名称は、「スネアポリペクトミー」。**内視鏡の先に、スネアという輪っか状の金属を装着して施術します。**

内視鏡を肛門から入れ、病巣部に到達させたら、スネアを先端から出します。これをポリープ型のがんの茎に引っかけたのち、輪をぐっとしぼって高周波電流を流します。するとがんが根もとから切除され、あとは鉗子《かんし》で摘出すれば治療終了。治療に要する時間は、５分ほどです。

内視鏡検査時におこなわれることも多い

治療時間が短く、合併症のリスクも低いため、日帰りか1泊2日の入院で治療を受けます。

前夜に下剤を服用し、当日に経口腸管洗浄薬を2Lほど飲めば、前処置は完了です。

治療時は、おしりに穴があいた検査着を着用。横向きに寝て、肛門に局所麻酔用ゼリーを塗ってから開始します。**内視鏡の挿入がつらい人は、鎮静薬、鎮痛薬を服用して苦痛をやわらげることもできます。**

肛門から内視鏡を入れ、スネアで焼き切る

モニターで内部を見ながらスコープ（内視鏡）を挿入。病巣に達するまで腸管内に送り込む。腸管内での操作の際に、筋膜《きんまく》～漿膜《しょうまく》が傷つき、出血や穿孔《せんこう》などの合併症が起こることがある。

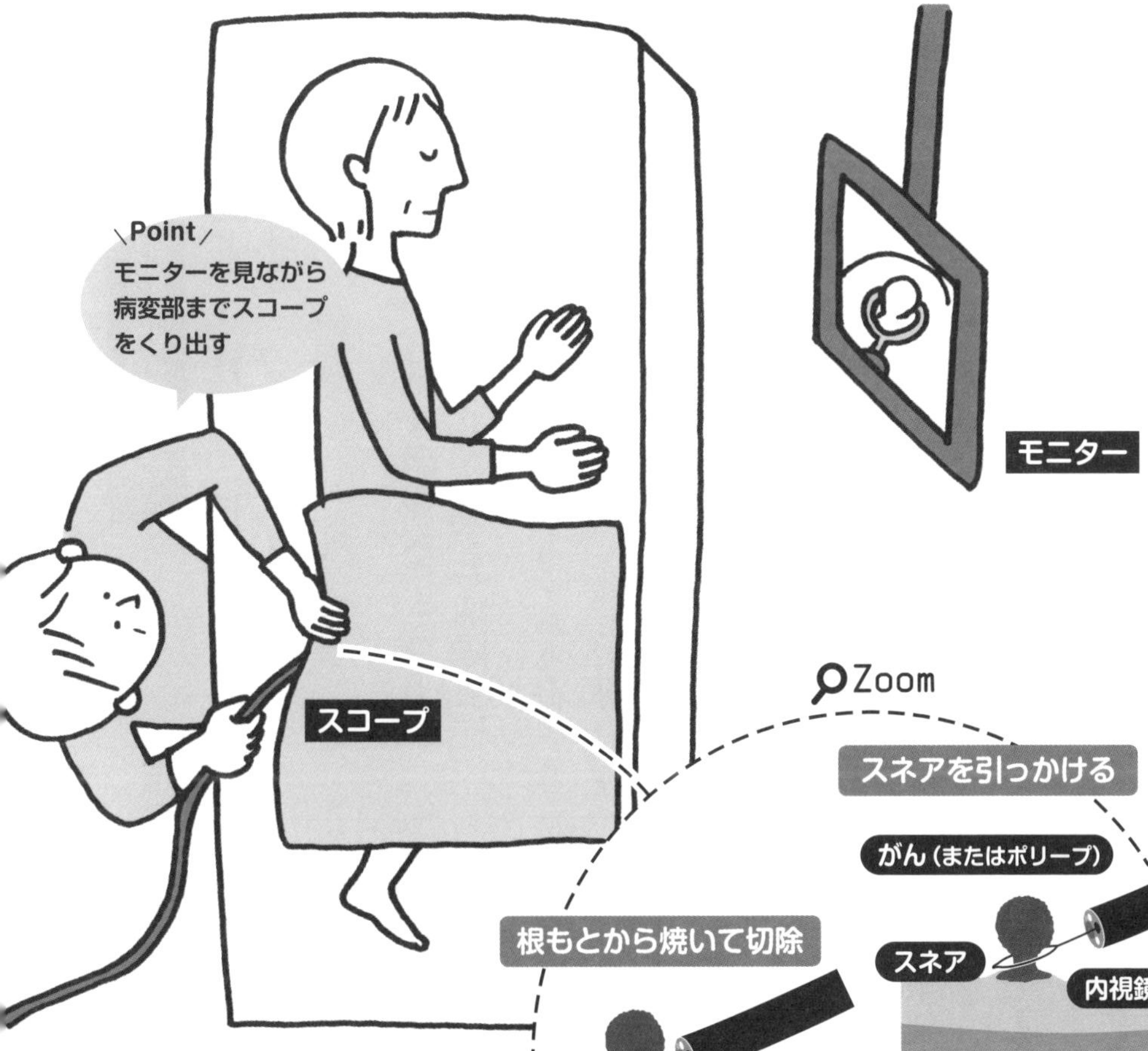

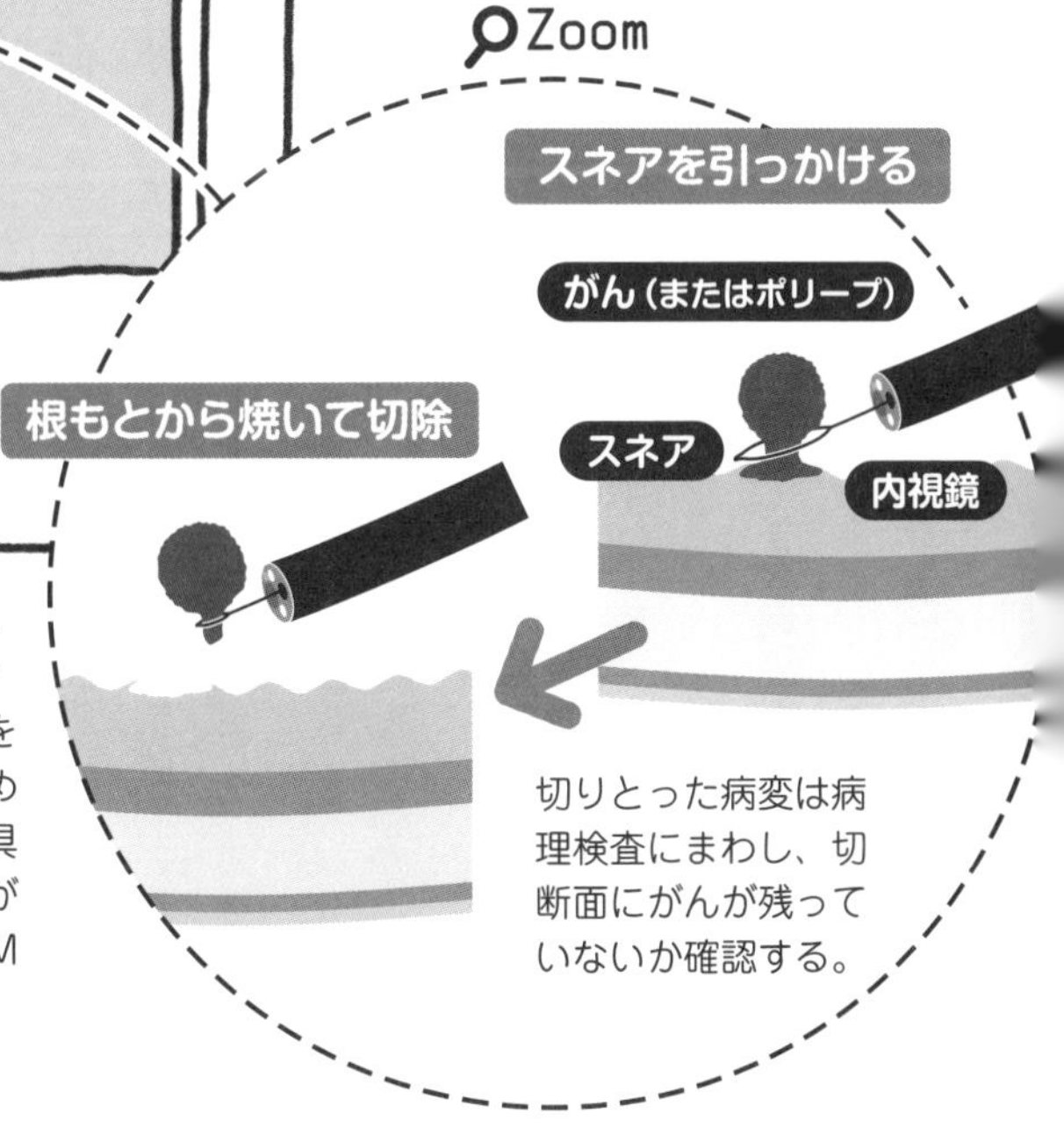

＼Point／
モニターを見ながら病変部までスコープをくり出す

Zoom
スネアを引っかける
がん（またはポリープ）

根もとから焼いて切除
切りとった病変は病理検査にまわし、切断面にがんが残っていないか確認する。

高周波電流で根もとを焼く

内視鏡先端からスネアを出し、茎を焼き切る。鉗子《かんし》（組織をはさむための手術器具）ではさんで出す。器具の性質上、粘膜表面のポリープ型がんでなければ引っかけられず、TNM分類の Tis（粘膜内がん）が対象。

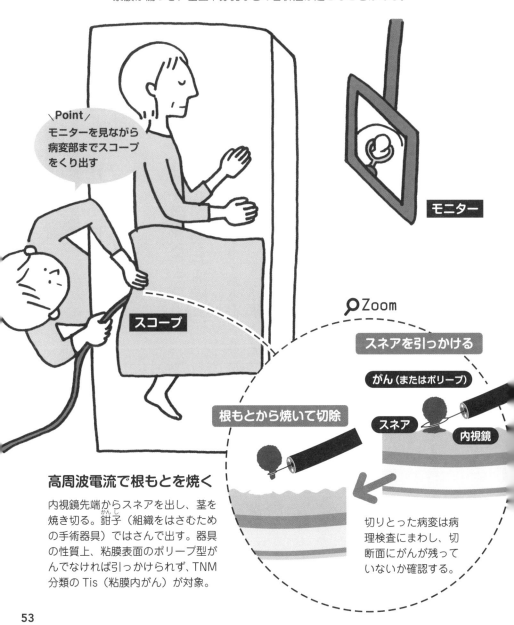

治療法の選択肢

②EMR（内視鏡的粘膜切除術）
粘膜を押し上げ、がんを切除

EMRも、スネアでがんを切り出す方法です。粘膜下層を押し上げることで、扁平ながん病巣をふくらませ、引っかけて切除するのが特徴です。

2cm未満の大きさなら平らながんでも切除可能

ポリペクトミーでとれるのは、有《ゆう》茎性《けいせい》のがんだけ。対象がせまく、がん化しそうなポリープ切除を目的におこなうことがほとんどです。

そこで生まれたのが、EMRの技術です。がんの下側の粘膜下層《ねんまくかそう》に、生理食塩水を注入して土台を盛り上げます。これにより病巣部分が隆起《りゅうき》して、スネアで引っかけられるようになります。あとはポリペクトミーと同様、スネアをしぼってがんを焼き切り、鉗子《かんし》で摘出すれば終了です。

リンパ節転移の可能性があれば、迷わず手術を

すべての内視鏡的治療にいえることですが、操作は腸管内でのみおこなわれます。腸管の外にあるリンパ節は、いっさい処置できません。

そのため、リンパ節転移《てんい》があきらかな場合はもちろん、その可能性がある場合にも、EMRではなく手術が勧められます。

基準となるのは、**粘膜下層での浸《しん》潤《じゅん》度合いです。粘膜下層のごく上のほうでとどまっているがんなら、リンパ節転移の心配はありません。**

EMRの特徴

時間・入院日数
治療時間は5〜10分。1泊2日か2泊3日の入院でおこなう

メリット
茎のない平らな形のがんを切除できる。体への負担もほとんどない

適している人
がんの深さがTisかT1aで、リンパ節転移《てんい》の可能性がない人

デメリット
2cm以上のがんは対象外。まれに出血などの合併症が起こりうる

平らな形のがんも、スネアで切除できる

病変部を隆起《りゅうき》させ、スネアで引っかけてとれるようにする。

Point
茎がないため器具で引っかけられない

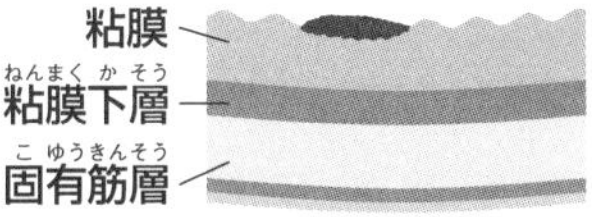

同じ表在型でも、平らな形のがんはポリペクトミーで切除できない。

1 生理食塩水をがんの下に注入

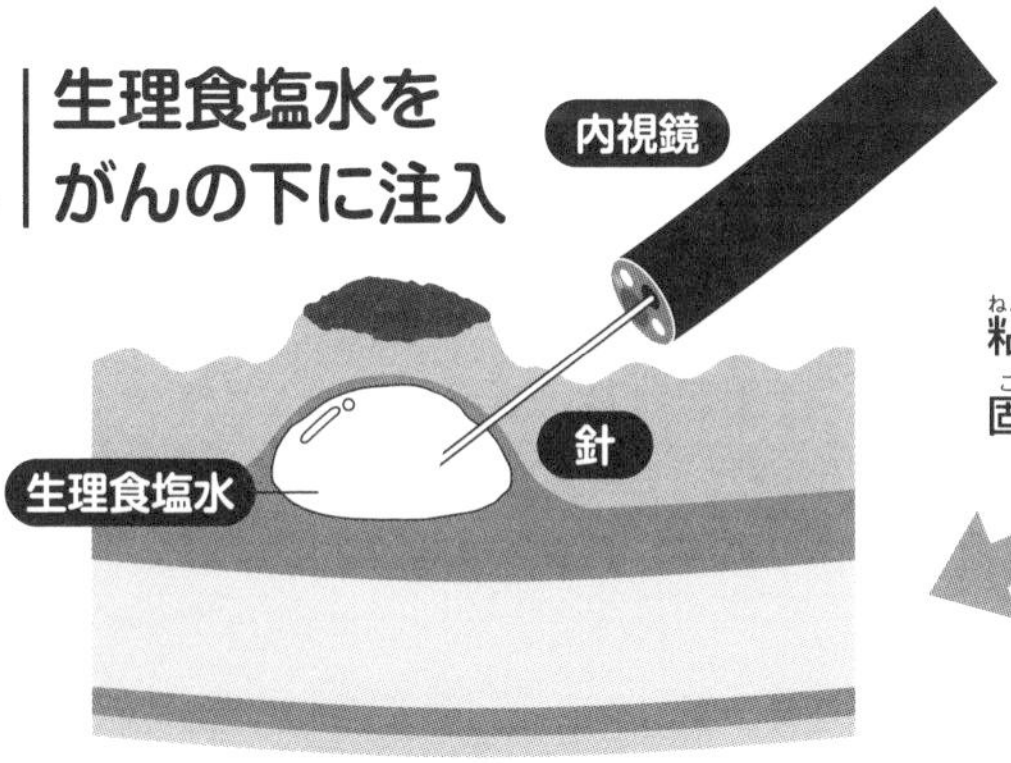

内視鏡先端から注射針を出す。生理食塩水をがんの下に注入する。

2 盛り上がった病変部を引っかける

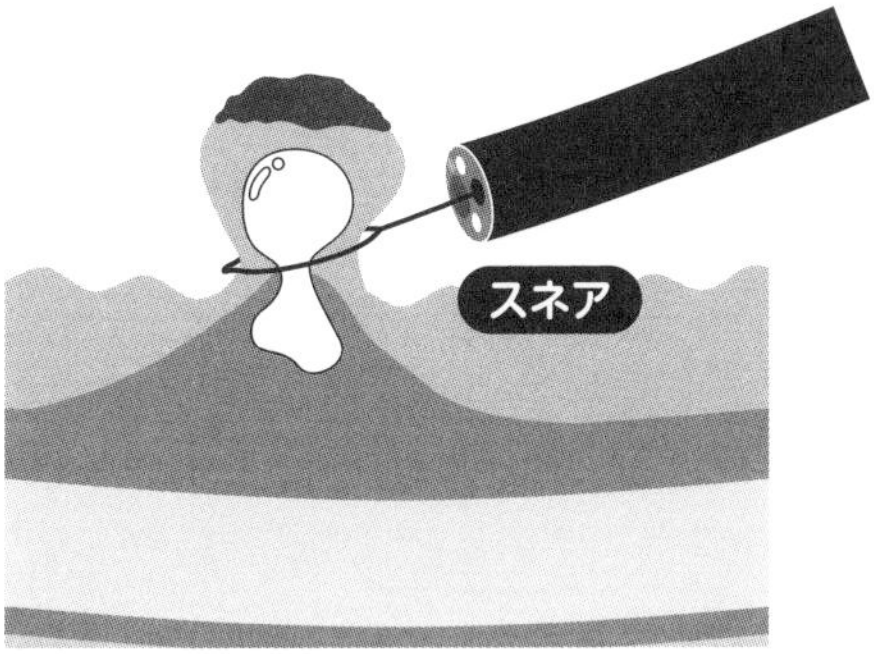

十分に隆起したら、スネアで根もとをしぼって電流で焼き切る。粘膜の切離面にとり残しがないか、検査でよく確認することが大事。

一度にとれないときは分割で切除することもある

EMRの治療開始までの流れは、ポリペクトミーと同じです。腸のなかを空にして当日の治療に臨みます。

肛門に局所麻酔薬を塗って内視鏡を挿入したら、病変部に色素を散布。**がんだけが染まる特殊な色素で、正常組織との境界がはっきりします。**

つづいて内視鏡先端の針から、生理食塩水を注入。隆起した病変部をスネアで引っかけ、電流で焼きます。

なお、**EMRの一手法として「EPMR（内視鏡的分割粘膜切除術《ないしきょうてきぶんかつねんまくせつじょじゅつ》）」がおこなわれることもあります。**2cm以上のがんを分割して、切除する方法です。良性の腫瘍《しゅよう》なら別ですが、がんを分割して切ると再発リスクが高まるため、避けたほうが賢明です。

治療法の選択肢

③ ESD（内視鏡的粘膜下層剥離術）高周波ナイフで切除する

2㎝以上の平らながんでも、内視鏡で切除できる方法。ほかの内視鏡的治療に比べて手術に近く、入院期間も長くかかります。

ESDの特徴

時間・入院日数 1～2時間が一般的だが、むずかしい例では4時間以上かかることも	**メリット** 2㎝以上のがんを手術せずに治せる。皮膚の傷がなく痛みも少ない
適している人 初期のがんで、深さはT1aまで。リンパ節転移《てんい》の可能性がほぼない人	**デメリット** 内視鏡的治療のなかでは合併症が最多。出血や穿孔《せんこう》のリスクがある

2㎝を超えていても内視鏡治療で治せる

ESDは、2012年に保険適応となった、比較的新しい治療法。**ナイフで病巣を切除する、手術に近い内視鏡的治療です。**スネアを引っかける方法とは異なり、病巣の大きさに制限がありません（ただし保険適応は5㎝まで）。従来は手術でしか治せなかった、2㎝以上のがんを内視鏡で治せるようになりました。

ただしほかの内視鏡的治療と同様、リンパ節転移《てんい》のないことが、治療を受けるための条件です。

入院は5～7日ほど。技術を要する治療法

手術に近い方法のため、治療には約1～2時間かかります。ときには4時間以上を要することもあります。

肛門から内視鏡を入れて、色素液で病変部をめだたせ、病巣下の粘膜《ねんまく》下層《かそう》に注射液を入れます。病巣が盛り上がったら、高周波ナイフで周囲を切除。病巣を引っかけるタイプの「フックナイフ」に持ち替えて、病変をはがします。**「切る」「はがす」を何度もくり返し、粘膜下層から完全にはがれたら、鉗子《かんし》で摘出します。**

粘膜を押し上げて、ナイフで切除する

粘膜下層が変性して硬くなっている場合でも、ナイフで切除できる。

1 注射液で押し上げる

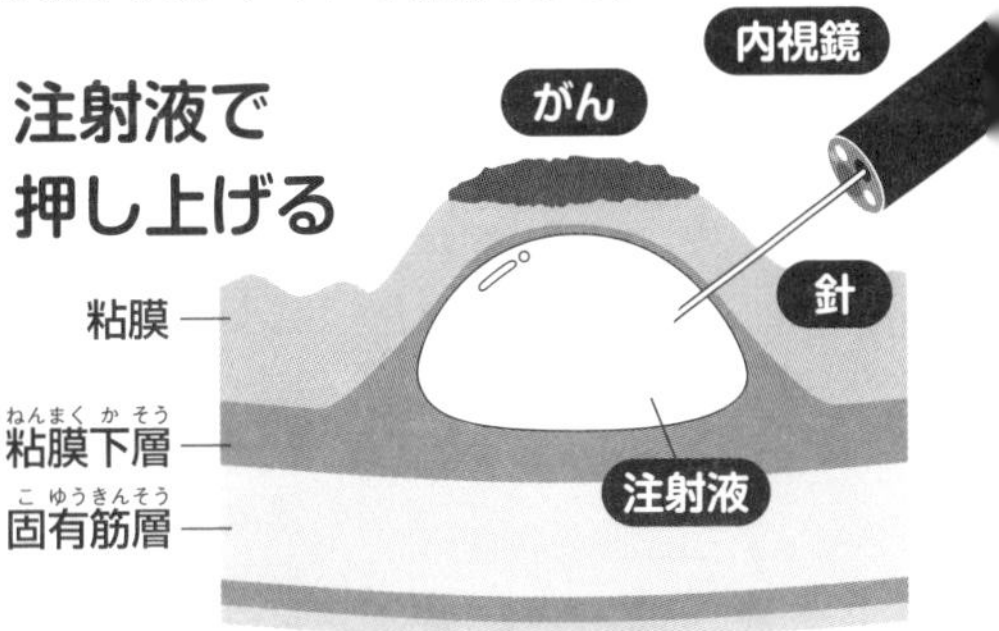

周囲に切除ラインの目印をつけて、ヒアルロン酸を含む注射液を注入。

2 ナイフで周囲を切除

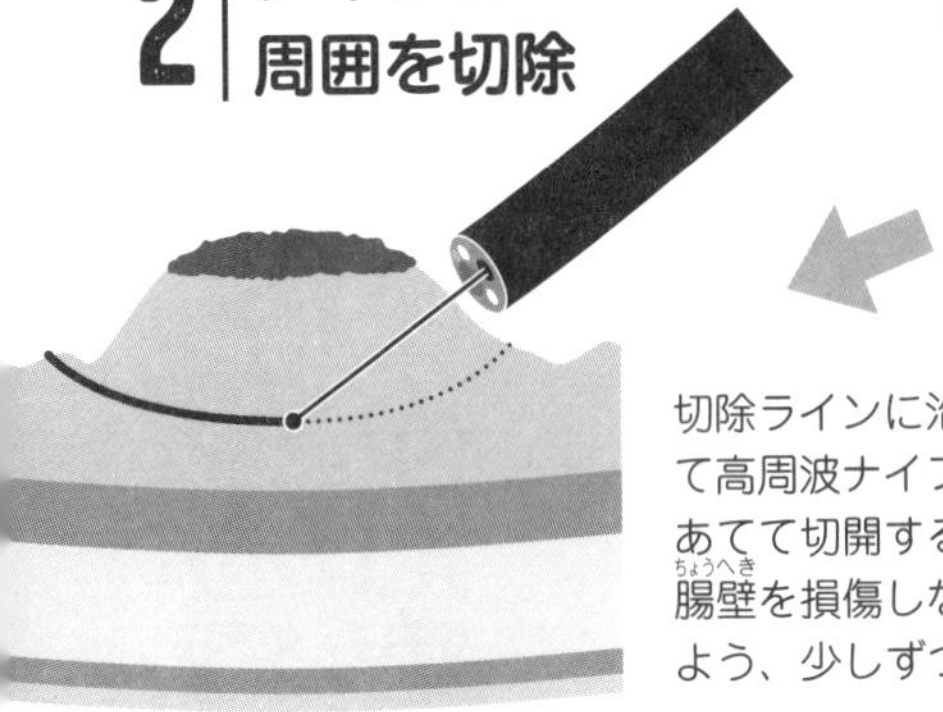

切除ラインに沿って高周波ナイフをあてて切開する。腸壁《ちょうへき》を損傷しないよう、少しずつ。

3 ナイフで剥離《はくり》する

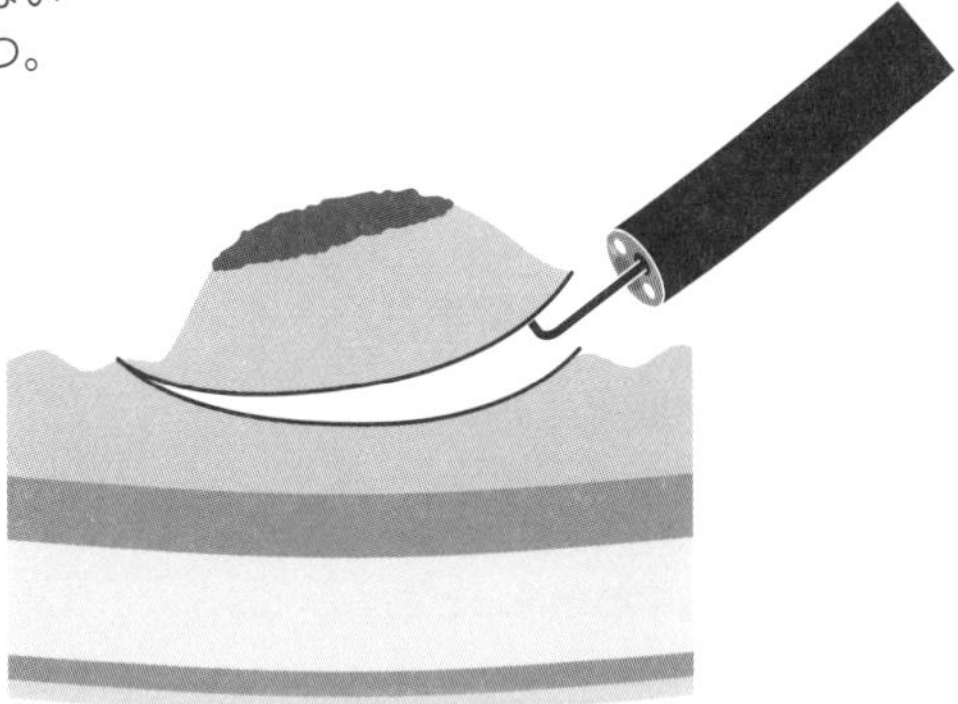

フックナイフで病巣をはがす。2、3をくり返して、きれいにはがれたら摘出。切除断端を止血する。

経験豊富な医師に治療してもらう

ESDは先進的医療とされ、内視鏡医にとってもむずかしい治療です。**高周波ナイフで切るときの少しのずれが、薄い腸壁《ちょうへき》を破り、出血や穿孔《せんこう》といった合併症をまねきます。**時間をかけて少しずつ進めるのは、そのためです。

ESDを受けるときは、経験豊富な医師に依頼することが大事。主治医が内視鏡医でない場合は、**定評のある先生を紹介してもらいましょう。**

なお、治療後は食物繊維の多い食品を避ける、はげしい運動を控えるなど、手術の場合に近い生活制限もかかります。内視鏡で治療するのが本当に最適なのか、主治医とよく相談したうえで決めてください。

日帰りですむ治療と入院を要する治療がある

内視鏡的治療にかかる時間、日数は治療法ごとに異なります。EMR、ESDは入院治療が基本。治療前に採血や画像検査、心電図検査を受けます。

ポリペクトミーは日帰りか1泊2日で

内視鏡的治療の日数は、ポリペクトミー、EMR、ESDの順に長くなります。合併症のリスクの低いポリペクトミーは、日帰りか1泊2日の入院が標準です。EMRでは2～3日前後、ESDでは5～7日間前後の入院が必要です。

すべての治療に共通するのは、抗《こう》血栓薬《けっせんやく》の服用を控えること。わずかな傷でも出血が止まらなくなるためです。脳卒中《のうそっちゅう》や心筋梗塞《しんきんこうそく》の既往がある人は、事前に医師に相談します。

がんが大きいときは、短期入院が必要

治療にもっとも時間のかかる、ESDの流れを見てみよう。
入院期間は、５日～１週間程度の場合が多い。

治療前

数日～1週間

抗血栓薬《こうけっせんやく》の中止

治療中の出血を避けるため、抗血栓薬の服用をやめる。何日前から中止すべきかは、主治医に確認を。

飲んでいる薬はすべて事前に申告を！

治療前日

入院して、採血などの検査を。下剤を飲んで就寝する

安全に治療をおこなえるか、血液検査、X線検査、心電図検査で確認。これは手術とほぼ同じ流れ。EMRではおこなわないことも。

治療前におこなう検査

- 採血（肝機能、腎機能などを見る）
- X線検査（レントゲン）
- 心電図検査（心臓の異常をしらべる）

など

ESDの治療後は合併症に注意する

ESDを受けるのは、がんが2㎝以上ある場合です。**腸管を切除しないとはいえ、治療後は、腸粘膜に傷を負った状態です。治療後すぐは安静にして、出血などの合併症を防ぎます。**食事も五分がゆ程度からはじめ、少しずつ硬さのある食事に。普通食が食べられるようになり、合併症も見られなければ、退院です。

入院期間はEMRなどより長めに設けられていますが、退院後に合併症が起きることもあります。

腹部がはげしく痛むときは、穿孔《せんこう》による腹膜炎《ふくまくえん》、出血などの可能性があります。痛み止めなどで対処せず、治療を受けた医療機関で、なるべく早く診てもらうようにします。

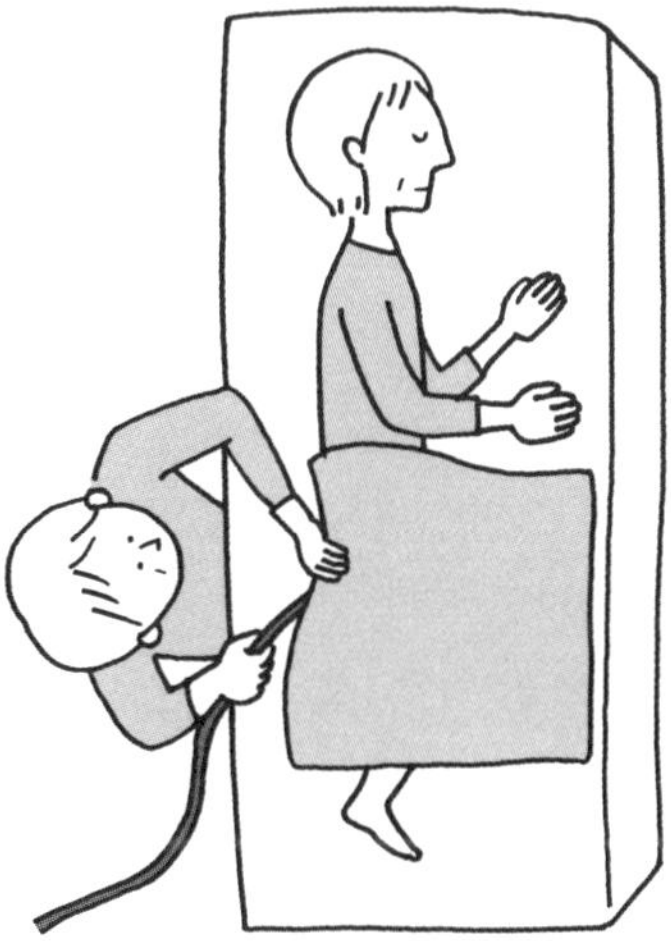

治療当日

1～2時間で治療終了。鎮静薬、鎮痛薬を使うことも

局所麻酔と、必要に応じて鎮静薬などを使用。がんが大きい場合や、過去の病気や治療の痕《あと》で組織が硬くなっているとき、炎症がある場合などは、さらに時間がかかる。

治療後

2日目～

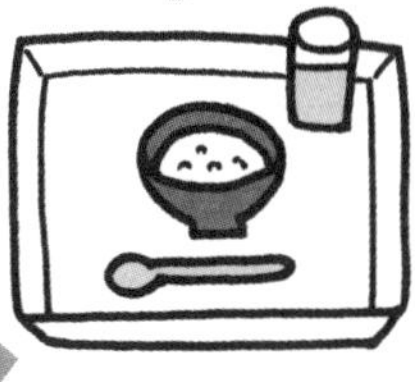

出血などなければ食事を開始

翌日は腹部X線検査や血液検査を受けて、出血や穿孔《せんこう》がないか確認。問題なければ食事をとりはじめることが多い。

術後4～5日ほどで退院

少なくとも治療後数日は入院して、合併症がないか見る。退院後は飲酒や運動を避け、腸粘膜を刺激しないようにする。

後出血《あとしゅっけつ》は治療後数日～1週間以内に多い

治療中に出血した部位で、数日～1週間後に穿孔が起こることも。そのため長めの入院が必要となる。

治療後は半年に1回受診するのが理想的

治療後に定期検査を受け、再発、転移がないか確かめることを「サーベイランス」といいます。内視鏡での切除後も、サーベイランスが必要です。

確率が低くても再発のリスクはある

内視鏡的治療の対象となるのは、ステージ0、またはステージⅠで粘《ねん》膜下層浅部《まくかそうせんぶ》までのがんです。目に見えない転移《てんい》の可能性もごくわずか。**再発、転移の可能性は、手術を要するがんに比べると、高くありません。**

それでも、粘膜でのがんのとり残しがあったり、目に見えないリンパ節転移がひそんでいたりして、治療数年後に再発することがあります。

再発を早期に見つけ、確実に治すためには、定期検査が不可欠です。

再発を見つけるには内視鏡検査がいちばん確実

内視鏡的治療後のサーベイランスは、最適な期間が確立されていません。**手術後と同じに考えるなら、2年間は半年に1度、3年目からは年に1度をめやすに検査を受けます。**

半年に1度の受診時には、腫瘍《しゅよう》マーカー（→P62）をしらべます。その際に、画像検査（→P63）なども受けておくと安心です。

もっとも確実なのは内視鏡検査ですが、負担が大きいのも事実。年に1回程度をめやすとしましょう。

便の異変などがあれば予定より早く受診する

再発してすぐの段階では、症状はあまりありません。それでも、**再発によって、何らかの症状が出る可能性はあります。**「血が混じっている」「便柱《べんちゅう》が細い」「便がすっきり出ない」などの症状があれば、早めに受診しておきましょう。

遠隔転移《えんかくてんい》の多い部位は、肝臓と肺です。肝臓に転移している場合は、疲れやすさ、だるさが特徴。肺への転移では、息苦しさやせき、血痰《けったん》などがサインとなります。

内視鏡検査

内視鏡だけで、がんの進行度が予測できる

腸粘膜表面の腺管開口部《せんかんかいこうぶ》の形から、異変やがんの進行度を予測できる。

進行予測に役立つ、ピットパターン分類

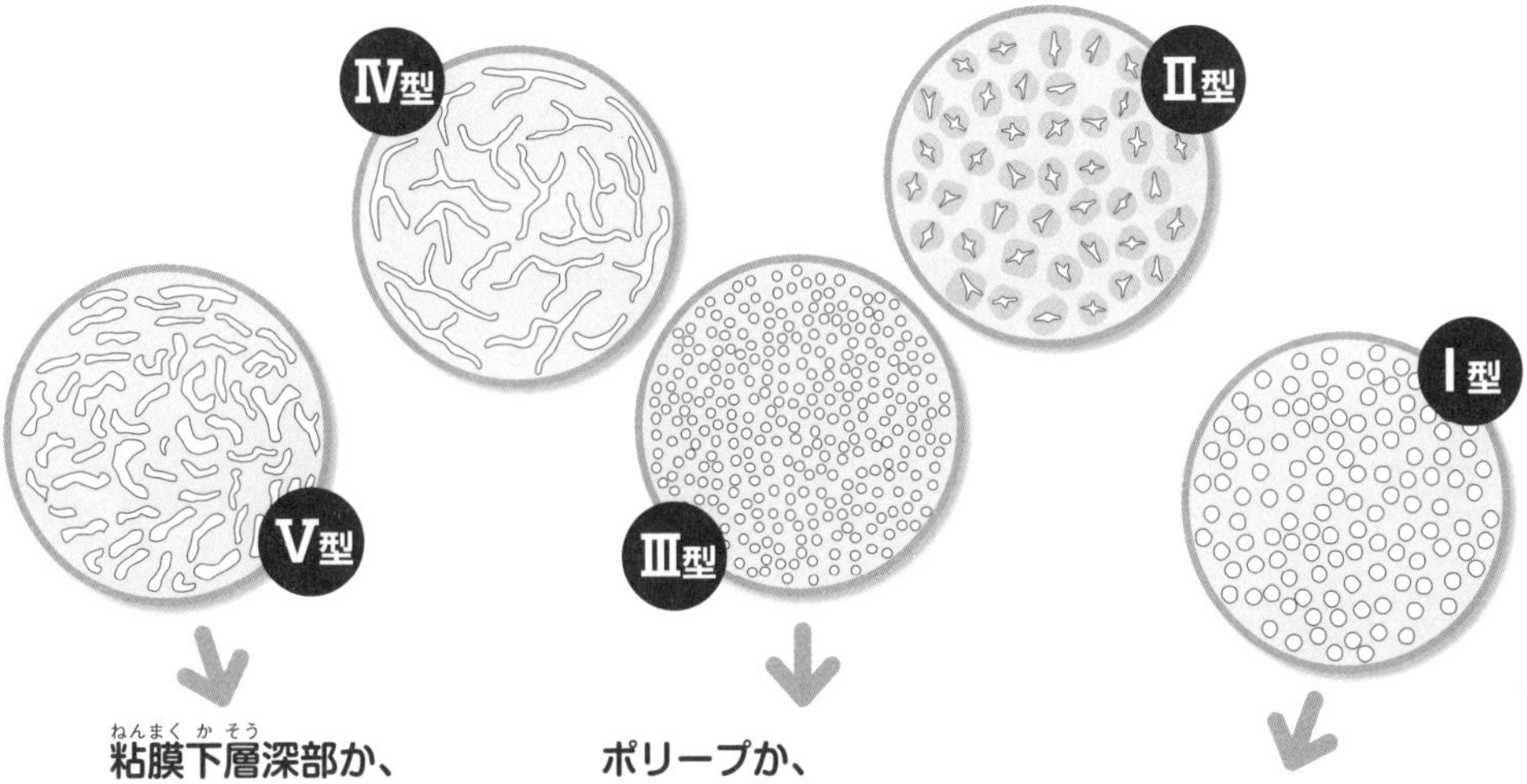

粘膜下層深部《ねんまくかそう》か、より深いがんを疑う

不整形で形や大きさにばらつきのある開口部が並ぶ「VI型」では、粘膜下層への浸潤《しんじゅん》を疑う。

ポリープか、粘膜内のがんを疑う

星のような形の「Ⅱ型」、小さな円形が並ぶ「Ⅲs型」、樹枝に似た形の「Ⅳ型」などは、粘膜内のがんを疑う。

類円形の正常な組織

腺管開口部の形が丸に近く、規則的に並ぶ「Ⅰ型」ならば、正常な粘膜と考えられる。

色素を入れることで肉眼的分類もわかる

内視鏡検査では、拡大内視鏡を使い、色素液を散布する方法がもっとも確実です。**肉眼では見えないくぼみ（腺管開口部《せんかんかいこうぶ》）の形から、がんの進行度などが予測できるのです。これを「ピットパターン診断」といいます**（上図参照）。ピットパターン診断では、「Ⅰ非腫瘍」「Ⅱ過形成《かけいせい》」「Ⅲ・Ⅳ腺腫《せんしゅ》」「Ⅴ早期がん」の、５段階で判断します。その精度は約80％と、かなり正確です。

Ⅱの過形成は良性のポリープを意味し、定期的な検査で経過観察すれば大丈夫です。Ⅲ・Ⅳではがん化の可能性があり、内視鏡的治療が推奨されます。Ⅴは早期がんのため、内視鏡的治療か手術を検討します。

血液検査でがんの有無を見る

腫瘍《しゅよう》マーカー

大腸がんで指標となるのはCEA、CA19-9のふたつ。下表のとおり、「陽性＝大腸がん」とはかぎらず、CA19-9はほかのがんにもあてはまる。腫瘍マーカーだけで判断しないことが大切。

＼Point／
正しく予測できていないことも少なくない

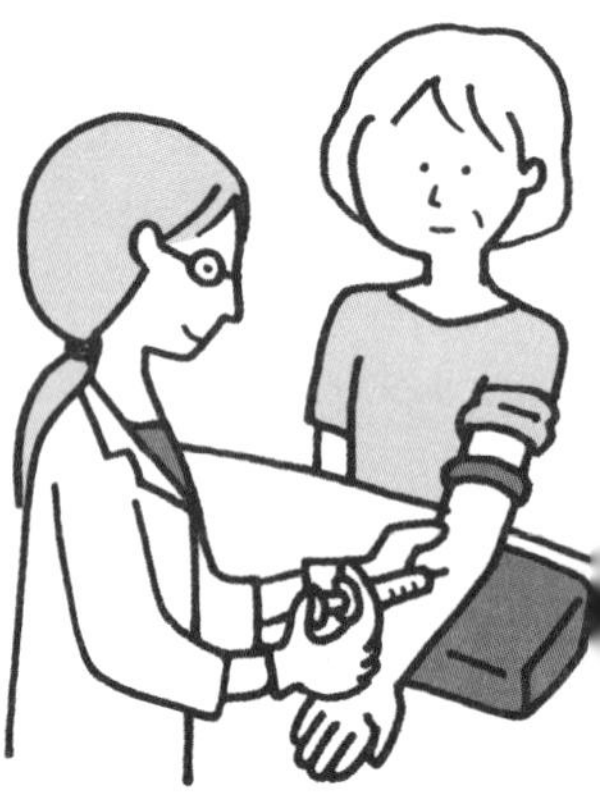

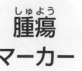

CEAが陽性だった人の割合〈がん専門病院の場合〉

	CEA陽性	CEA陰性	合　計
大腸がんだった人	80人	20人	100人
大腸がんでなかった人	180人	720人	900人
合　計	260人	740人	1000人

CA19-9の病期別陽性率

がんの種類	ステージⅠ	ステージⅡ	ステージⅢ	ステージⅣ	良　性
すい管がん	77%	75%	80%	84%	13%
胆道《たんどう》がん	0%	55%	70%	78%	11%
胃がん	3%	11%	37%	67%	3%
大腸がん	7%	9%	30%	74%	3%

（『臨床検査のガイドライン JSLM2005/2006』日本臨床検査医学会、宇宙堂八木書店より引用）

＼Point／
大腸がん以外のがんであることも多い

血液検査もスクリーニングに役立つ

サーベイランスとしてもっとも簡便にできるのは、腫瘍《しゅよう》マーカー検査です。がん細胞がつくりだす物質の有無を、血液からしらべます。再発時にはとくにCEAが上昇します。ただし喫煙や糖尿病、肝臓病などのほかの要因で数値が上がることもあり、確定診断はできません。

CTなどの画像検査も半年おきに受けたい

肝臓や肺への遠隔転移《えんかくてんい》をしらべるには、腹部CT、胸部CTなどの画像検査が役立ちます。半年に1回をめどに受けましょう。より簡単で低コストな方法としては、腹部超音波検査、胸部X線検査もあります。

CT検査／MRI検査

局所再発のほか、転移も見つけられる

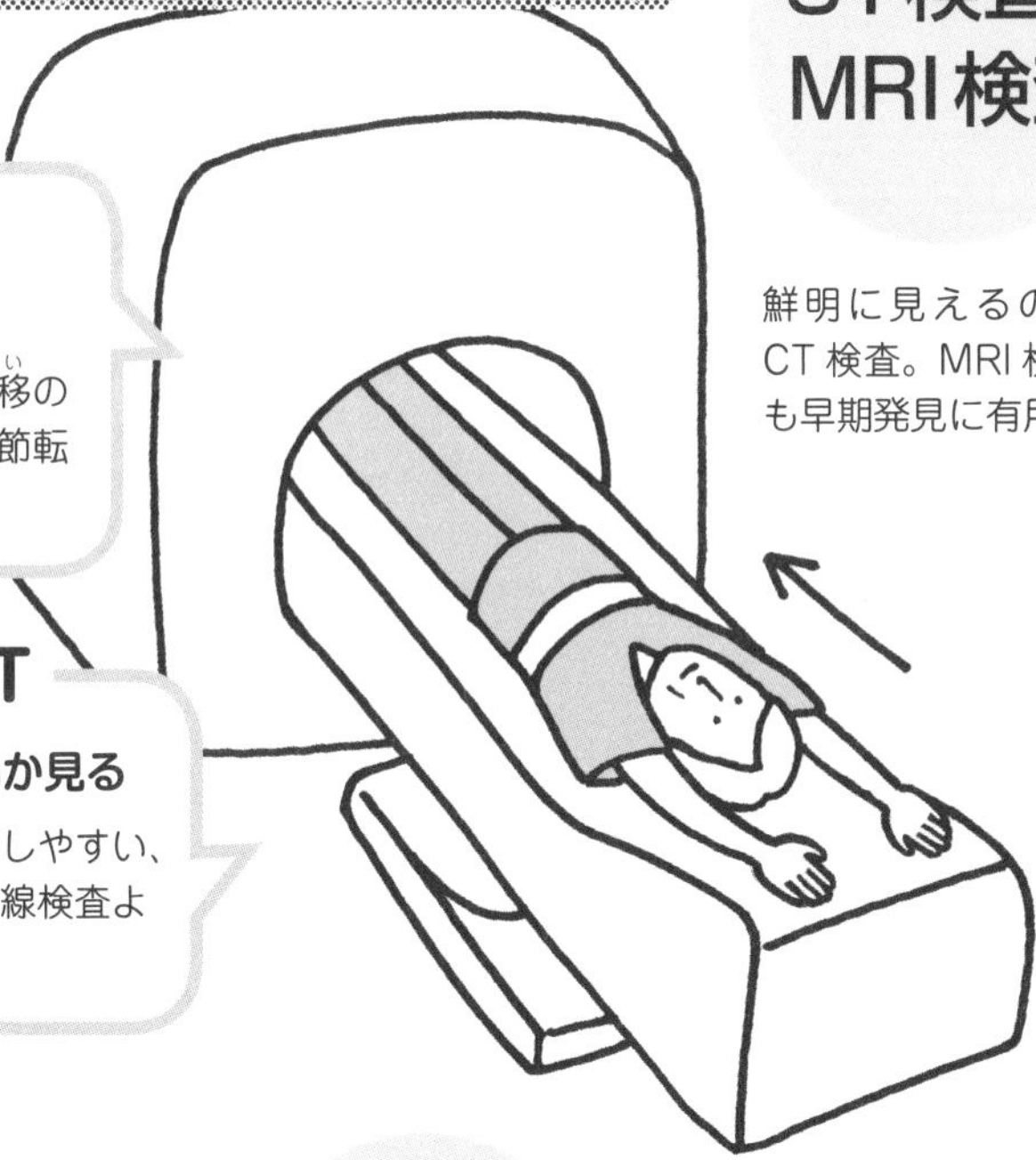

腹部CT

リンパ節や肝臓への転移もチェック

腹部CTでは肝臓への転移《てんい》のほか、局所再発、リンパ節転移の有無を確認できる。

胸部CT

肺への転移がないか見る

大腸からがんが転移しやすい、肺をおもに見る。X線検査より鮮明に見える。

鮮明に見えるのはCT検査。MRI検査も早期発見に有用。

直腸診《ちょくちょうしん》

直腸内に、しこりやへこみがないか見る

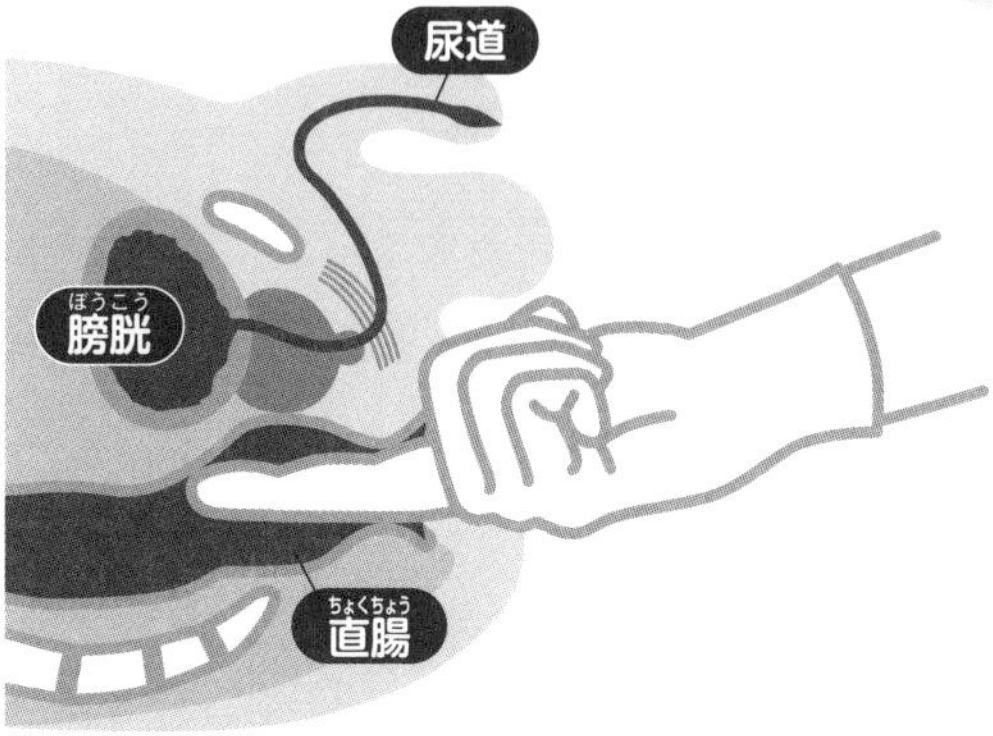

肛門から指を入れ、がんを疑わせるしこりやへこみがないかを、主治医が直接確認する。

最初に見つかったがんが直腸《ちょくちょう》がんだった場合は、骨盤《こつばん》周辺のCT検査、MRI検査で再発の有無をしらべます。直腸がんの局所再発を早期に見つけるには、肛門に指を入れる「直《ちょく》腸診《ちょうしん》」も有用です。体への負荷が少なく、診察室ですぐにおこなうことができるという利点もあります。

内視鏡的治療の ケーススタディ

負担の少ない治療とはいえ、がん治療への不安はつきもの。
早期の大腸がんと診断され、内視鏡的治療を受けたほかの患者さんたちの声を聞いてみましょう。

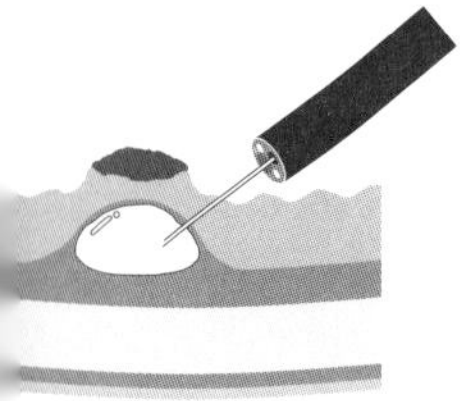

「区の検診で便潜血《べんせんけつ》が見つかり、ステージⅠのがんとわかりました」

上部直腸《じょうぶちょくちょう》がん
Ⅰ期
51歳・男性

はじめて受けたがん検診。50歳の誕生日を前に、区のがん検診案内が届き、妻の勧めもあってしぶしぶ行ったところ、便潜血反応が見られました。

仕事の調整をつけて内視鏡検査に行ったのは、その1か月後のこと。検査前に、ポリープがあった場合、がん化していた場合の処置を聞いていたものの……、まさか本当にがん化しているとは、思いもしませんでした。「この段階なら、EMRという内視鏡治療で治せますから、紹介状を書きますね」といわれ、大きな病院の内視鏡センターへ。検査とほぼ変わりない治療で、2泊3日で退院でき、1週間後には職場復帰できました。

「あのときがん検診を受けていなかったら、もっと進行していたはず……」と思うと、平常心ではいられません。いまでは家族にも職場の同僚にも、定期的ながん検診を勧めています。

「内視鏡検査を受けていたおかげで、がんを早期に見つけられました」

もう10年以上も前のことですが、亡くなった父がすい臓がんでした。父の介護と看取りを経験して以来、「私も人ごとじゃない。できるだけがん検診を受けておこう」と思うようになり、大腸がん検診も2年おきに受けていました。

そして昨年の秋。これまでもお世話になっているクリニックで検査を受けたところ、0期のがんが見つかりました。「ポリープの一部ががん化していたので、とりました。組織をくわしくしらべるので、2週間後にもう一度来てください」とのこと。「やはり自分もがんに……」という思いはありましたが、内視鏡で簡単にとれたのは、ある意味幸運だったと思います。

検査の結果でもとり残しはなく、あとは定期検査でよいとのこと。もしまた見つかっても、早期なら簡単な治療ですむと思えば、大きな不安はありません。これからも毎年の検査は欠かさずに行くつもりです。

下行結腸《かこうけっちょう》がん
0期
68歳・女性

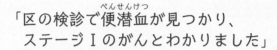

Part
3

結腸がんを手術で治す

大腸がんの治療の基本は、手術です。
結腸がんと直腸がんでは、考えかたや方法に違いがあり、
結腸がんのほうが、比較的手術しやすいといわれています。
術後は腸の調子が少し変わりますが、
完治によってこれまでとほぼ変わりない生活を送れます。

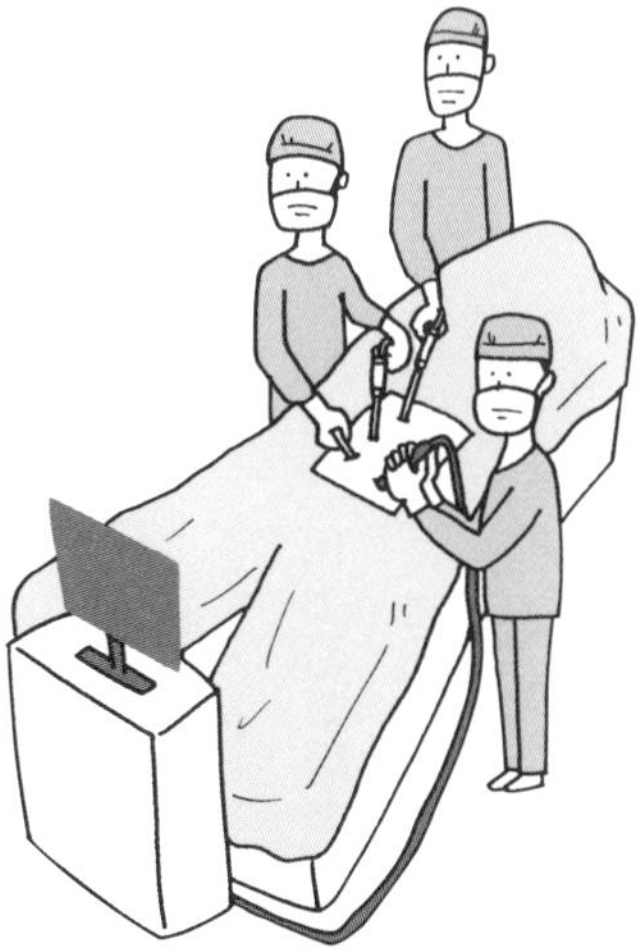

手術という選択

がんをきれいに切除し、完治をめざす

内視鏡的治療でとれるような早期のがんを除けば、治療の基本は手術です。病巣とその周辺の結腸を切除して、がんを完治させます。

ステージI以上なら手術を検討する

内視鏡的治療でとれるのは、粘膜《ねんまく》下層《かそう》の浅い部分までのがんだけ。それより深く浸潤《しんじゅん》しているがんは、外科的手術をまず検討します。

手術の対象は、ステージI～IIIの結腸《けっちょう》がんです。ステージIのT1aでも、内視鏡で確実にとれるかどうかわからないときは、手術したほうが安心です。ほかの臓器、組織に転《てん》移《い》しているステージIVについては、Part5「進行・再発がんの治癒《ちゆ》をめざす」を参照してください。

70歳代、80歳代でも手術で治せる

結腸がん手術は、それほどむずかしい手術ではありません。**がん病巣の両端から左右10㎝の位置で結腸を切り、病巣ごととり出します。**結腸は管状の長い臓器で、構造もシンプル。周囲の血管や神経も密ではなく、手術しやすい部位なのです。

70歳代以上の高齢者でも、若い人と同じように手術ができます。心臓病、糖尿病などの持病がある人は、多少の調整が必要ですが、同じく手術で治すことができます。

進行度で異なるのはリンパ節の切除範囲

どのステージでも、手術の方法はほぼ同じです。10㎝の間隔(安全域)をあけて切ることで、周囲に散らばっているかもしれないがん細胞も、しっかりとり除きます。

ただ、**ステージが進むほどに、リンパ節に見えない転移が起きている可能性が高まります。そのためステージが違えば、リンパ節の郭清《かくせい》範囲も変わります。**ステージII、IIIでは大きな血管のそばにある「主リンパ節」まで、広範囲にとり除きます。

進行度によって、リンパ節郭清の範囲が変わる

進行するほど、リンパ節郭清《かくせい》の範囲を広くとる必要がある。

リンパ節転移が認められる場合

ステージⅢ（深さは問わない）

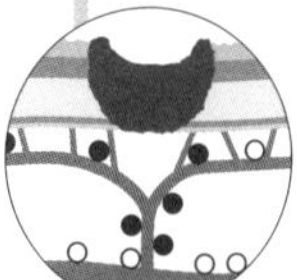

リンパ節に転移が起きていることが、検査ではっきりと予測されている段階。

リンパ節転移《てんい》が認められない場合

ステージⅡ（深さT3～T4）

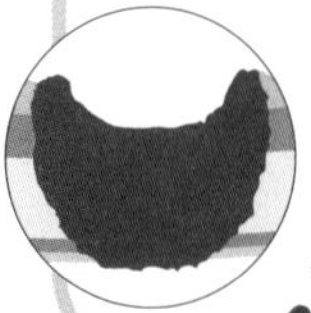

がんがより深くまで浸潤《しんじゅん》しているため、目に見えない転移の可能性が多少ある。

ステージⅠ（深さT1～T2）

目に見えるリンパ節転移はなく、目に見えない転移が起きている可能性も低い。

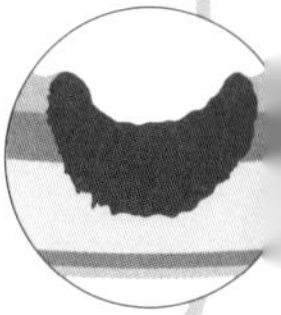

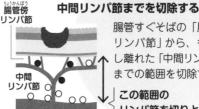

リンパ節郭清 D3

主リンパ節までしっかり切除

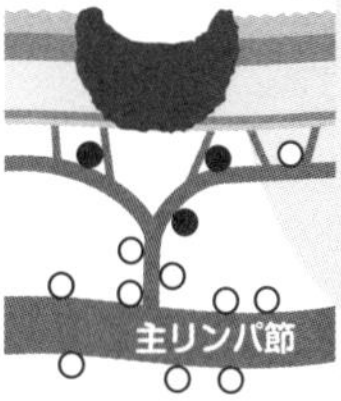

「腸管傍リンパ節」から、大きな動脈に沿って位置する「主リンパ節」までを、広く切除。

ここまで深くリンパ節を切除

リンパ節郭清 D2

中間リンパ節までを切除する

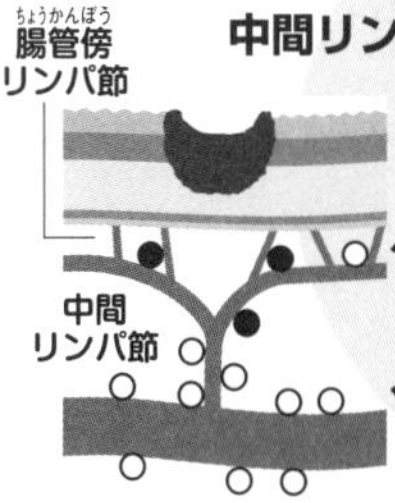

腸管すぐそばの「腸管傍リンパ節」から、もう少し離れた「中間リンパ節」までの範囲を切除する。

この範囲のリンパ節を切りとる

リンパ節の郭清範囲が、生存率に影響する

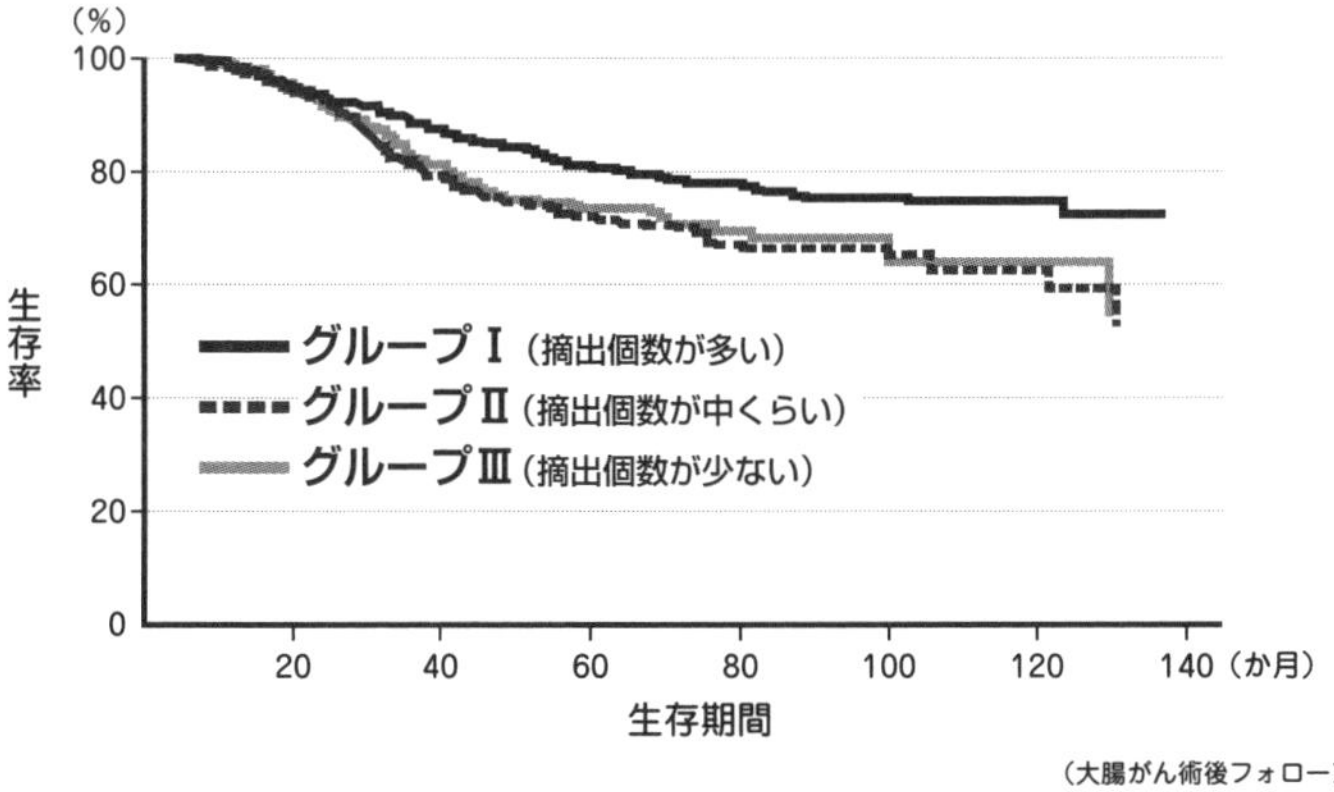

進行がんの手術で、リンパ節の摘出個数と術後の生存率の関係を見たもの。多く摘出している群のほうが生存率が高い。

（大腸がん術後フォローアップ研究会集積データより引用）

メリット、デメリット

完治させられることが手術の最大のメリット

手術ですべてのがんをとり除ければ、治療は終了。8割以上の人は、再発せず元気に暮らしています。結腸がん手術では、後遺症もほとんど残りません。

8割以上の人がもとの生活に戻れている

手術によって、とり残しなくがんを切除することを「治《ち》癒《ゆ》切除」といいます。ステージⅠの結腸《けっちょう》がんの治癒切除率は、約99％。ステージⅡでは約97％、Ⅲａで約92％、Ⅲｂで約84％です。ほかのがんと比べ、この数値は非常に高く、「手術で治せるがん」といえます。

ステージⅡまでなら、**治癒切除ができていれば、治療終了です。**ステージⅢの人は、念のために薬物治療を受けます（→Ｐ82）。

結腸がん手術のメリットは？

メリット1 高い確率で完治できる

結腸《けっちょう》がんで手術を受けた人の多くは、がんを完治させ、もとの生活に戻っている。高齢であっても、持病があっても、完治をめざすことができる。早期であるほど、その確率は高まる。

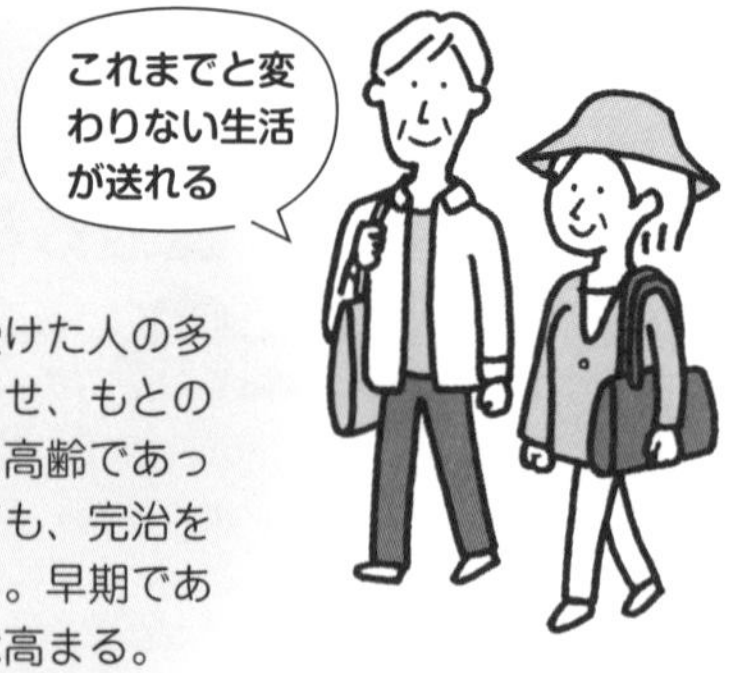

メリット2 短期間で治療が終わる

入院期間は９～12日間ほど。ステージⅡまでの結腸がんであれば、薬や放射線などの補助的治療も必要ない。仕事をもっている人も、多くは休職することなく治療を終え、復職している。

メリット3 生活に必要な機能が保たれる

結腸は1m以上ある長い臓器。一部を切除しても、機能に大きな影響はない。また、直腸《ちょくちょう》と異なり、周囲には重要な臓器が少ない。そのため血管や神経の切除による後遺症が起こりにくい。

結腸がん手術のデメリットは？

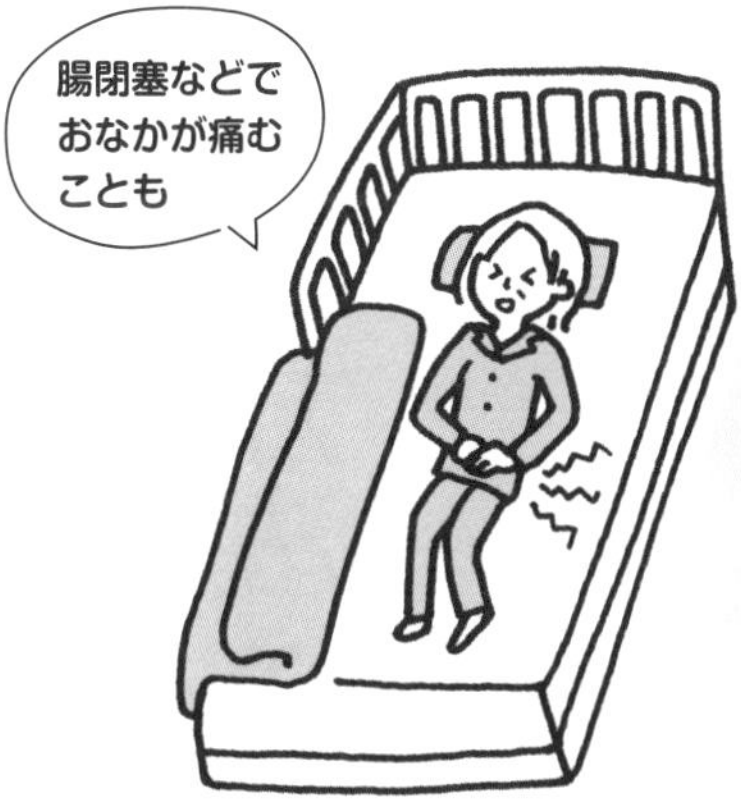

デメリット1

合併症のリスクが数％程度ある

どれほど正確な手術でも、術後の合併症が起こりうる。切開部で細菌感染が起きる「創感染《そうかんせん》」、縫い目が正常にくっつかない「縫合不全《ほうごう ふ ぜん》」、腸管の一部が塞がれる「腸閉塞《ちょうへいそく》」など（→ P78）。

デメリット2

手術法によっては、傷口の痛みが残る

開腹手術では、おなかを 20㎝ほど切開する。術後の回復に時間がかかり、しばらくは動いたときなどに痛みやすい。小さな孔をあけておこなう腹腔鏡《ふくくうきょう》下《か》手《しゅ》術《じゅつ》では、痛みは少ない。

デメリット3

目に見えないがんには対処できない

がん細胞は体内で徐々に増殖し、大きなかたまりの病巣となる。病巣を切りとっても、目に見えないがん細胞がどこかにひそんでいる可能性があり、手術では対処できない。

デメリットをはるかに上回るメリットがある

手術は体へのダメージ（侵襲性《しんしゅうせい》）の高い治療法。**術後しばらくは傷口が痛みます。手術部位で細菌感染が起きるなど、合併症に至ることもあります。**ただし、おなかを大きく切らない腹腔鏡《ふくくうきょう》下《か》手術《しゅじゅつ》（→P70、76）なら、侵襲性も合併症のリスクも軽減できるといわれています。

また、手術は目に見えるがん病巣をとり除く方法です。目に見えないがん細胞がひそんでいるときには、薬や放射線などの全身治療でなければ治せません。

このようなデメリットを押してでも、大腸がん治療では手術が最善。**「完治」というメリットを上回るものはありません。**

メリット、デメリット

開腹と腹腔鏡下手術、2つの方法がある

大腸がんの手術は、開腹手術、腹腔鏡下手術のどちらでも受けられます。最近では腹腔鏡下でおこなう医療機関が増えてきています。

どちらを選んでも目的、効果に変わりはない

開腹手術と腹腔鏡《ふくくうきょう》下《か》手術《しゅじゅつ》の違いは、単純にいえば「切りかたの違い」。

開腹手術は、おなかを大きく切って、病巣を直接見ながらおこないます。一方の腹腔鏡下手術は、おなかに小さな孔をあけ、「腹腔鏡《ふくくうきょう》」という器具を挿入するのが特徴。体内をモニターで見ながら進めます。

いずれにしても、目的はひとつ。がん病巣を確実にとり除き、がんを治すことです。おなかのなかでの切除のしかたにも変わりはありません。

開腹手術は、もっともスタンダードな方法

メリット
昔から普及している術式で、どの医療機関でも安全、確実にできる

デメリット
術後の痛みがあり、全身状態の回復にも時間がかかる

時間・入院日数
手術時間は2〜3時間。入院期間は12日前後のことが多い

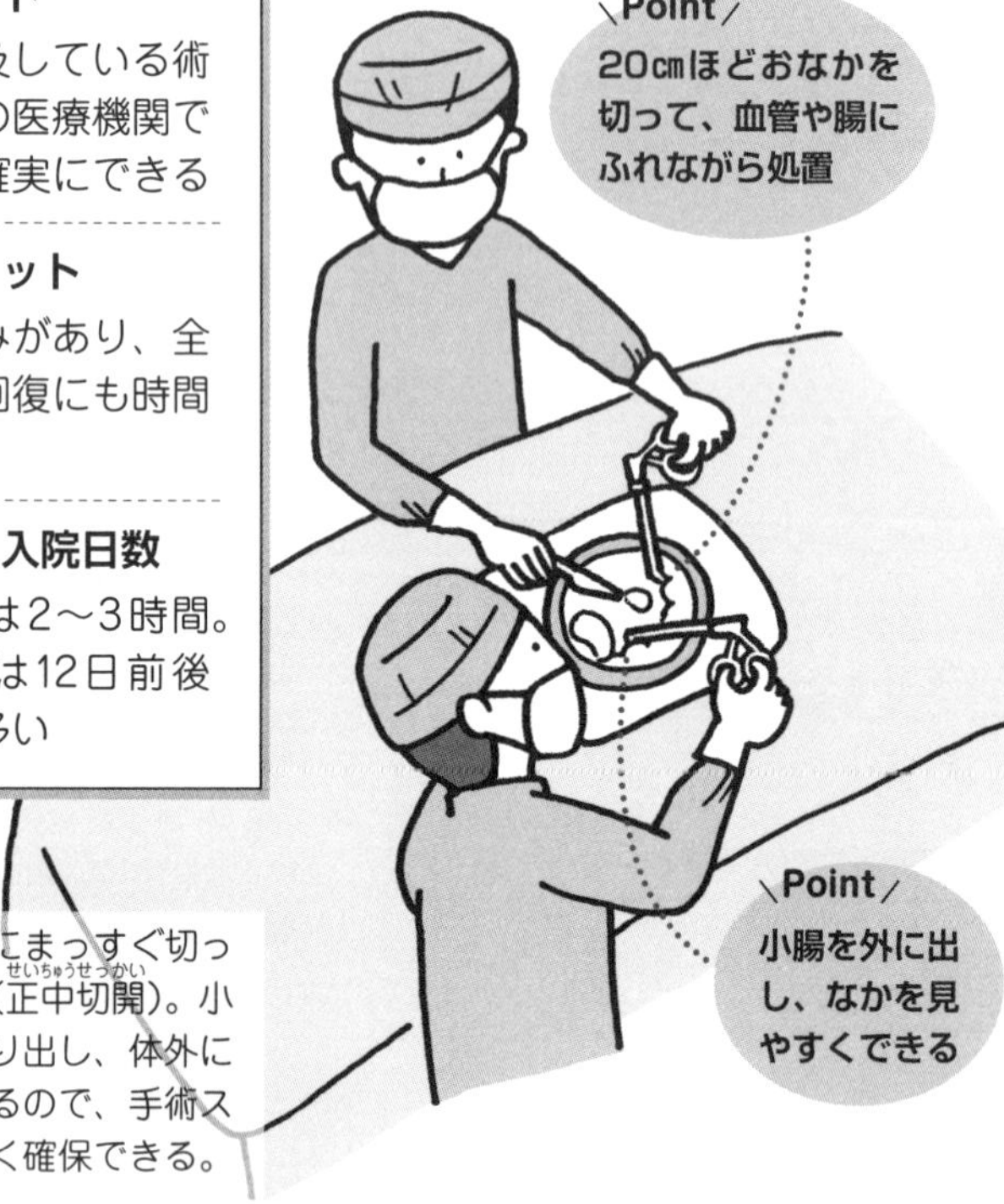

Point
20㎝ほどおなかを切って、血管や腸にふれながら処置
Point
小腸を外に出し、なかを見やすくできる

おなかを縦にまっすぐ切っておこなう(正中切開《せいちゅうせっかい》)。小腸を引っぱり出し、体外に出しておけるので、手術スペースを広く確保できる。

腹腔鏡下手術では、体への負担が少なくすむ

メリット
大きな傷口が残らない。術後の痛みが少なく、体調が戻るのも早い

デメリット
経験が少ない医師の場合、手術中の異変にすばやく対処できない

時間・入院日数
手術時間は2時間半〜3時間半ほど。入院日数は9日間前後

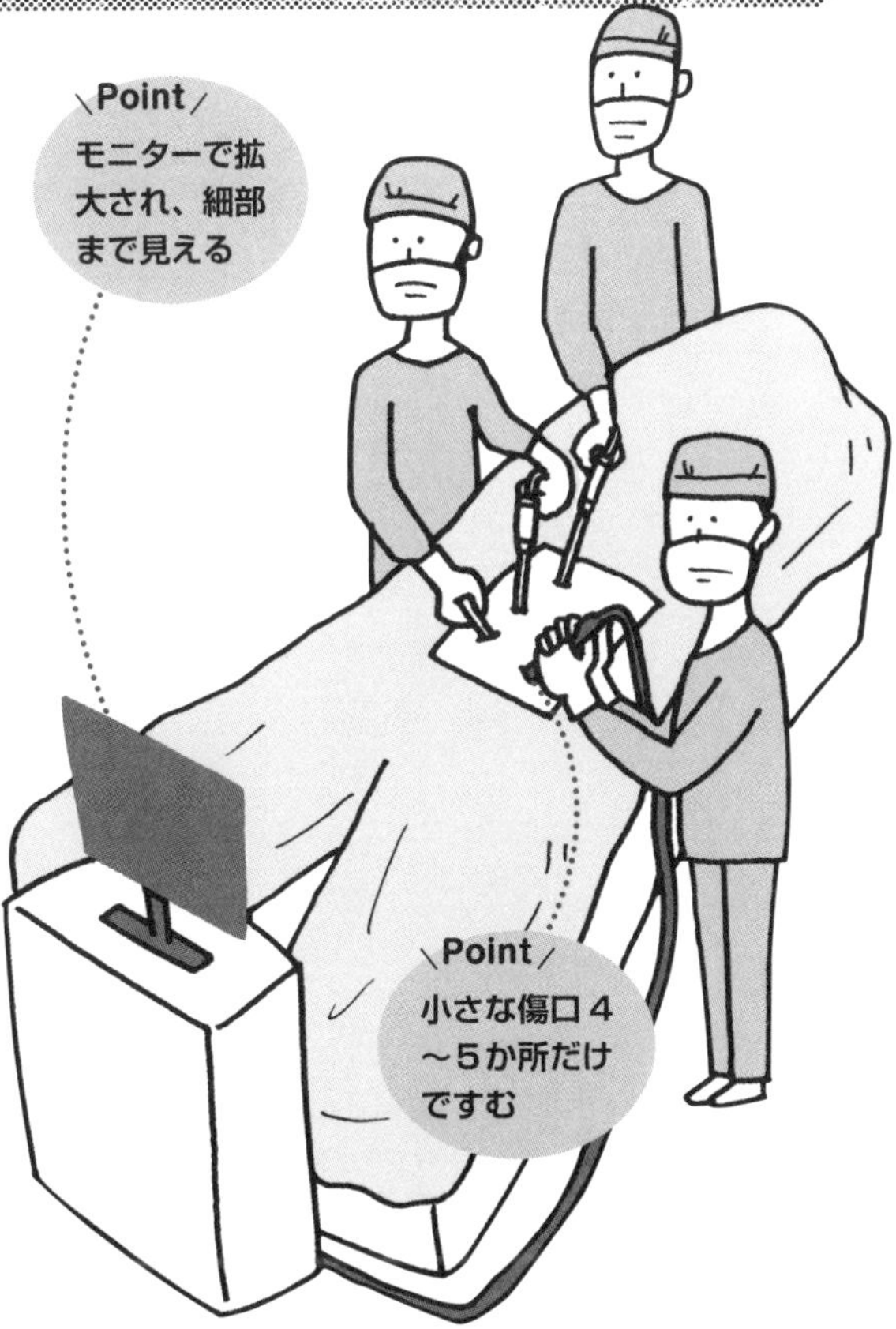
Point
モニターで拡大され、細部まで見える
Point
小さな傷口4〜5か所だけですむ

数mm〜数cmの孔を4〜5か所あけ、腹腔鏡《ふくくうきょう》や鉗子《かんし》などの器具を挿入しておこなう。腹腔鏡の拡大視効果で、術野がよく見える利点もある。

体の回復が早いのが腹腔鏡の最大のメリット

最近では、腹腔鏡下手術で結腸《けっちょう》がんを治す施設が増えています。

最大の理由は、患者さんにとってメリットが大きいこと。大きな傷が残らず、傷口の痛みもわずかです。そのぶん全身状態の回復が早く、1週間ほどで退院できます。

ただし、このようなメリットが得られるのは、腹腔鏡下手術に慣れた医療機関で受ける場合です。経験の少ない医師がおこなうと、不測の事態に対処できず、出血や、その他のトラブルが起こりえます。

開腹手術であっても、得られる効果に変わりはありません。**治療を受ける医療機関の実績をよく見て、どちらがよいか検討しましょう。**

治療法の種類

結腸の部位によって手術の手順が少し異なる

結腸がんの手術方法をさらにこまかく見ていくと、6つの術式に分けられます。がんの位置によって、進めかたに多少の違いがあります。

がんの位置別に6つの術式がある

結腸《けっちょう》のどの部位のがんかで、術式は多少異なります。隣接する組織に違いがあるからです。たとえば、上《じょう》行結腸《こうけっちょう》下側のがんでは、周囲に重要な組織があまりありません。一方、横行結腸《おうこうけっちょう》の場合、すぐそばにすい臓や脾臓《ひぞう》があり、大きな動脈も走っています。これらを傷つけないよう、手術を進めなくてはなりません。

このような**解剖学的な理由から、部位別に6つの術式があり、各部位に適した方法で進められます。**

病巣を病理検査して切り口のがんをチェック

手術後は、摘出したがん病巣を病理検査にまわします。がんのとり残しがないかをしらべるためです。「術中迅速病理診断」といって、手術中に検査をおこなうこともあります。

組織を受けとった病理医は、顕微鏡で組織をチェックします。重要なのは組織の両端。**切り口にがん細胞が見つかれば、その両端の結腸にがんが残っている可能性があります。**このような場合は追加切除をおこない、とり残しによる再発を防ぎます。

リンパ節を切除しても免疫機能は落ちない

手術で切除する結腸の長さは、がんの直径プラス20cm分です。病巣周辺につながる血管と、リンパ節もあわせて切除。がん病巣からリンパ節を伝い、大きな血管近くまで、がん細胞が忍び寄っている可能性があるためです。

「リンパ節をとっても平気なの?」と心配する人もいますが、大丈夫です。**切除部位にかかわる「所属リンパ節」だけを切るので、免疫《めんえき》機能が低下することはありません。**

手術の名前と方法は、大きく分けて 6 種類

術式は 6 つあり、手術時間や出血量などに多少の差がある。

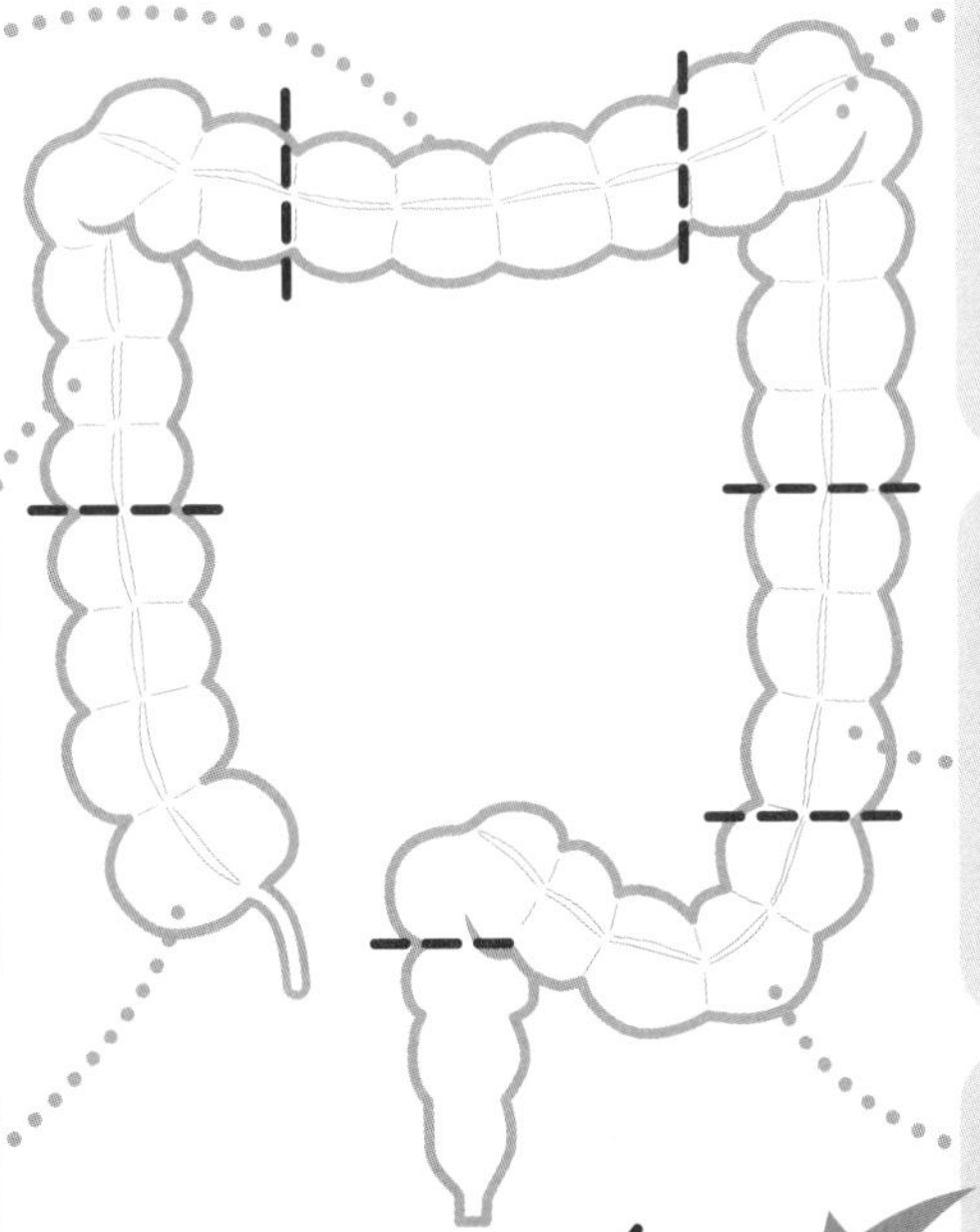

横行結腸《おうこうけっちょう》切除術

横行結腸周辺の血管の走りかたは個人差が大きく、手術の難易度が高め。

結腸右半《けっちょうみぎはん》切除術

上行結腸《じょうこうけっちょう》上部～横行結腸右側の術式。比較的進めやすく、出血量は少ない。

回盲部《かいもうぶ》切除術

上行結腸の下側で、盲腸に近い部位での術式。出血量は非常に少ない。

結腸左半《けっちょうひだりはん》切除術

横行結腸左側～下行結腸上部の術式。カーブする部分の扱いが煩雑。

下行結腸《かこうけっちょう》切除術

下行結腸の中央～やや下側までの術式。結腸左半切除術に含めることも。

S 状結腸《エスじょうけっちょう》切除術

比較的おこないやすい術式とされるが、直腸《ちょくちょう》周辺につながる神経がある。

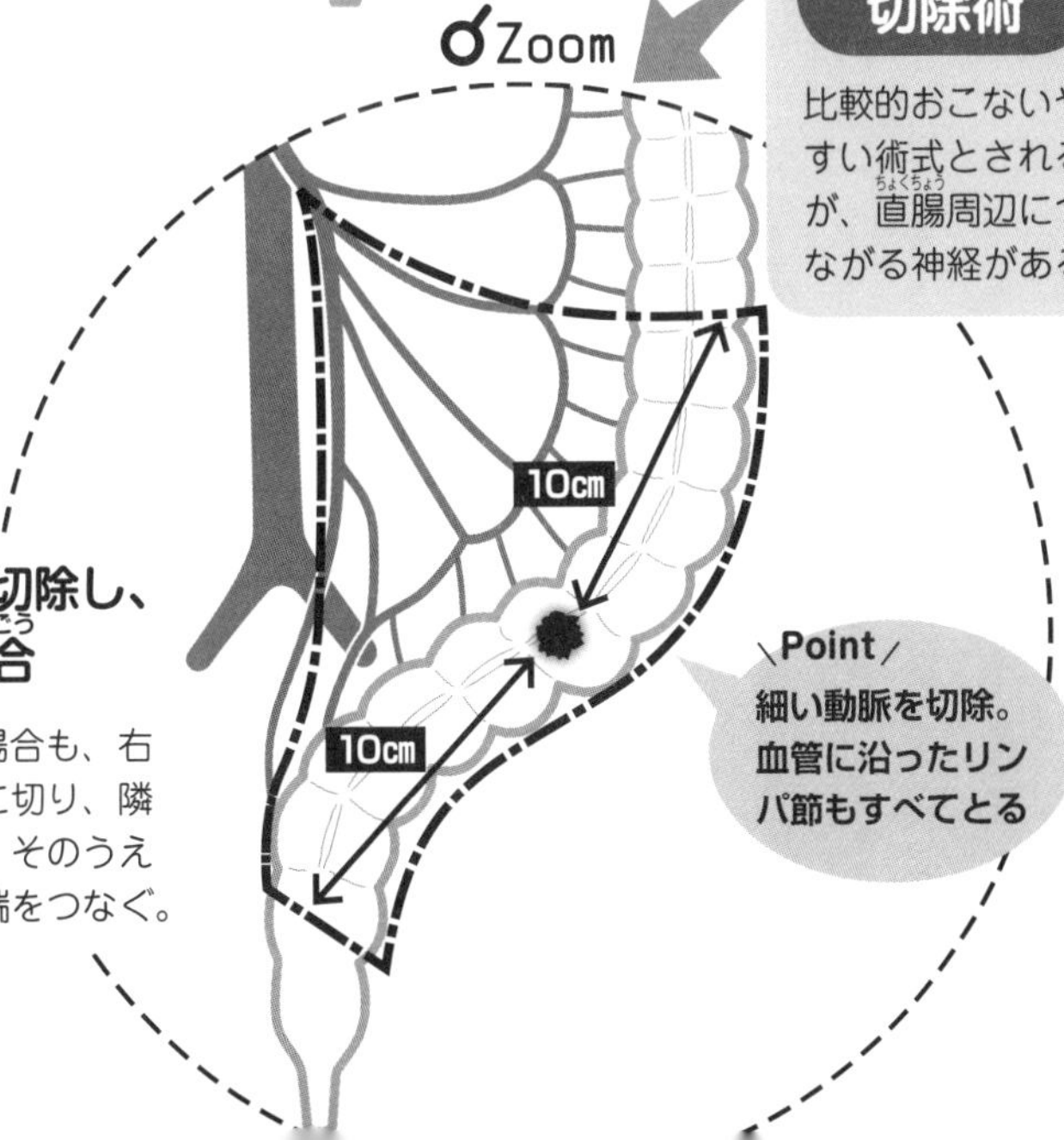

血管とリンパ管を切除し、結腸の切り口を吻合《ふんごう》

6 つの術式のいずれの場合も、右図のように血管を扇形に切り、隣接するリンパ節を切除。そのうえで、残った結腸の端と端をつなぐ。

Point
細い動脈を切除。血管に沿ったリンパ節もすべてとる

手術の方法

開腹手術は病巣を直接見ながら進める

開腹手術のおもな流れを理解しておきましょう。おなかのなかの構造は、とても複雑。周囲の組織から結腸を離した後で、がんを切除します。

開腹手術のおもな流れ〈横行結腸がんの場合〉

がん病巣をとり出すより前に、いくつかのプロセスがある。

Step1 結腸《けっちょう》を膜からはがす

おなかを縦にまっすぐ切ると、いくつもの膜が現れる。これらをていねいに切除し、はがすのが最初のプロセス。大網をはがすと、臓側腹膜（腸間膜）があり、結腸につながるリンパ節や血管はこのなかを通っている。

＼Point／
小腸は、処置が終わるまでおなかの外に置いておく

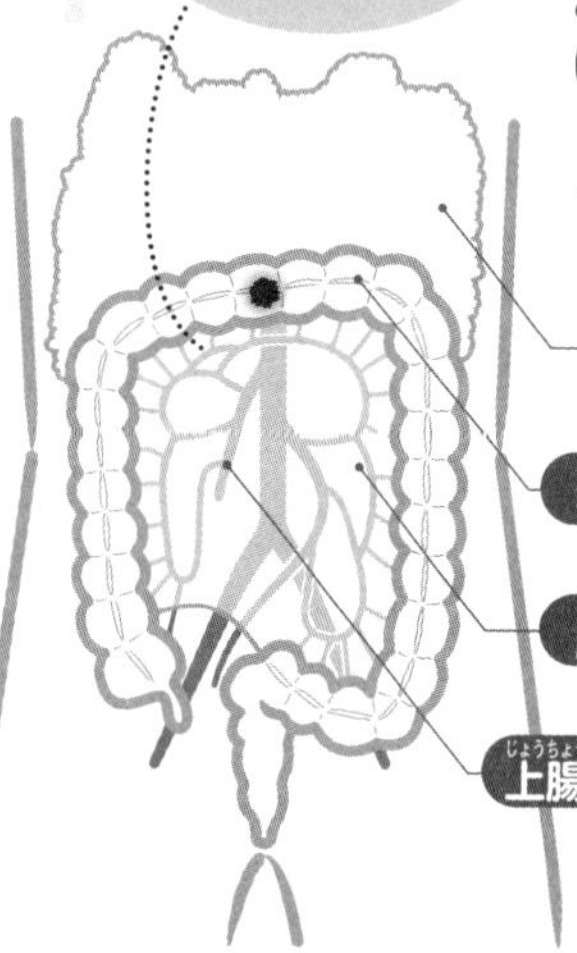

横行結腸を覆っている大網もはがす

大網《だいもう》 網状の脂肪組織で、おなかを守る膜（腹膜《ふくまく》）の一部。

横行結腸《おうこうけっちょう》 腸間膜《ちょうかんまく》にくるりと包まれ、動かないよう固定されている。

臓側腹膜《ぞうそくふくまく》 臓側腹膜が全体を覆う。腸を包む部分は腸間膜となる。

上腸間膜動脈《じょうちょうかんまくどうみゃく》 小腸や結腸につながる。枝分かれして臓側腹膜内に分布。

大腸は幾重もの腹膜で守られている

大腸などの腹部臓器は、腹壁《ふくへき》という壁のなかにあります。その内側にあるのが、壁側腹膜《へきそくふくまく》、大網《だいもう》、臓側腹膜《ぞうそくふくまく》です。臓側腹膜は、大腸、小腸に接する部分では名前が変わり、腸間膜《ちょうかんまく》とよばれます。

腹壁と腹膜によって腹部臓器は守られ、また、長い臓器である腸がずれないように固定されています。結腸《けっちょう》を切除する手術ではまず、これらの膜をはがし、結腸を切除するための準備をします。

がん細胞が広がらないよう病巣にはふれずに切除

病巣に器具や手でふれると、がん細胞が散らばり、再発につながることも。直接ふれないように切除を進める。

Step2 がん周囲の血管とリンパ節を切除

血管に沿うようにリンパ節が並んでいて、ここから全身に転移《てんい》していく可能性が高い。
そのため細い血管もリンパ節も切除し、再発のリスクを低く抑える。

Point
太い血管を傷つけないよう、細い血管だけを切除

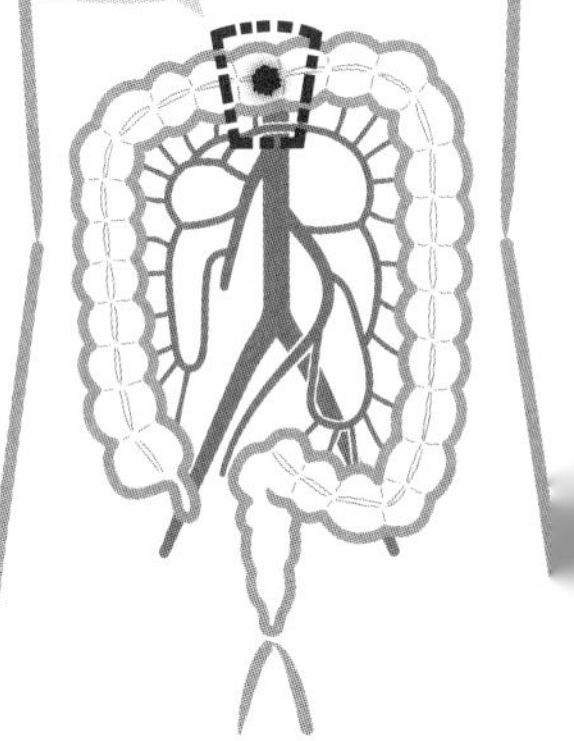

Point
手縫いか、自動吻合器《ふんごうき》でぴったり縫い合わせる

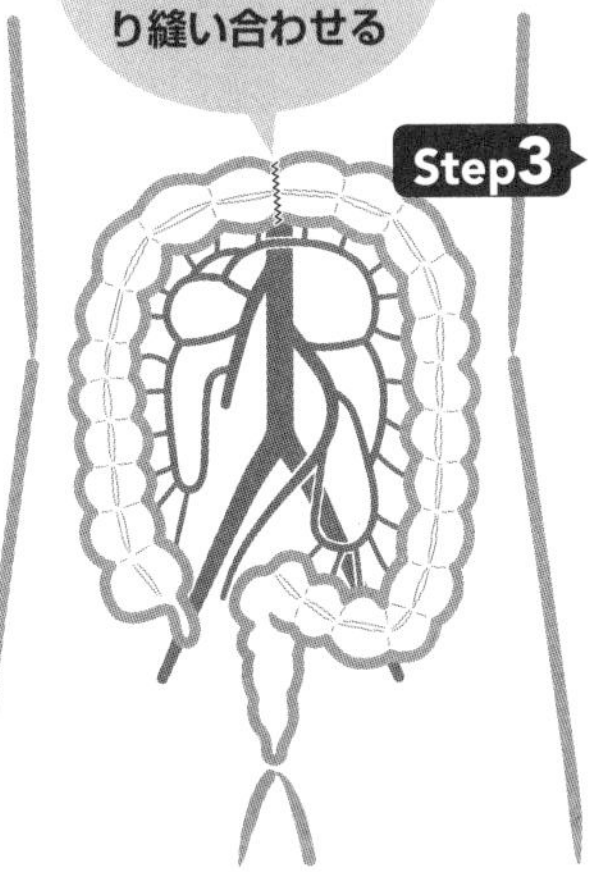

Step3 腸管を切除して端と端をつなげる

すべての処理が終わったら、病巣がある部位の結腸を切除。切り出した後の結腸の両端を縫い合わせる。
確実に縫合《ほうごう》されていて、内容物がもれたりしないかを確認してから、おなかを閉じる。

体には個人差があり手術時間が延びることも

結腸を包む数枚の膜を離したら、リンパ節郭清《かくせい》をします。細い血管も、あわせて切除します。

手術に数時間を要するのは、このような作業に時間がかかるためです。**部位によっては血管の分布に個人差があり、「おなかを開けてみないとわからない」という側面もあります。**

以上の処理が終わったら、いよいよがん病巣の切除です。左右に10㎝ずつ、安全域をとります。切除部分を縫い合わせ、もれがないことを確認し、皮膚の切開部を閉じます。

この工程は、腹腔鏡《ふくくうきょう》下《か》手術《しゅじゅつ》でも同様におこなわれます。事前に聞いていたより時間がかかる場合もあることを、知っておいてください。

手術の方法

腹腔鏡下手術でも切除方法は開腹と同じ

腹腔鏡下手術の基本の流れは開腹手術と同じです。小さな孔に器具を入れておこなうのが大きな違いで、傷口は最大で４㎝ほどです。

腹腔鏡下手術のおもな流れ〈結腸右半切除術〉

P73の６つの術式ごとに、孔をあける場所などが多少違う。

Step1

数㎜の孔を４～５か所あける

器具を挿入するための孔をあける。結腸右半《けっちょうみぎはん》切除術では下図のように４か所必要。おへその部分を10㎜ほど切り、最後に結腸を出すときに４㎝ほどに広げる。

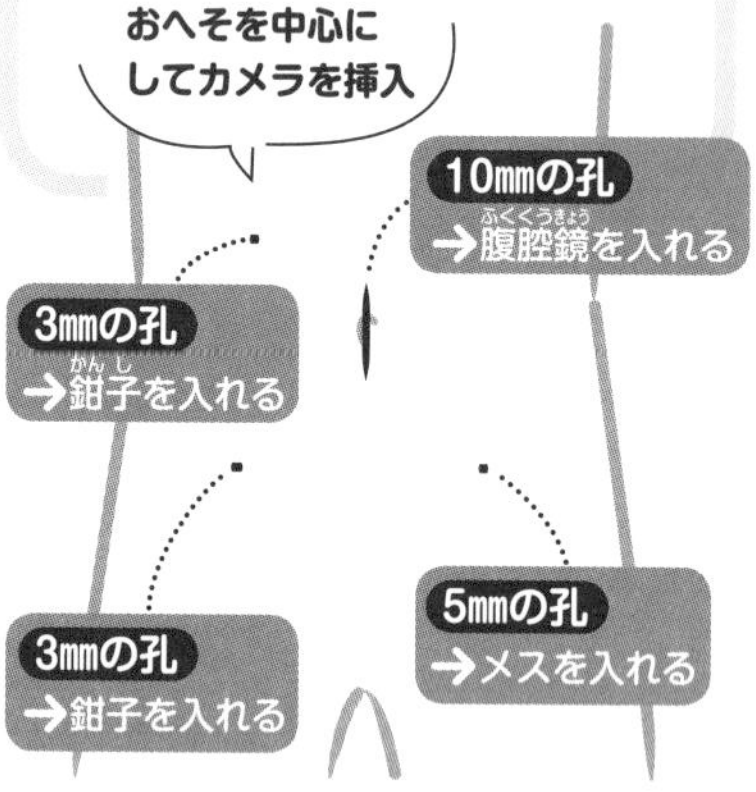

Step2

炭酸ガスでふくらませる

炭酸ガスを送り込んで腹腔内をふくらませ、器具をこまかく動かすためのスペースをつくる。

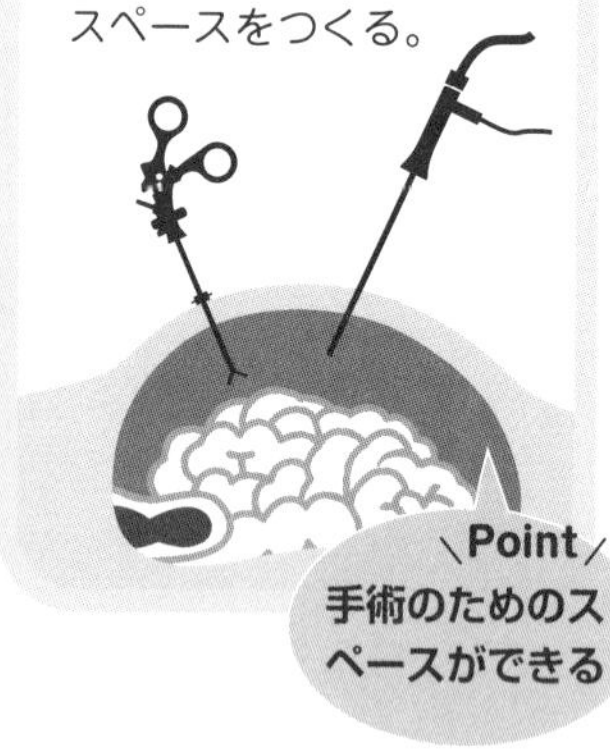

小腸を出さずにスペースを広げる工夫をする

手術の内容自体は開腹手術と同じですが、かぎられた空間で手術をおこなわなくてはなりません。

開腹手術では小腸を術野《じゅつや》（手術部位の視野）から外し、密閉バッグなどに入れておきますが、腹腔鏡《ふくくうきょう》下手《かしゅ》術《じゅつ》ではそのままです。そこで**「気腹《きふく》」といって、おなかのなかに炭酸ガスを送り、ふくらませる方法で、作業スペースを確保します。**

あとは腹腔鏡を見やすい位置に動かしながら、手術を進めます。

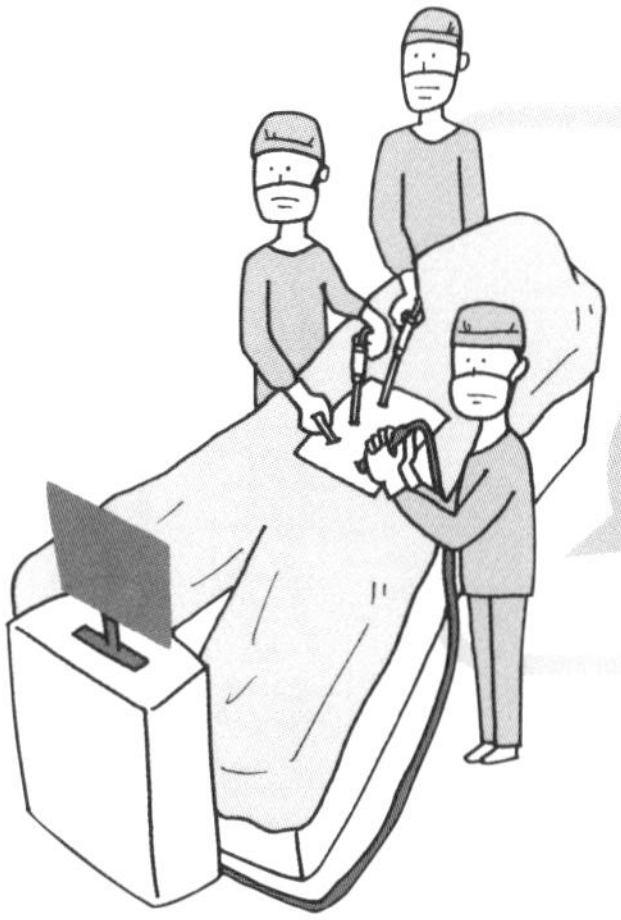

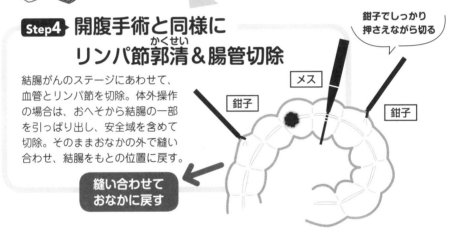

Step3 カメラを動かしながら腹膜《ふくまく》をはがす

Point
腹腔鏡をもつスコピストの動きが大事！

チームワークがとくに大事な手術。執刀医がメスや鉗子を持ち、助手は鉗子を使って周囲の臓器を押さえたりする。開腹手術と同じ流れで、膜と結腸《けっちょう》を離すといった処理をおこなう。

Step4 開腹手術と同様にリンパ節郭清《かくせい》＆腸管切除

結腸がんのステージにあわせて、血管とリンパ節を切除。体外操作の場合は、おへそから結腸の一部を引っぱり出し、安全域を含めて切除。そのままおなかの外で縫い合わせ、結腸をもとの位置に戻す。

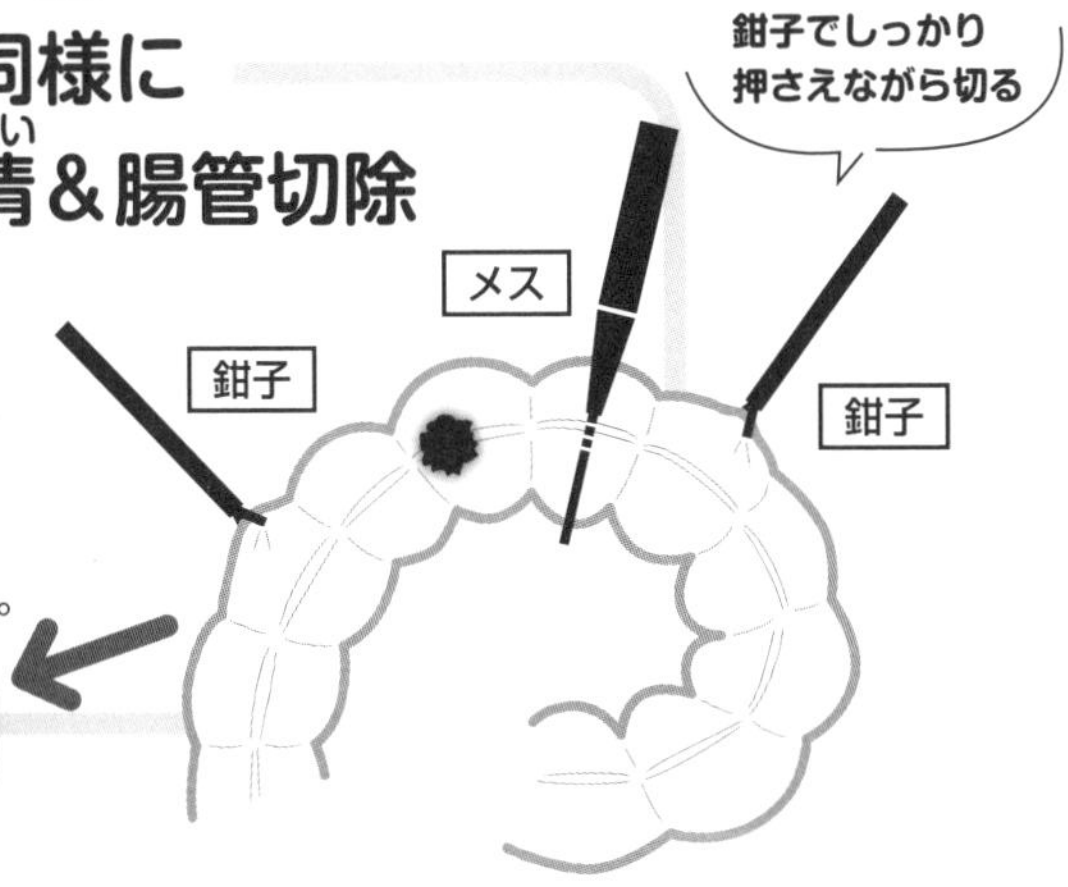
縫い合わせておなかに戻す

4㎝の切り口があれば切った腸管をとり出せる

リンパ節郭清《かくせい》の方法も、開腹手術と同じです。血管を含め、扇形に切除していきます（→P73）。**モニターを見ながらこまかな作業をおこなうため、開腹手術よりも少しだけ時間がかかります。**

これらの処置が終わったら、がんを切除。結腸《けっちょう》を鉗子《かんし》ではさみ、おへそにあけた孔から引き出して切除する「体外操作」と、おなかのなかで切除をし、切った腸管をおへそから出す「体内操作」があります。

体外操作のわずかな作業時間を除けば、大腸や小腸が空気にふれることはありません。そのため腹腔鏡下手術では、感染症などの合併症を減らせるといわれています（→P78）。

手術のリスク

術後には、腸閉塞などの合併症が起こりうる

手術には侵襲性があります。傷口周辺の感染症など、望ましくない事態が起きることも。代表的な合併症を理解しておきましょう。

可能性は低いがゼロではない

大腸がんの手術は、ほかの臓器の手術に比べ、合併症のリスクが低めとされます。

ただ、腹膜《ふくまく》に包まれた腹腔《ふくくう》内部は無菌状態ですが、腸管内には、食べもののカスである内容物が貯留しています。腸内細菌もいます。**腸管が傷つくなどして内容物がもれると、腹腔内が汚染されてしまいます。**

下表のとおり頻度は低いものの、不測の事態で入院が長引く可能性も、ゼロではありません。

肺炎や血栓は予防のための対策も重要

大腸がんの手術にかぎらず、手術一般に起こりうる合併症もあります。たとえば創感染《そうかんせん》。皮膚の切開部で感染症が起きるものです。

高齢者では心肺機能が少し落ちているため、手術中に痰がたまるなどして、肺炎のリスクが高まります。**手術中に血のかたまり(血栓《けっせん》)ができて、大事な血管を詰まらせてしまう「血栓症」も、代表的な合併症です。術後早めに体を動かすことが、血栓症の予防につながります。**

腹腔鏡下手術のほうが、リスクが低い

がん研有明病院における、結腸《けっちょう》がん手術での合併症の頻度。医療機関によって差はあるが、腹腔鏡下《ふくくうきょうか》のほうが頻度が低い。

	開腹手術(463人)	腹腔鏡下手術(1057人)
創感染《そうかんせん》	2.6%(11人)	2.1%(22人)
縫合不全《ほうごうふぜん》	0.24%(1人)	0.19%(2人)
腹腔内膿瘍《ふくくうないのうよう》	0.24%(1人)	0.09%(1人)

(「1,061例のサーベイランスデータに基づく、腹腔鏡か大腸手術におけるSSI頻度と問題点の検討」池田篤志ほか、2013より引用)

術後に起こりえる合併症を知っておこう

大腸がん手術で起こる合併症

手術方法による違い、医療機関ごとの差も大きいが、総じて5%程度の発症リスクがある。

腹腔内膿瘍

おなかのなかで感染が起き、膿《うみ》がたまる

腹膜《ふくまく》に覆われた腹腔《ふくくう》内部で感染症が起き、膿がたまる。はげしい腹痛のほか、発熱などで全身状態が悪化。発症した場合は管を使って膿を体外に出し、抗生物質で治療する。

腸閉塞《ちょうへいそく》

腸の動きが悪くなり、癒着してしまう

腸管どうしがくっついたり、腹壁《ふくへき》とくっついてしまい、はげしい腹痛が起きる。術後数か月して起こることも。予防策として、術後早めに体を動かし、腸のぜん動運動を促す。

縫合不全

腸がきれいにくっつかず腸の中身がもれると危険！

結腸を切った後の縫い目がきれいにつかず、内容物がもれる。大腸がん以外の手術でも起こるが、大腸は汚染度が高く、「腹膜炎《ふくまくえん》」などの危険な感染症につながりやすい。

手術一般で起こる合併症

消化器以外の手術でも起こりやすい合併症。糖尿病などの持病があると、リスクが高まる。

心筋梗塞《しんきんこうそく》、脳梗塞《のうこうそく》

血のかたまりが大事な動脈を詰まらせる

血のかたまり(血栓《けっせん》)による合併症。心臓周辺の動脈が詰まると「心筋梗塞」、脳動脈が詰まると「脳梗塞」になり、命にかかわる。

肺炎

高齢の人、持病がある人はとくに注意する

高齢者に多い。口のなかの菌が原因の「誤嚥性《ごえんせい》肺炎」を起こすことも。糖尿病の人も免《めん》疫《えき》機能が低下しているため、肺炎のリスクが高い。

創感染

手術の傷口から細菌感染を起こす

皮膚の切開部（傷口）で細菌感染が起きる。縫ったときの糸などが影響しているので、抜糸をすると、よくなることが多い。

手術前後の流れ

手術前日までに入院。翌日から歩く練習を

入院後の流れを知っておくと、安心して治療を受けられます。手術後は少しずつ食事を再開し、腸が正常に動くようにします。

入院は9～12日ほど。腸が動けば退院できる

外来で検査をすませることが多く、入院は手術の1～2日前でOK。合併症がなく、腸がしっかり動くようになれば退院できる。

手術2日前（または前日）

検査のほかに肺炎予防の呼吸練習も

一部の検査を入院後に受けることも。肺炎予防の呼吸トレーニングもおこなう。

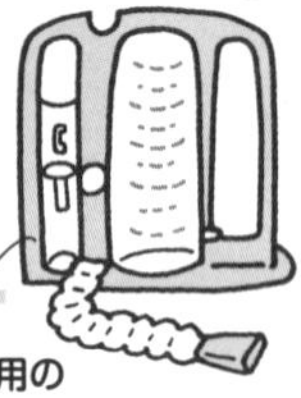

トレーニング用の器具も活用

手術前日

食事を抜いて下剤を服用。腸をきれいにしておく

おへそのゴマをとるなどの処置をすませる。朝から食事を控え、下剤とともに、腸内細菌のはたらきを抑える薬も飲んでおく。21時以降は水分摂取も禁止となる。

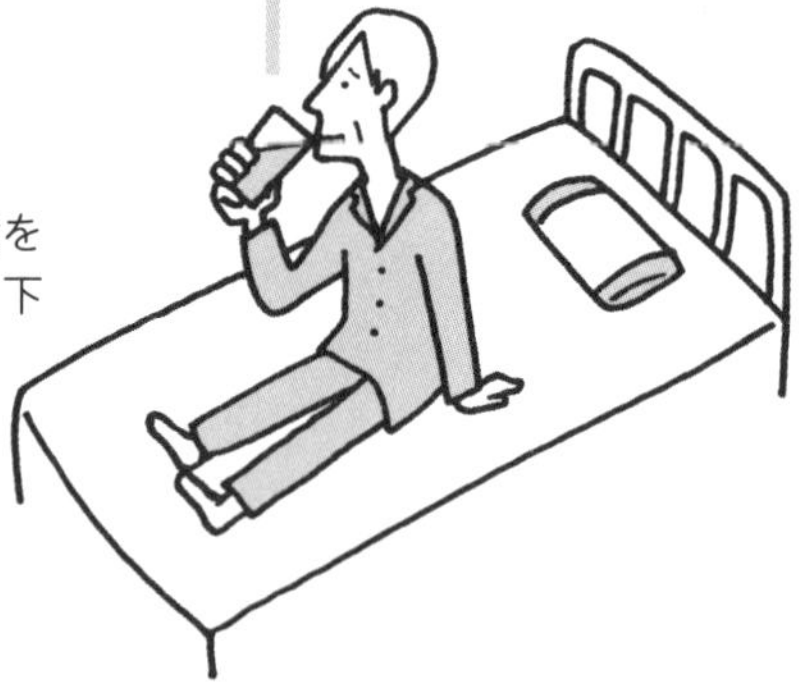

前日、当日の絶食の指示は必ず守って

以前は手術後に10日～2週間ほどの入院が必要とされましたが、いまは腹腔鏡《ふくくうきょう》下《か》で術後1週間、開腹で術後10日間前後の入院が一般的。**全身機能を低下させないためにも、早期に退院するのが理想です。**

手術前日には下剤を使って腸を空にし、手術に備えます。食事はいっさいとれません。「少しだけなら」といってお見舞いのお菓子などを食べてしまうと、手術が延期になるので注意しましょう。

食事をとれるかどうかが回復のめやす

手術後すぐは、腸の機能が低下しています。翌日までは食事を控えるのが一般的です。

2日後には、消化のよい五分がゆなどから食事を開始。**腸が正常に動いていれば、2～3日目にはガスが出て、5日もたてば排便が起こります。**これが退院のめやすとなるので、ガスや排便の有無は、正確に看護師に伝えましょう。

尿道カテーテルが問題なく抜けていれば、術後3日目くらいからシャワー浴もできます。

退院後は、定期的にサーベイランス（→P60）を。術後2年間は3か月に1回、それ以降は半年に1回、受診して検査を受けます。

手術当日

手術の時間までは絶食して待機

時間になったら手術室へ。手術時間は2時間～3時間半ほど。手術時には、おなかのなかに管(ドレーン)を入れたり、尿道にカテーテルを入れることが多い。

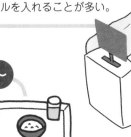

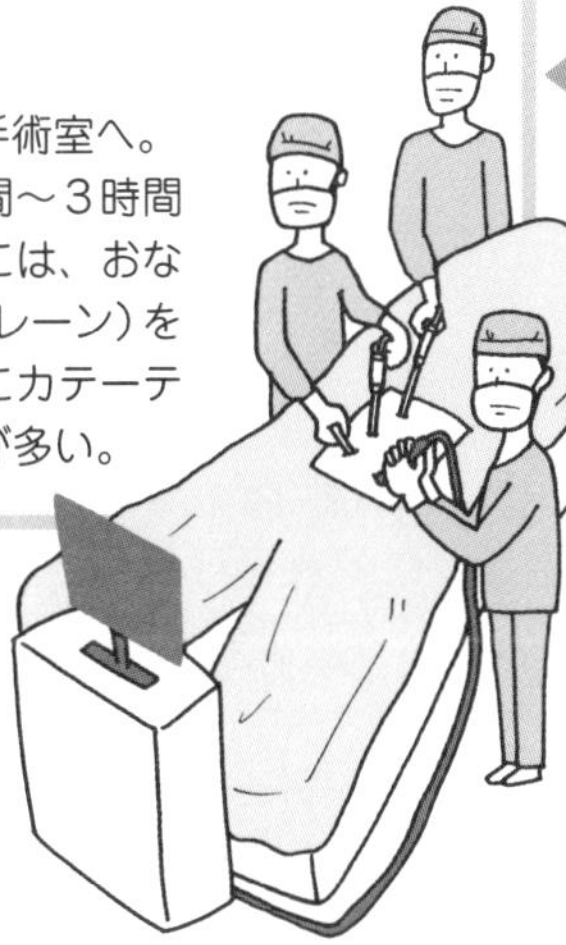

術後1日目～

体を動かして血栓を防ぐ

尿道カテーテルはたいてい翌日に抜く。血栓症《けっせんしょう》や腸閉《ちょうへい》塞《そく》を防ぐため、多少痛みがあっても翌日から歩いて、体を動かしたほうがいい。

術後2日目～

五分がゆ程度から食事をスタート

消化のよい五分がゆ程度から食事を開始。歩行練習も継続する。おなかから出た管(ドレーン)は、問題なければ数日でとれる。

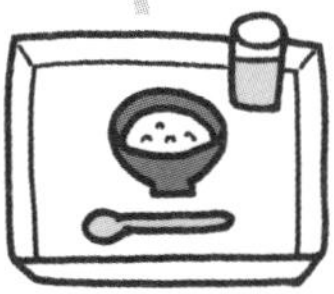

術後7日目～

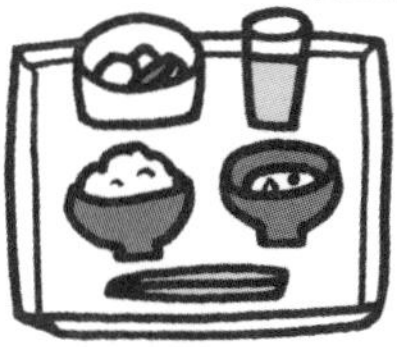

腸が動くようになったら、退院

食事をとることができ、腸がしっかり動いていれば退院できる。合併症などが起きた場合は、治療のために入院期間を延ばす。

手術前後の流れ

ステージⅢの手術後は薬物治療もおこなう

リンパ節転移の起きているステージⅢでは、手術後に抗がん剤で治療をします。目に見えないがん細胞まで、しっかり攻撃するためです。

全身療法で目に見えないがんもたたく

手術や内視鏡的治療で病巣をとり除いたり、放射線でがんを小さくすることを「局所療法」といいます。これに対し、全身に作用する薬でがんを攻撃するのが「全身療法」です。

ステージⅢの結腸がんの術後には、全身療法を受け、完治の可能性を高めます（術後補助化学療法）。対象となるのは、術後の病理検査で〝がんを確実に切除できている〟と判断された場合です。とり残しのおそれがあるなら、再手術をまず考えます。

術後1か月くらいから半年間、薬を使う

術後補助化学療法で使うのは、下記の抗がん剤です。**1種類ではなく、複数を組み合わせることもあります**。全身状態や、再発リスクの高さを考えて、その組み合わせを選びます。

期間は半年間が原則です。薬によっては術後の生活に大きく影響します。薬の種類と組み合わせは、内服で治療できるもの、点滴治療を要するものに分けられます。手術後に望む生活スタイルを主治医に伝え、希望を反映させてもらいましょう。

薬の組み合わせ、種類は6タイプある

CapeOX療法
（カペシタビン＋オキサリプラチン）
飲み薬と注射薬。しびれが出やすい。

Cape
（カペシタビン）
飲み薬単剤で、生活の妨げになりにくい。

5-FU＋l-LV
（5-FU＋レボホリナートカルシウム）
代表的な注射薬２剤の組み合わせ。

S-1
（テガフール・ギメラシル・オテラシルカリウム配合）
飲み薬１剤で、ほかと同等の効果がある。

FOLFOX療法
（5-FU＋レボホリナートカルシウム＋オキサリプラチン）
注射薬３剤でがんをしっかりたたく。

UFT＋LV
（テガフール・ウラシル配合＋ホリナートカルシウム）
飲み薬２剤を１日３回、食間に内服。

→薬のくわしい情報はP118へ

全身状態がよければ、薬物治療を受けられる

術後補助化学療法は完治の確率を高めるが、体の負担になるのも事実。体力の指標となる「PS」などをもとに、安全に受けられるか判断する。

合併症がないか、すでに回復している

腸閉塞《ちょうへいそく》や腹膜炎《ふくまくえん》といった合併症があり、その治療がつづいているうちは、体への負担が大きすぎる。安定するまで抗がん剤は使わない。

＋

肝機能や腎機能、免疫機能が保たれている

持病によって肝機能や腎機能が低すぎる状態では、薬によるダメージが増す。免《めん》疫《えき》機能が低すぎる場合は、肺炎などのリスクが高まる。

0か1なら体力があるといえる

PS（パフォーマンス・ステータス）

グレード	全身状態
0	無症状で社会活動ができ、制限を受けることなく発病前と同等にふるまえる
1	軽度の症状があり、肉体労働は制限を受けるが、歩行、軽労働や座業はできる。たとえば、軽い家事、事務など
2	歩行や身のまわりのことはできるが、ときに少し介助がいることもある。軽労働はできないが、日中の50%以上は起居している
3	身のまわりのある程度のことはできるが、しばしば介助を必要とし、日中の50%以上は就床《しゅうしょう》している
4	身のまわりのこともできず、つねに介助を必要とし、終日就床している

外来で治療可能。生活の妨げになりにくい

がん治療に使われる薬は、目に見えて進歩しています。以前は重い副作用に悩まされることがほとんどでしたが、現在は副作用をコントロールする方法も進んでいます。

そのため補助化学療法の多くは、外来で受けられます。**がん診療連携拠点病院であれば、外来化学療法センターが設けられていて、点滴治療もそこでできます。抗がん剤のなかには、飲み薬のものもあります。**

ただし、副作用がゼロの薬はありません。副作用による体調悪化が心配な場合は、補助化学療法をおこなわず、ようすを見ることも。初回のみ入院して、副作用の出かたを見るという方法もあります。

結腸がん手術の ケーススタディ

治りやすいがんといわれても、不安はなかなか拭えません。ステージⅡ、Ⅲの結腸がんで手術を受け、がんを完治させたほかの患者さんの体験談を見てみましょう。

S《エス》状結腸《じょうけっちょう》がん
Ⅱ期
63歳・男性

「手術後の痛みも軽く、翌月には職場復帰できました」

「がんは進行するまで症状がない」といいますが、私の場合もそうでした。思えば、便がすっきり出ないことが増えていたのですが……、もともとおなかの調子を崩しやすいたちで、気にも留めていませんでした。

それだけに、結腸がんの告知はあまりに突然で、うまく受け止めることができませんでした。「大丈夫ですよ、手術で治りますから安心してください」と主治医がおだやかに話してくれたのが、唯一の救い。主治医の勧める腹腔鏡《ふくくうきょう》下《か》手術《しゅじゅつ》を受けることになり、すぐに入院予定日を決めました。

入院生活でつらかったのは、手術前の大量の下剤。逆にいうと、手術自体は「本当に手術したのだろうか」というくらい、痛みも残らなかったのが印象的です。5日後に退院し、翌月には無事に職場復帰。便秘を除けば、さしたる不調もありません。

再発予防になるかはわかりませんが、がんとわかってからは禁煙し、食生活にも気をつけています。人生100年、とまでいわれるこの時代。あと10年、20年は元気に動き回って、がんに負けずに暮らすぞと決めています。

結腸がん
Ⅲb期
73歳・女性

「〝大腸がんは治りやすい〟という言葉を信じて、手術に臨みました」

この歳まで一度の入院もなく、丈夫なだけが取り柄だったのに……。自分ががんになるなんて、思いもしませんでした。診断は、ステージⅢbの結腸がん。近くのリンパ節にも転移《てんい》していることを主治医に告げられました。自宅に帰り、看護師として働く姪っ子にあわてて電話。「大丈夫だよ、大腸がんは治りやすいんだから。手術と抗がん剤でよくなるよ」といわれ、ようやく一息つくことができました。

翌週に主人と受診し、治療計画を相談。2週間後の入院が決まりました。手術自体は3～4時間だったでしょうか。先生がいつもされているという開腹手術でお願いしました。目が覚めた後、「大丈夫です、きれいにとれましたよ」とにっこり話してくださったときは、心底ほっとしたのを覚えています。翌月から内服の抗がん剤を飲みはじめ、いまも続けている状態です。抗がん剤といえば、脱毛、吐き気などがあるつらい治療と思っていましたが、とくに問題なく日常生活を送れています。

今年で73歳ですが、趣味の旅行も、お友だちとの食事会も、やりたいことはまだまだあります。孫の成長もこれから。絶対に完治させ、今後の人生を悔いなく楽しみたいと思っています。

Part 4

直腸がんを手術で治す

直腸がんの手術法は、がんの位置によっても変わります。
以前は人工肛門の造設が一般的でしたが、
いまは肛門を残して、がんを完治させている人も多くいます。
手術法ごとのメリット、デメリットをよく理解して
あなた自身の希望を主治医に伝えましょう。

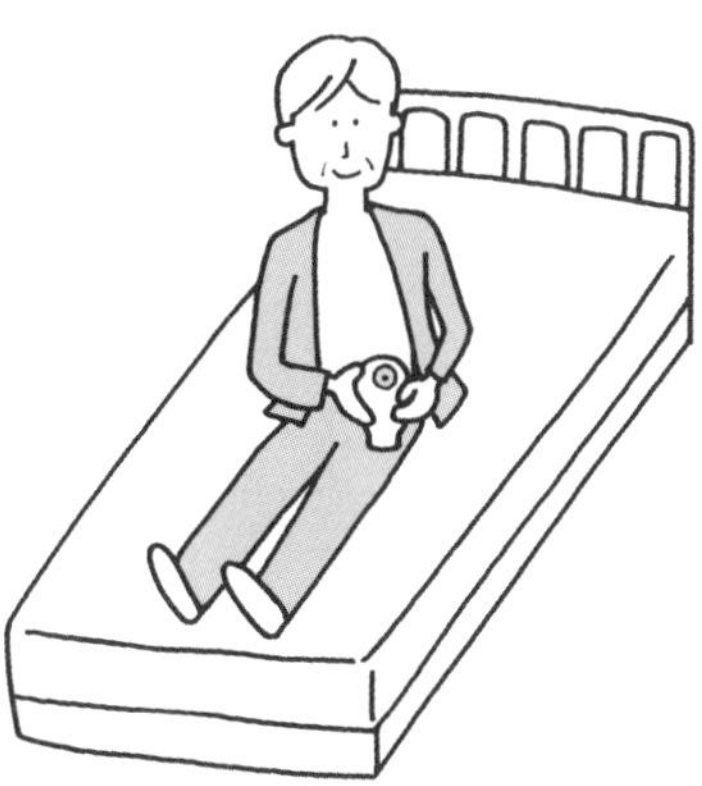

手術という選択

体の機能をいかに残すか考えて、手術する

直腸周辺には、排泄や生殖にかかわる器官が集中。手術では「確実に切って治す」ことと、各器官の「機能を保つ」ことのバランスが大事です。

手術の基本的な方法は結腸がんと同じ

直腸《ちょくちょう》がんの手術でも、結腸《けっちょう》がんと同様、がん病巣をとり除くことが目的です。**ただし、結腸は1m以上もの長さがあるのに対し、直腸は20cm程度。**病巣から10cmずつの安全域をとろうとすると、直腸がなくなってしまいます。肛門を残すこともできません。

そこで直腸がんの手術では、**がんの完全切除と同時に、肛門をできるだけ残すことを考慮して、切除範囲や術式を考えます。**

排尿や性機能にかかわる神経を、なるべく温存する

直腸のまわりには、膀胱《ぼうこう》や尿道、生殖器があります。**これらの器官は、仙骨《せんこつ》から出ている「骨盤内臓神経《こつばんないぞうしんけい》」でコントロールされています。**

骨盤内臓神経はこまかく枝分かれして直腸周辺に広がり、先端は直腸の先にもくっついています。直腸をそのまま切断すると、これらの神経も遮断され、排便・排尿の機能、性機能が損なわれかねません。

直腸がん手術では、これらの神経をいかに温存するかも求められます。

肛門に近いがんほどむずかしい手術になる

このような構造的理由で、直腸がんの手術は難易度が高いとされます。がん病巣の位置によっても、難易度は変わります。がんが肛門に近いほど、完治と機能温存のバランスがとりにくくなるためです。

治療目標は完治ですが、一方で「どうしても肛門を残したい」というのも、自然な思いです。そこで、**肛門に近いがんでの術式のくふうが重ねられ、現在は直腸がん手術の8割で、肛門を残せるようになりました。**

直腸周辺には重要な臓器、神経が多い

直腸《ちょくちょう》から陰茎《いんけい》にかけて重要な神経が集まる

仙骨から出る「骨盤内臓神経《こつばんないぞうしんけい》」が直腸や膀胱、生殖器に枝分かれしている。肛門周囲の２つの括約筋は、排便に欠かせない筋肉。

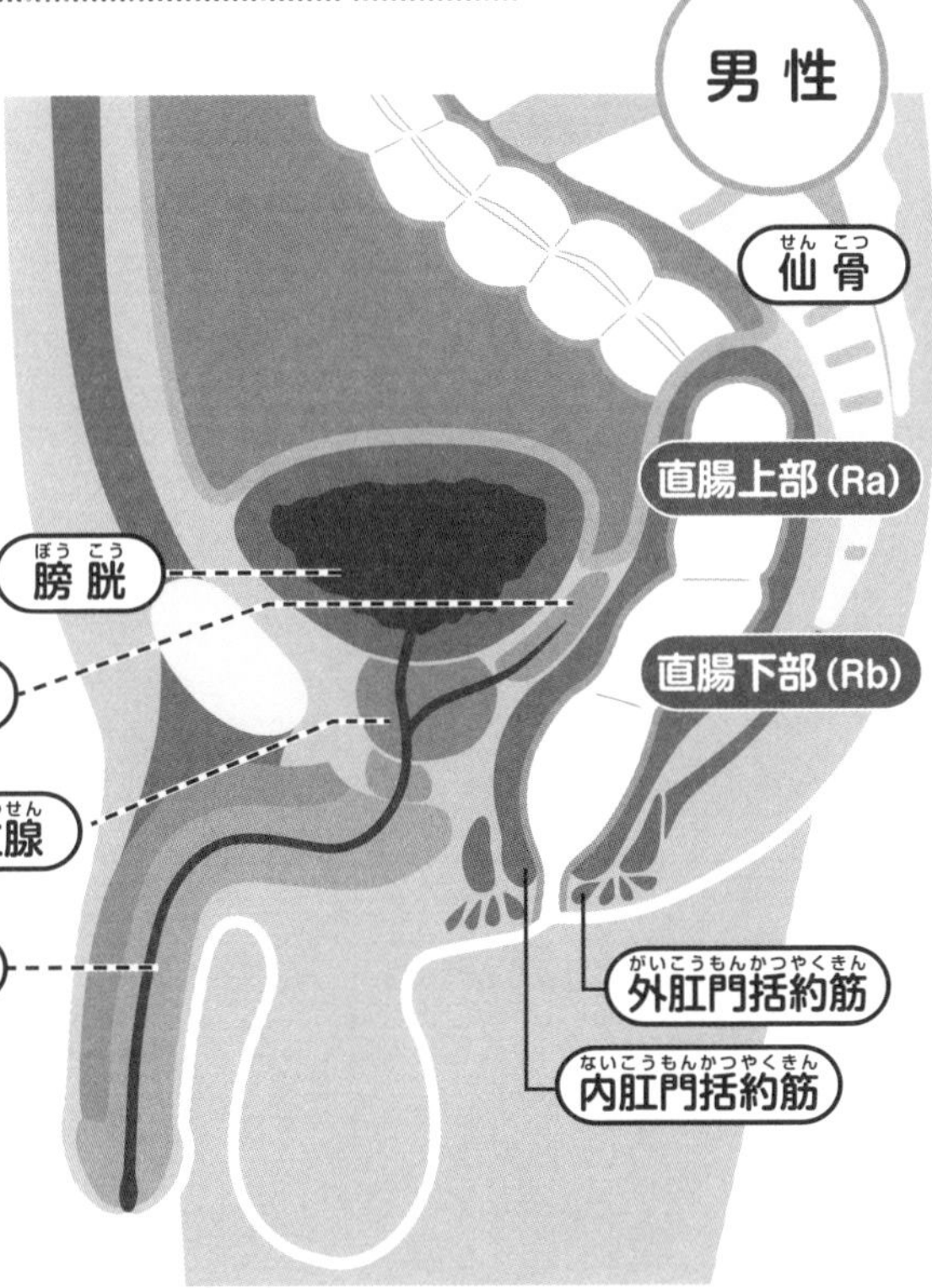

膀胱《ぼうこう》：骨盤内臓神経から伸びる、膀胱神経で制御されている。

精嚢《せいのう》：射精に関与。骨盤内臓神経につながる下腹神経《かふくしんけい》が支配。

前立腺《ぜんりつせん》：精液の生成、射精に関与。勃起神経《ぼっきしんけい》がつながっている。

尿道：膀胱の尿を出す。ここにも骨盤内臓神経が伸びている。

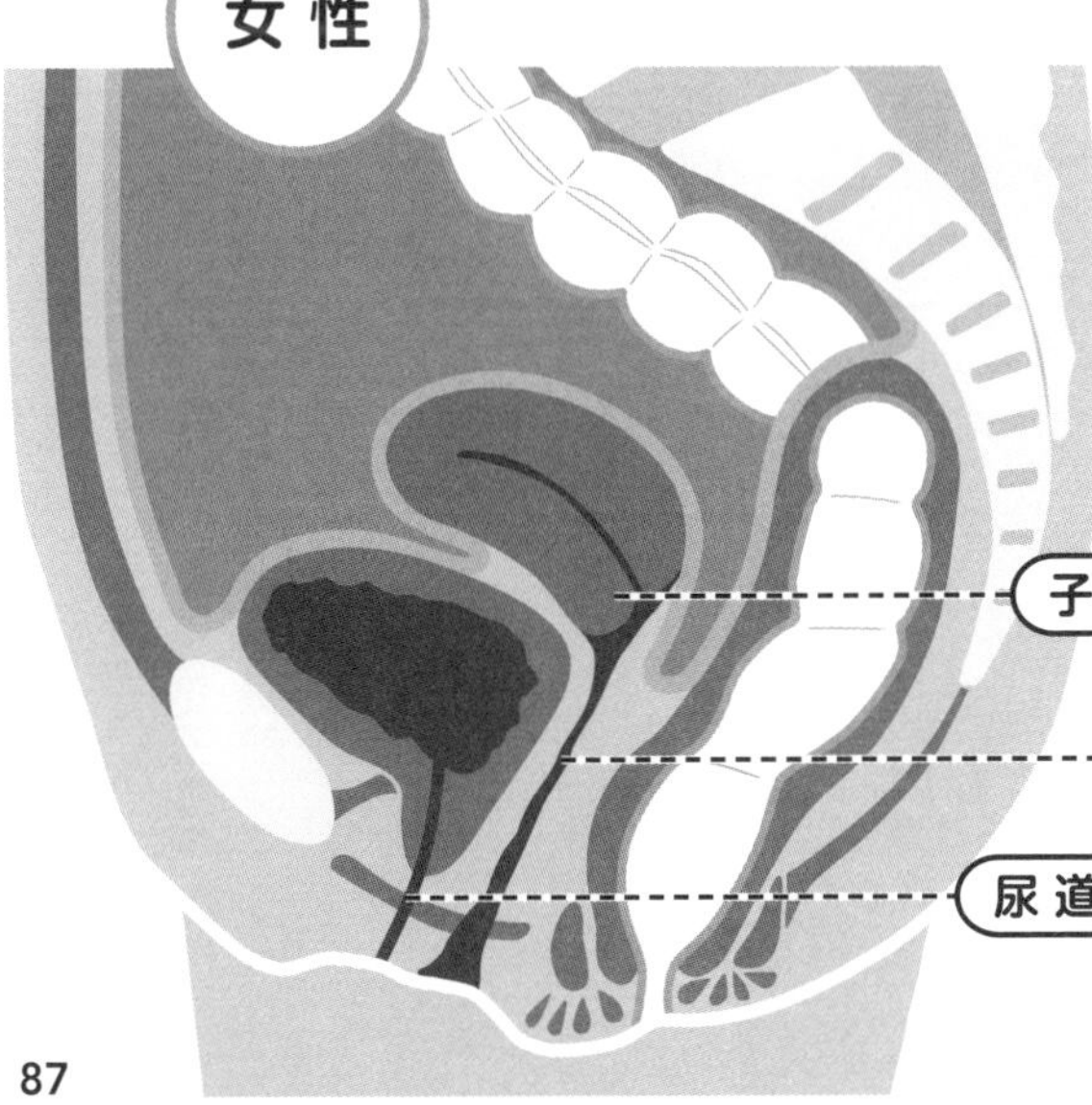

直腸の前方に子宮がある

骨盤内臓神経から膀胱に枝分かれした神経が排尿をつかさどる。直腸のすぐ前には子宮、膣があり、広く切除すると生殖機能が損なわれてしまう。

子宮：骨盤内臓神経からつづく、子宮神経叢《しきゅうしんけいそう》が広がる。

膣：骨盤内臓神経が枝分かれして、膣神経叢《ちつしんけいそう》として広がる。

尿道：膀胱からの排尿に、骨盤内臓神経がかかわっている。

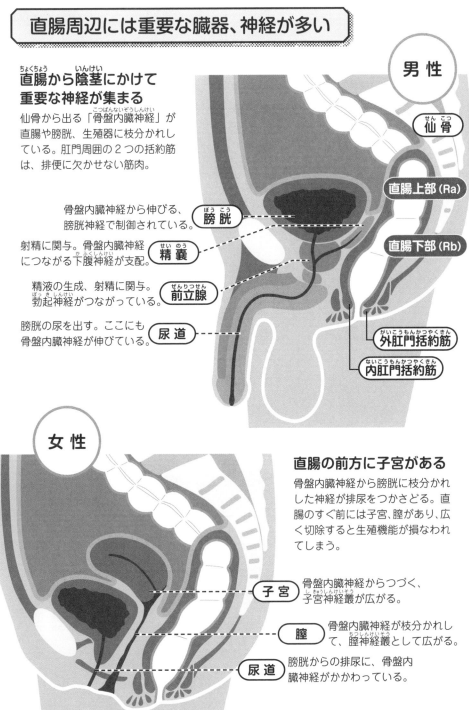

メリット、デメリット

完治できるが、生活に少し支障が出る

手術のメリットは、がんの完治を期待できること。デメリットとしては、手術後の排便機能が低下しやすいことなどがあげられます。

直腸がん手術のメリットは？

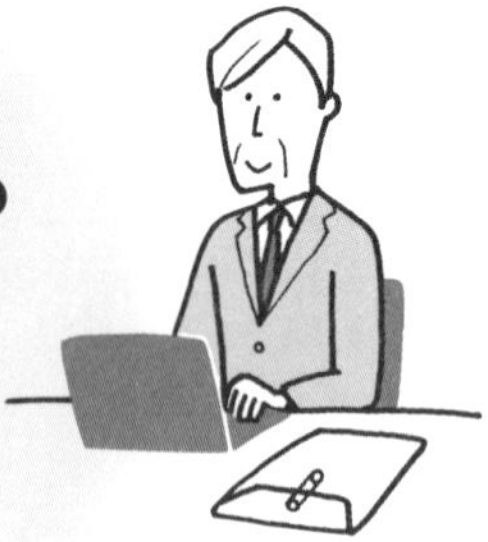

メリット1　7割以上の人が手術で治せている

治療を受けた人の5年生存率は約7割で、結腸《けっちょう》がんとほぼ同じ。手術を受けた人の約8割は、治癒《ちゆ》切除（完全な切除）ができている。

メリット2　短期間で治療が終わる

手術できれいに切除できれば、治療終了。術前・術後に薬物治療を受ける場合も、多くは半年以内に終わり、もとの生活に戻ることができる。

メリット3　肛門を残す技術が進んでいる

かつては直腸《ちょくちょう》がんになると、人工肛門が避けられないとされていた。しかし現在は手術法が進化して、8割の人が肛門を残せている。

完治できる確率は結腸がんとほぼ同じ

手術の難易度は高いものの、手術による完治の可能性は、結腸《けっちょう》がんと同じです。**かつては人工肛門にするのが一般的でしたが、いまは肛門を残せる確率も非常に高まりました。**

腹腔鏡《ふくくうきょう》下《か》手術《しゅじゅつ》での治療も可能です。手術による体の負担を低く抑えられ、術後も早期に体力が戻ります。技術を要するため、どの医療機関でも受けられるわけではありませんが、熟練した医師の執刀なら安心して受けられます。

直腸がん手術のデメリットは？

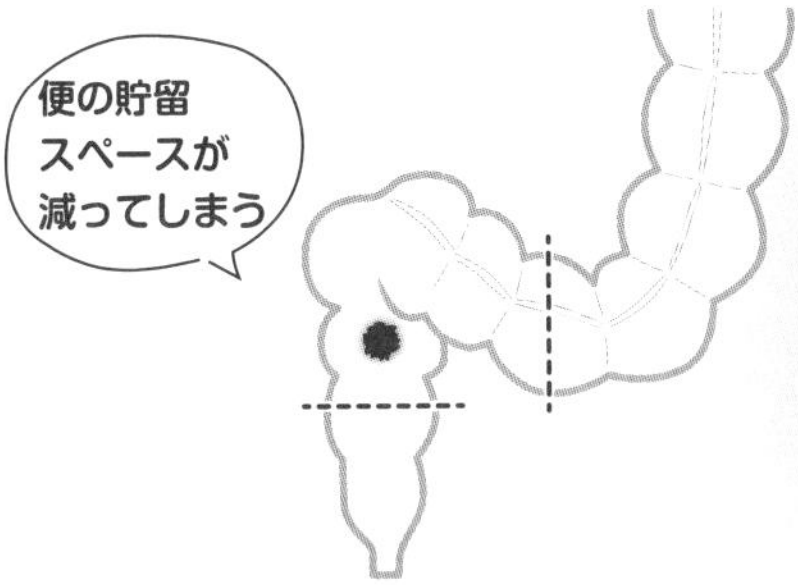
便の貯留
スペースが
減ってしまう

デメリット1
排便回数が増え、排便の調子も変わる

結腸がん手術以上に、排便機能に影響しやすい。とくに多いのは頻便。術後半年〜１年ほどでよくなるが、「以前とまったく同じ」とまではいかない。

デメリット2
排尿機能、性機能が低下することがある

直腸周囲には排尿、性機能にかかわる神経が多く、手術で傷つくことも。術後しばらくは、尿をすっきり出しにくくなることがある。

デメリット3
がんの位置によっては肛門を残せない

がんの位置が肛門の端から３〜4㎝未満だと、肛門の温存はむずかしい。無理に残そうとするより、肛門も切除して人工肛門をつくったほうが、生活の質を保てることが多い。

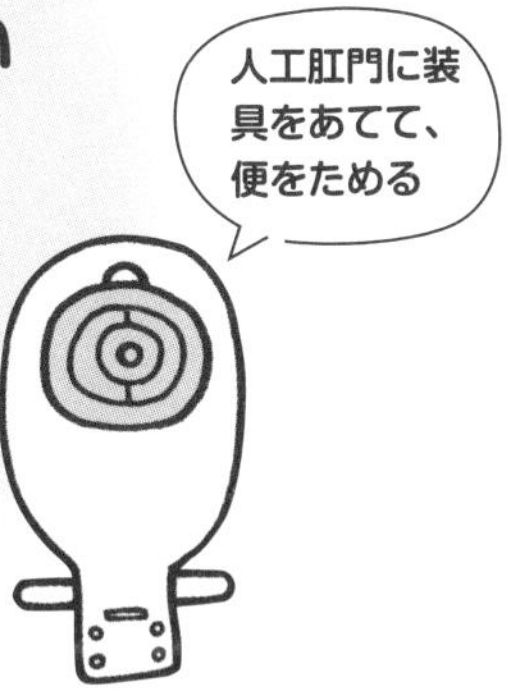
人工肛門に装
具をあてて、
便をためる

直腸が短くなるぶん排泄機能は少し落ちる

直腸《ちょくちょう》がん手術のデメリットをあげるとすれば、排便機能の変化です。**とくに多いのが頻便《ひんべん》で、便の貯留スペースが減り、こま切れに便が出ます。**術後半年〜1年ほどで改善しますが、その後も、排便に関する多少の不便さが残ることはあります。

「ISR（内肛門括約筋間直腸切除術《ないこうもんかつやくきんかんちょくちょうせつじょじゅつ》）」（→P94）では、肛門周囲の筋肉の一部を切除するため、便のもれも起こりえます。「肛門に近いがんを完治させ、かつ肛門を残したい」場合、多少の機能低下は避けられないことを知っておいてください。

また、結腸がん手術よりも総じて複雑な手術であり、合併症のリスクもやや高まります（→P101）。

手術の選択肢

肛門からの距離で手術の方法が異なる

現在は肛門を残すための技術が進み、そのぶん手術の方法がいくつもあります。がんを治し、生活の質を保つために最適な方法を選びましょう。

生活機能は大事。でももっと大事なのは完治

直腸がんの術式で一般的なのは「前方切除術」です。がんの下側（肛門側）の切除は2～3㎝までにとどめ、肛門を残します。肛門から少し離れたがんなら、この方法がベスト。

肛門近くのがんでは、肛門まで切除する「直腸切断術」、肛門を残す「ISR（内肛門括約筋間直腸切除術《ないこうもんかつやくきんかんちょくちょうせつじょじゅつ》）」などがあります。後者では便のもれが起きやすいこと、無理に温存するとがんのとり残しにつながることも理解して、術式を相談しましょう。

腸管膜ごと切除する「TME」が標準の方法

直腸《ちょくちょう》がん手術は、「TME（直腸間《ちょくちょうかん》膜全切除《まくぜんせつじょ》）」という考えをもとにおこなわれます。直腸を包む腹膜《ふくまく》（直腸間膜）をすべて切りとる方法です。直腸の切除範囲が少ない場合は、「TSME（直腸間膜部分切除《ちょくちょうかんまくぶぶんせつじょ》）」といい、直腸間膜を部分的に切ります。

この方法によって、腸壁《ちょうへき》の外の直腸間膜にひそむがん細胞まで、確実にとり除けます。肛門を残すか否かにかかわらず、どの術式でも基本とされる考えかたです。

現在は、8割以上の人が肛門を残せている

〈がん研有明病院、2014年の術式別手術件数〉

前方切除術（高位前方／低位前方／超低位前方のすべてを含む）	68.0%
直腸切断術（マイルズ手術）	11.3%
ISR（内肛門括約筋間直腸切除術《ないこうもんかつやくきんかんちょくちょうせつじょじゅつ》）	11.0%
経肛門的局所切除術《けいこうもんてききょくしょせつじょじゅつ》	2.1%
その他（ハルトマン手術、大腸全摘手術《だいちょうぜんてきしゅじゅつ》など）	7.7%

Point
前方切除術が、現在もっとも多い手術法

がん研有明病院での、直腸《ちょくちょう》がん手術の術式の割合。前方切除術が大半を占め、肛門まで切る方法は一部にかぎられる。

あなたのがん治療に最適な手術法を選ぶ

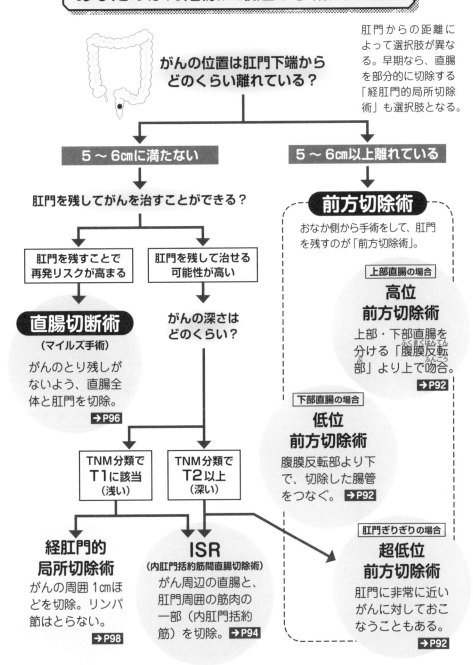

がんの位置は肛門下端からどのくらい離れている？

肛門からの距離によって選択肢が異なる。早期なら、直腸を部分的に切除する「経肛門的局所切除術」も選択肢となる。

5～6㎝に満たない

肛門を残してがんを治すことができる？

肛門を残すことで再発リスクが高まる

直腸切断術（マイルズ手術）

がんのとり残しがないよう、直腸全体と肛門を切除。

→P96

肛門を残して治せる可能性が高い

がんの深さはどのくらい？

TNM分類でT1に該当（浅い）

経肛門的局所切除術

がんの周囲1㎝ほどを切除。リンパ節はとらない。

→P98

ISR（内肛門括約筋間直腸切除術）

がん周辺の直腸と、肛門周囲の筋肉の一部（内肛門括約筋）を切除。→P94

TNM分類でT2以上（深い）

→ ISR、超低位前方切除術

5～6㎝以上離れている

前方切除術

おなか側から手術をして、肛門を残すのが「前方切除術」。

上部直腸の場合

高位前方切除術

上部・下部直腸を分ける「腹膜反転《ふくまくはんてん》部《ぶ》」より上で吻合《ふんごう》。

→P92

下部直腸の場合

低位前方切除術

腹膜反転部より下で、切除した腸管をつなぐ。→P92

肛門ぎりぎりの場合

超低位前方切除術

肛門に非常に近いがんに対しておこなうこともある。

→P92

手術の方法

① 前方切除術
肛門を残してがんを切除

直腸がんの術式として、現在もっとも多くおこなわれている方法です。がんを完治させ、生活の質も高く維持することができます。

開腹でも腹腔鏡《ふくくうきょう》下《か》手《しゅ》術《じゅつ》でも、病巣周辺の切除のしかたは同じ。

おなか側（前方）から直腸の一部を切除する

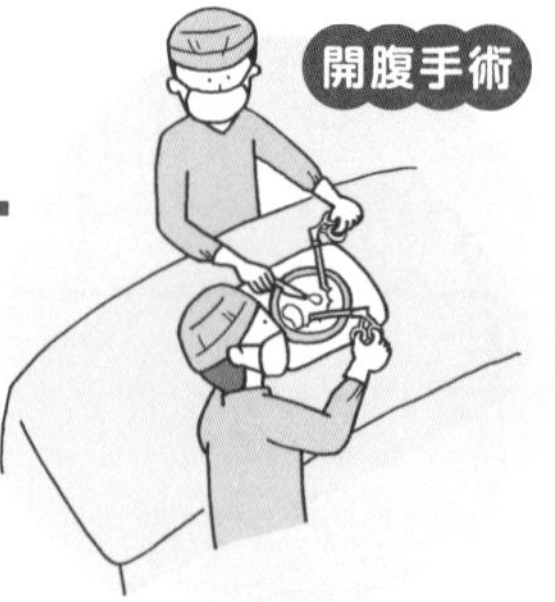

Step1

血管の処理＆リンパ節郭清《かくせい》をする

直腸を壁側腹膜《へきそくふくまく》などから離す。結腸《けっちょう》がん手術と同様、血管の一部とリンパ節を切除（→ P73）。

Step2

直腸を筋膜《きんまく》などから離す

神経を傷つけないよう注意しながら、筋膜などをはがして、直腸を出す。

どちらの方法でもできるが、病期によっては開腹にする施設もある。

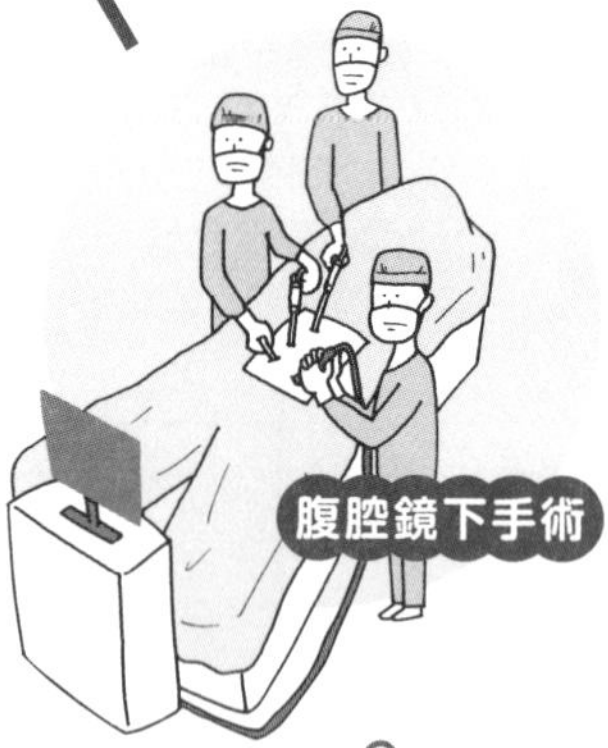

Point
結腸がんの腹腔鏡下手術より、難易度は高いとされる

前方切除術のここをチェック！

時間・入院日数
開腹手術の場合は3時間半〜4時間。入院は10日〜2週間前後

メリット
肛門を残し、排便機能の多くが保たれた状態で、がんを完治できる

適している人
がんが肛門から5〜6㎝以上離れていて、肛門を温存したい人

デメリット
直腸が短くなり、便をためておく力が少し落ちる

Step3
がんの下側2～3㎝、上側は10㎝分切る

がん病巣の下端から2～3㎝、上端から10㎝分を切除。直腸間膜《ちょくちょうかんまく》もあわせて切る。どの位置で切ってつなぐかで、名称が変わる。

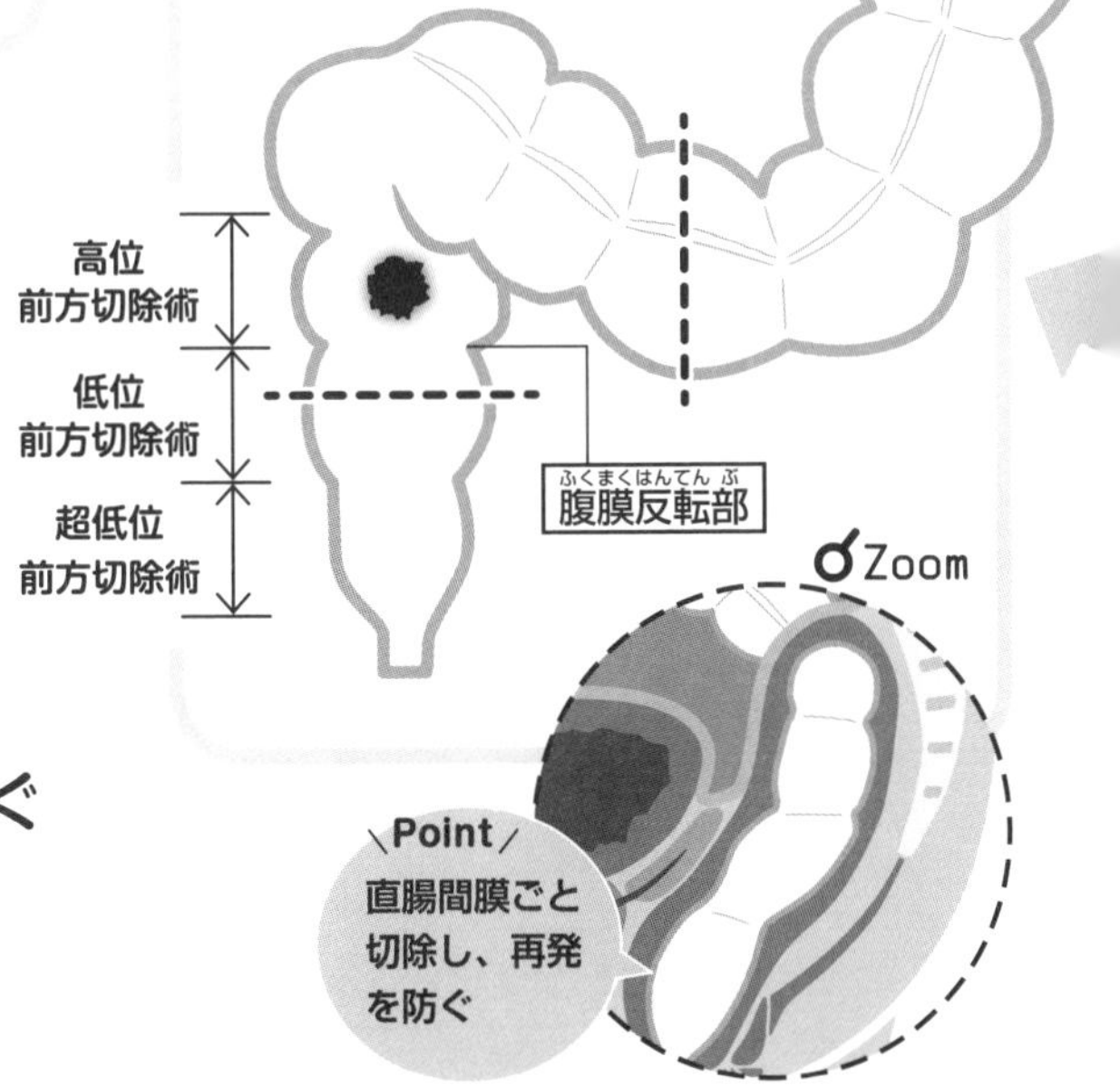

Step4
直腸の横にあるリンパ節をとる

がん病巣の下端が下部直腸にある場合は、骨盤《こつばん》に向かうリンパ節、血管も切除（側方《そくほう》リンパ節郭清《かくせい》）。

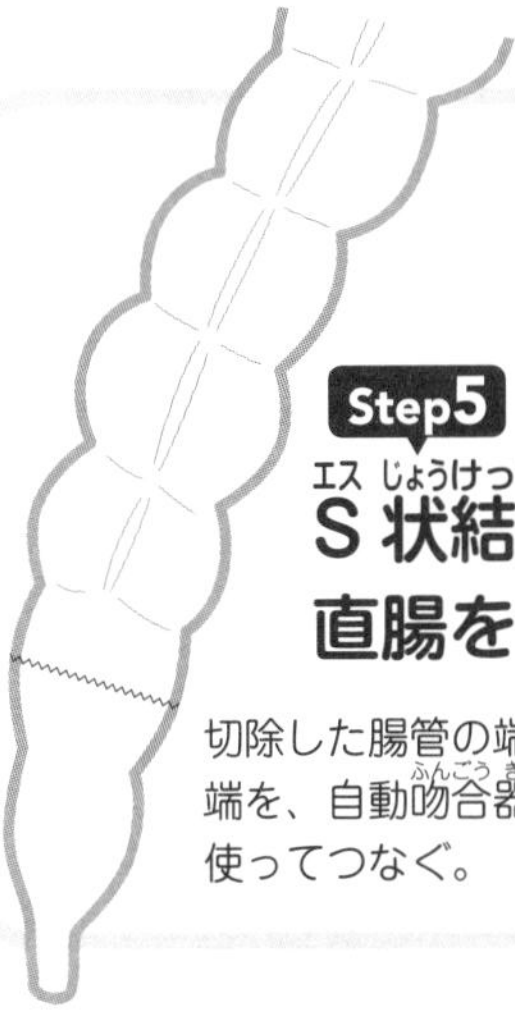

Step5
S《エス》状結腸《じょうけっちょう》と直腸をつなぐ

切除した腸管の端と端を、自動吻合器《ふんごうき》を使ってつなぐ。

直腸は短くなるが自力で排便できる

肛門を残して直腸がんを治す「前方切除術」は、現在の直腸《ちょくちょう》がん手術の主流です。以前は肛門ごと切除する「直腸切断術」（→P96）が一般的でしたが、**術後の生活の質、満足度を高めるため、肛門を残す方法として普及しました。**

切った腸管をつなぐ位置によって「高位前方切除術」「低位前方切除術」「超低位前方切除術」とよび分けますが、基本の方法は同じです。

いずれも開腹手術、腹腔鏡《ふくくうきょう》下《か》手術《しゅじゅつ》の両方の選択肢があります。腹腔鏡下では手術時間が少し延びて、4時間～4時間半ほどがめやす。腹腔鏡下手術の経験の多い医師のもとで受けると安心です。

② ISR（内肛門括約筋間直腸切除術）
内肛門括約筋を一部切除

肛門近くにあるがんを、肛門を残して切除します。新しい術式で、どこでも受けられるわけではなく、術後の便のもれなどのデメリットもあります。

肛門に近いがんでも肛門を残せる可能性がある

肛門下端から5～6㎝未満のがんが対象の術式です。**がんがある部分の腸管とともに、「内肛門括約筋《ないこうもんかつやくきん》」という、肛門に近い筋肉を一部切除します。がんをとり残すことなく、肛門を残すために考案された方法です。**

以前は先端的な試みとして、ごく一部の医療機関でしかおこなわれていませんでした。しかしこの方法でも、がんをとり残すことなく安全に手術できるとわかり、現在は徐々に普及しつつあります。

難易度が高いので、実績を見て医療機関を選ぶ

普及しつつあるとはいえ、高度な技術を要する手術です。**がん診療連携拠点病院（→P37）を中心に、手術実績の多い医療機関で受けましょう。**

なお、内肛門括約筋だけでなく、外肛門括約筋《がいこうもんかつやくきん》の一部を切る「ESR（外肛門括約筋切除術）」という方法もありますが、これはおすすめできません。外肛門括約筋の一部にがんがあるのは、病気が進行している証拠。がん細胞をとり残す可能性が高く、再発のリスクがあるためです。

ISR（内肛門括約筋間直腸切除術《ないこうもんかつやくきんかんちょくちょうせつじょじゅつ》）のここをチェック！

時間・入院日数
手術時間は開腹で4時間～5時間半。入院は10日～2週間ほど

メリット
がんを完治させつつ、永久的な人工肛門を避けられる

適している人
便失禁などのマイナス面を理解し、肛門を残すことを希望する人

デメリット
術後の頻便、便のもれなど。一時的人工肛門が必要となる

がんに近い側の筋肉も切除する

Step1

直腸《ちょくちょう》とともに内肛門括約筋《ないこうもんかつやくきん》を切除

前方切除術（→ P92）と同様、周囲の組織から結腸《けっちょう》を離し、リンパ節と血管を切除。直腸を切り、側方リンパ節郭清《かくせい》（→ P93）をおこなう。

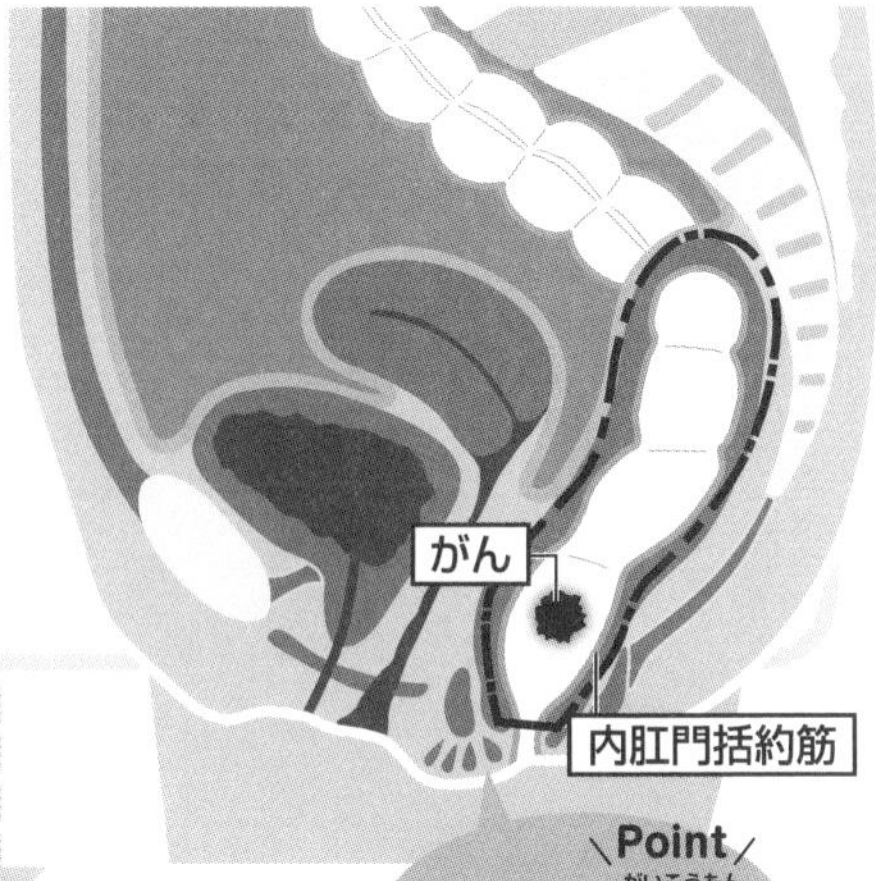
外側にある外肛門《がいこうもん》括約筋《かつやくきん》は残す

Step2

肛門から器具を入れ、縫い合わせる

肛門からの手術に移る。肛門に近い側の筋肉（内肛門括約筋）を一部切除する。結腸の下端と肛門管上端とをつないで終了。

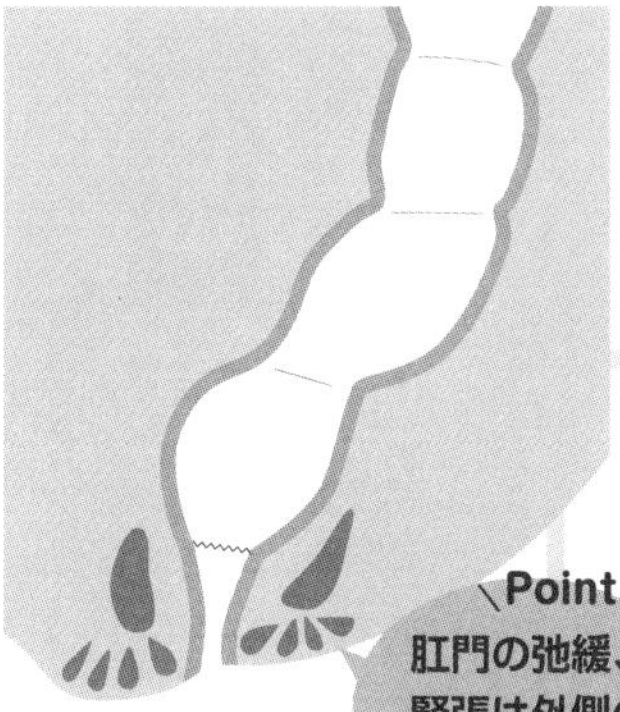
肛門の弛緩、緊張は外側の筋肉で制御

術後の排便は1日5～10回に増える

ISRがよいか、次ページの直腸切断術がよいかは、人によって違います。ISRで内肛門括約筋を一部切除すると、肛門を締める力が落ちます。**便意を感じてからトイレに行くまで、がまんがきかなくなってしまうのです。**そのため便をもらす「便失禁」が生じやすくなります。ガスがもれてしまうこともあります。

術後しばらくは、1日5回以上の頻便に悩まされることもしばしば。**働き盛りの年齢で長時間の会議などがある人、趣味の旅行などを活発に楽しみたい人には不向きです。**

これからの生活で何を優先したいかを主治医に伝え、よく話し合ったうえで受けることが大切です。

③ 直腸切断術（マイルズ手術）

直腸とともに肛門も切除

がん病巣とともに、直腸をすべて切除します。肛門に近いがんでも確実に治せる方法として、以前から広く普及しています。

直腸がんでは古くから おこなわれてきた手術法

直腸《ちょくちょう》から肛門までを切除して、肛門は閉じる方法です。がんの位置を問わず、直腸がんを確実に治す方法として、古くからおこなわれています。ＩＳＲ（内肛門括約筋間直腸切《ないこうもんかつやくきんかんちょくちょうせつ》除術《じょじゅつ》→P94）と異なり、どの医療機関でも安心して受けられます。

手術後は、おなかにつくられた人工肛門から排便します。丸く孔のあいたシール状の装具（面板《めんいた》）を肌に直接貼り、付属の袋（パウチ）に便をためるしくみです（→Ｐ１４８）。

生活の不便はあるが がんをとり残す心配がない

人工肛門に強い心理的抵抗がある人を除けば、直腸切断術のほうが、ＩＳＲよりよい選択となることもあります。人工肛門に装具をつけたり、便を捨てたりといった手間はありますが、頻便や便失禁に悩まされることはありません。

肛門を残すためにＩＳＲを受けたものの、「やっぱり人工肛門にしてほしい」という人もなかにはいます。人工肛門が一概に不便とはいえないことも、知っておいてください。

直腸切断術（マイルズ手術）のここをチェック！

時間・入院日数
開腹手術で3時間半～4時間ほど。入院日数は2週間前後かかる

メリット
がんの位置を問わず、確実に摘出し、完治させることができる

適している人
肛門から5～6㎝以内にがんがあり、人工肛門を受け入れられる人

デメリット
人工肛門による見た目の変化、生活の変化に悩まされることもある

直腸と肛門をとり出し、肛門は閉じてしまう

準備

人工肛門の位置を決め、印をつける

動くときに人工肛門と装具がじゃまにならないよう、適切な位置を決めておなかに印をつける（ストーマサイトマーキング）。

Step1

がんの上側10㎝から肛門管までを切除

直腸〜肛門管までを切除。場合によっては側方リンパ節郭《かく》清《せい》（→P93）もおこなう。

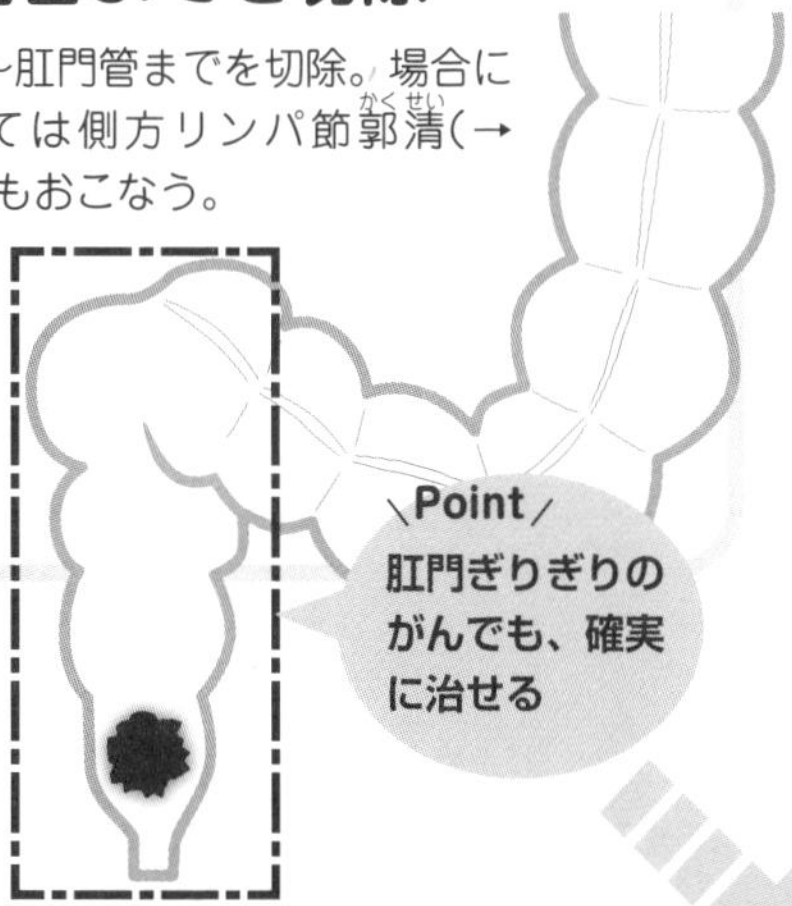
Point
肛門ぎりぎりのがんでも、確実に治せる

Step2

切断部を人工肛門にする

印をつけた部分の皮膚を切開し、結腸《けっちょう》の下端をもってくる。1～2㎝ほど皮膚の外に出す。

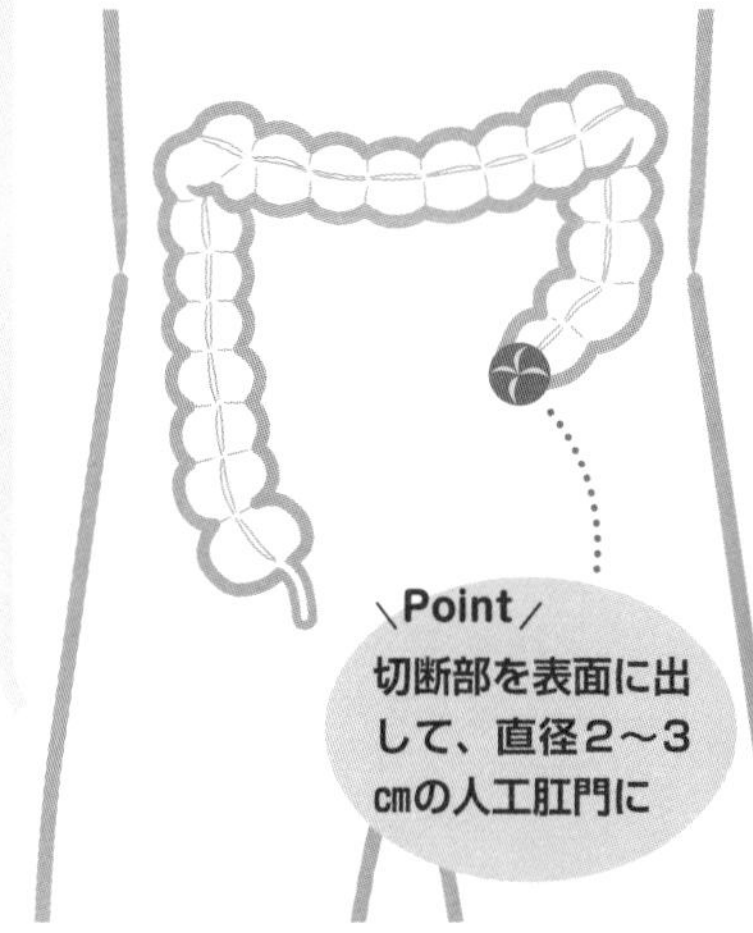
Point
切断部を表面に出して、直径2～3㎝の人工肛門に

Step3

肛門部を閉じる

肛門部を糸で縫い合わせる。

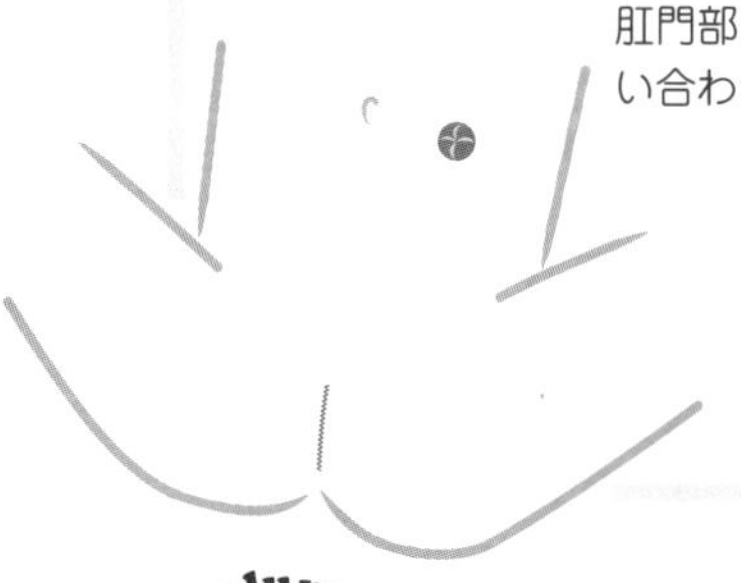

Column

肛門を一部だけ残す「ハルトマン手術」もある

直腸切断術に近い術式として「ハルトマン手術」がある。何らかの理由で肛門を閉じられない場合に、縫合せずに残す方法だ。頻度は高くないが、人工肛門を閉鎖し、肛門からの排便に戻せることもある。

手術の方法

④経肛門的局所切除術

早期がんを肛門側から切除

手術のなかでは例外的で、ステージIの早期がんを対象とした術式です。内視鏡的治療ではたりず、前方切除術までは必要ないときにおこなわれます。

肛門から器具を入れて病巣の周囲を丸く切り出す

経肛門的局所切除術《けいこうもんてききょくしょせつじょじゅつ》は、手術としてはきわめて侵襲性《しんしゅうせい》の低い方法です。より侵襲性の低い「MITAS（低《てい》侵襲《しんしゅう》経肛門的局所切除術）」のほか、似たものとして、「TAMIS（経肛門式内視鏡下《ないしきょうか》手術）」などの方法もあります。

手術は肛門からおこなわれます。開肛器《かいこうき》という器具で肛門を広げ、視野を確保。周囲1㎝ほどを丸く切り、糸で引くなどしてがんを摘出。リンパ節郭清《かくせい》はおこないません。

深く浸潤していないごく早期のがんが対象

おなかを切らずにすみ、手術時間も30分～1時間程度と短時間。患者さんにとってメリットの大きい方法ですが、対象となる例は限定的です。

ステージIで、内視鏡的治療ではとりきれない範囲にがんが及ぶときにおこなわれます。具体的には、粘《ねん》膜下層《まくかそう》の少し深い位置まで広がったがんが、おもな対象です。

リンパ節郭清をおこなわないため、リンパ節転移《てんい》の可能性が少しでもあれば、前方切除術などを検討します。

経肛門的局所切除術のここをチェック！

時間・入院日数
手術時間は30分～1時間ほど。1週間で退院できることが多い

メリット
肛門を残せる。体への負担が少なく、おなかに傷が残らない

適している人
ステージIの早期がんで、内視鏡的治療の対象とならない人

デメリット
腸粘膜に孔があく穿孔《せんこう》や、出血などの合併症が起こることがある

がんの周囲に印をつけて、丸く切り出す

Step1

肛門から体腔鏡《たいくうきょう》を入れ、がん周辺を切除

内視鏡に似た器具を肛門に入れ、モニターにつなぐ。がん病巣のまわりに糸をつけておき、病巣の周囲 1㎝ほどを丸く切る。糸を引いて摘出する。

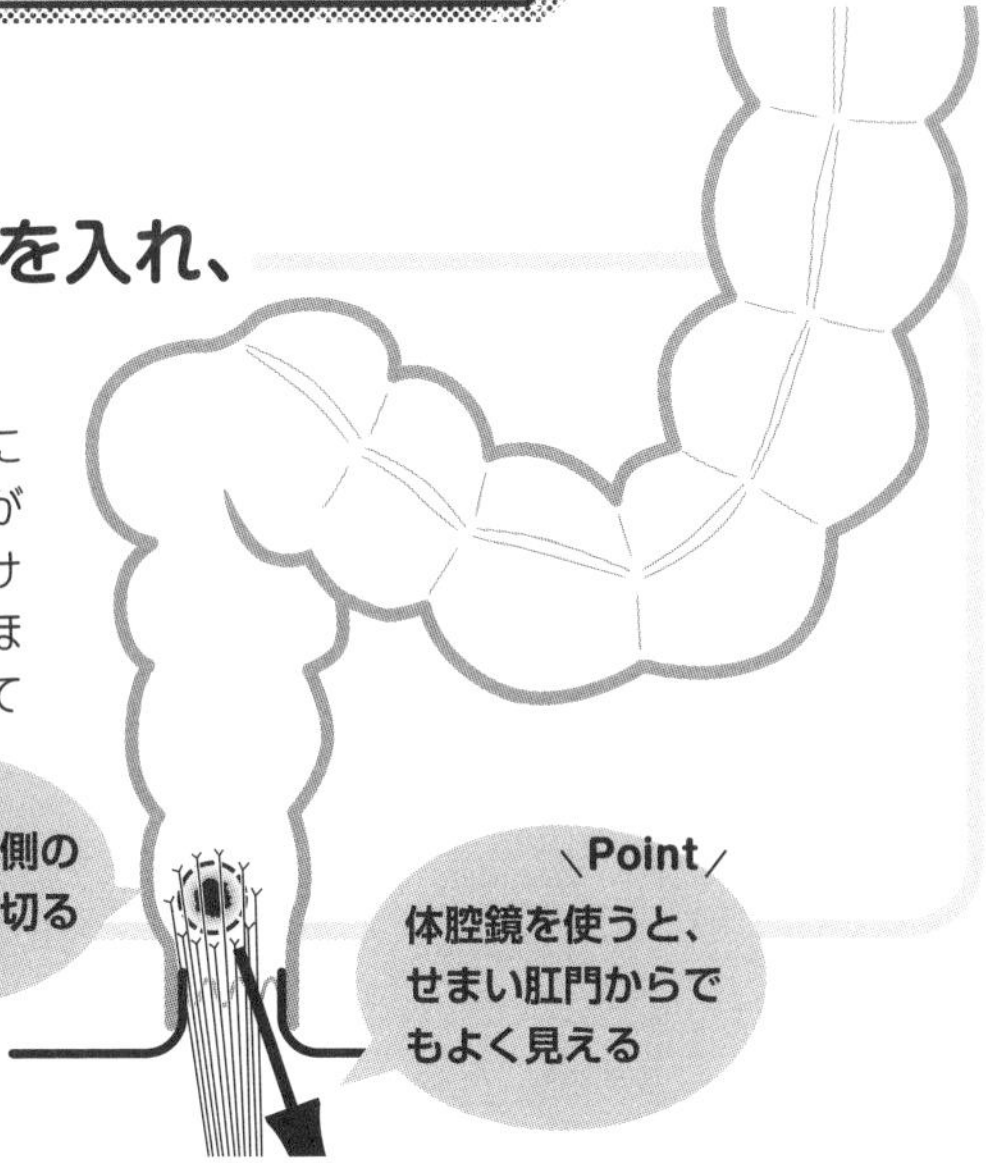
Point
がんのある側の腸壁だけを切る
Point
体腔鏡を使うと、せまい肛門からでもよく見える

Step2

切り出した部分の内壁を縫い合わせる

丸く切除した部分を自動縫合器などで縫い合わせる。治療後は比較的早期に食事がとれる。

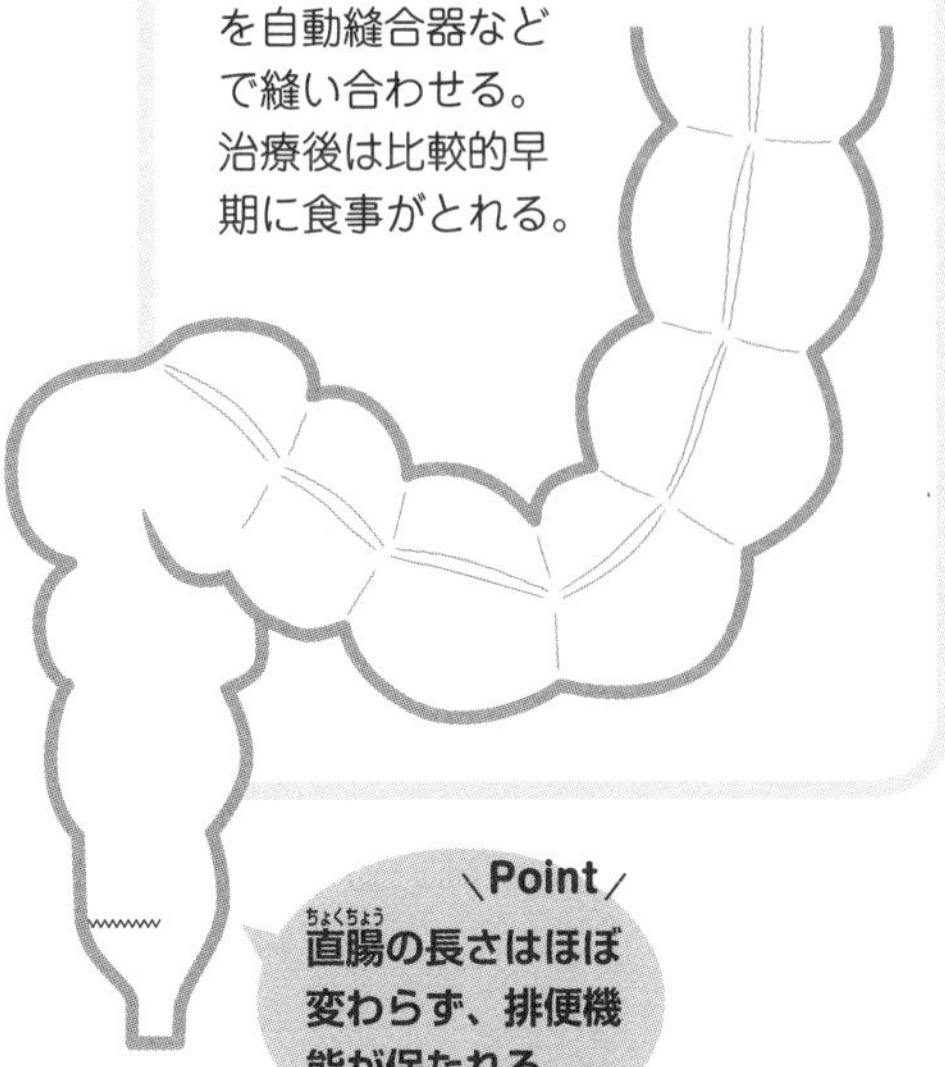
Point
直腸《ちょくちょう》の長さはほぼ変わらず、排便機能が保たれる

その他の先端的手術

ロボット手術

保険では受けられないが動きの正確性が高い

ダヴィンチというロボットを使い、結腸《けっちょう》がん、直腸がんを手術する。手術の精度が高いとされるが、腹腔鏡《ふくくうきょう》下《か》手術《しゅじゅつ》に優るメリットはなく、保険診療の対象ではない。

TA-TME（経肛門的直腸間膜全切除《けいこうもんてきちょくちょうかんまくぜんせつじょ》）

おなかと肛門の両方から手術。肥満している人に適した方法

ISRなどをおこなうときに、肛門からも体腔鏡を入れて手術する。脂肪が多く、切除部位が見えにくい場合でも、確実なTME（→P90）をおこなって完治をめざせる。

手術のリスク

結腸より合併症が多い。後遺症のリスクもある

直腸がんの手術リスクは、結腸がんよりやや高め。とくに気になるのは、頻便などの排便障害、神経の損傷や切除による排尿障害などです。

後遺症で気になるのは排泄機能、性機能の低下

直腸《ちょくちょう》がん手術のリスクで問題となるのは、排泄にかかわる機能です。**ひとつは人工肛門の必要性**。これは術式によって変わります。**もうひとつは、頻便や便のもれなどの後遺症です**。ＩＳＲ（→Ｐ94）などではとくに高頻度ですが、前方切除術などでも一時的に起こりえます。

膀胱《ぼうこう》や尿道、生殖器につながる「骨盤内臓神経《こつばんないぞうしんけい》」の一部が傷ついたり、切除せざるをえず、**排尿障害、性機能障害が起こることもあります**。

後遺症を知ったうえで術式を主治医と相談

排便機能や排尿機能、性機能の低下はたいてい、一時的なもの。しかし半年、1年たっても戻らず、障害がずっと残るおそれもあります。「戻らなかったらどうしよう」という不安で、つらくなることもあるでしょう。

術式ごとの後遺症のリスク、起きた場合の対処法を、主治医によく聞いておくことが大切です。排尿障害では、カテーテルを使って尿を出す、男性の性機能障害では、ＥＤ治療薬を使うなどの対処法があります。

頻度は少ないが合併症で亡くなる人もいる

手術後の合併症についても、理解しておく必要があります。とくに多いものは、**結腸《けっちょう》がんと同様、創感染《そうかんせん》、縫合《ほうごう》不《ふ》全《ぜん》、腹腔内膿瘍《ふくくうないのうよう》など**。**頻度は結腸がんよりも少し高めです**。

腹腔鏡《ふくくうきょう》下《か》手術《しゅじゅつ》の場合は、臓器が空気にふれずにすむため、合併症のリスクを抑えられます（左表参照）。

いくつかの報告によれば、合併症などによる手術関連の死亡率は、1％以下。確率は低いものの、命を落とすリスクもゼロではありません。

合併症と後遺症のリスクを知っておく

直腸《ちょくちょう》がん手術の代表的な合併症、後遺症を知っておこう。
後遺症については、完治のためにやむをえない場合もある。

術後の合併症 →P79

腸閉塞《ちょうへいそく》

腸管どうし、または腸管と腹壁《ふくへき》の癒着《ゆちゃく》で腸がねじれたりして、通過障害が起こる。

腹腔内膿瘍《ふくくうないのうよう》

縫合不全などで腸の内容物がもれ、腹腔内で感染を起こして膿《うみ》がたまる。

縫合不全《ほうごうふぜん》

直腸の縫合部がうまくくっつかず、腸の内容物がもれて腹膜《ふくまく》炎《えん》を起こす。

創感染《そうかんせん》

手術で切開した皮膚の傷口から細菌感染が起きる。多くは抜糸後によくなる。

＋

術後の後遺症

排便障害

頻便になるほか、手術しだいでは人工肛門に

直腸切断術では永久人工肛門が、ISRでも一時的人工肛門が必要。術後の頻便、便失禁は、半年〜1年で改善することが多い。

性機能障害

男性では、射精障害や勃起障害が多い

下腹神経《かふくしんけい》、勃起神経《ぼっきしんけい》や、周辺の筋肉などの損傷が原因。勃起障害は主治医に相談し、ED治療薬などを使って対処する。

排尿障害

尿意の感覚が鈍くなりすっきり出しきれない

骨盤内臓神経《こつばんないぞうしんけい》の先の、膀胱《ぼうこう》神経《しんけい》が傷ついて起きる。尿意が鈍くなって尿もれしたり、自力で尿を出しきれなくなる。前者は女性に多い。

腹腔鏡下のほうが、合併症のリスクが低い

がん研有明病院での腹腔鏡下手術《ふくくうきょうかしゅじゅつ》と、全国の開腹手術とで合併症のリスクを比較。腹腔鏡下手術のほうが、合併症が低く抑えられていた。

合併症	開腹手術	腹腔鏡下手術
創感染	19.0%	4.6%
縫合不全	2.5%	2.7%
腹腔内膿瘍	2.2%	0.37%

（「1,601例のサーベイランスデータに基づく、腹腔鏡下大腸手術におけるSSI頻度と問題点の検討」池田篤志ほか、2013より引用）

Point
施設によっては数値が高くなりうることに注意したい

人工肛門をつくるときは入院期間が数日延びる

入院から退院までの流れは、結腸がん手術と同じ。腸がしっかり動くようになれば、退院です。人工肛門造設時には、入院期間が多少延びます。

入院期間は10日間～2週間前後

直腸《ちょくちょう》がん手術時の入院期間は、10日間程度が一般的です。長く入院するほど体力が落ちるため、早期の退院が勧められる傾向にあります。

直腸を部分的に切る「経肛門的局《けいこうもんてききょく》所切除術《しょせつじょじゅつ》」（→P98）では、さらに短く、1週間以内に退院可能です。

一方、「直腸切断術」（→P96）では入院期間が数日延び、2週間前後がめやすです。**人工肛門のケア（ストーマケア）のしかたを覚えてから、自宅に帰ります。**

自宅で困らないよう、人工肛門と装具に慣れておく

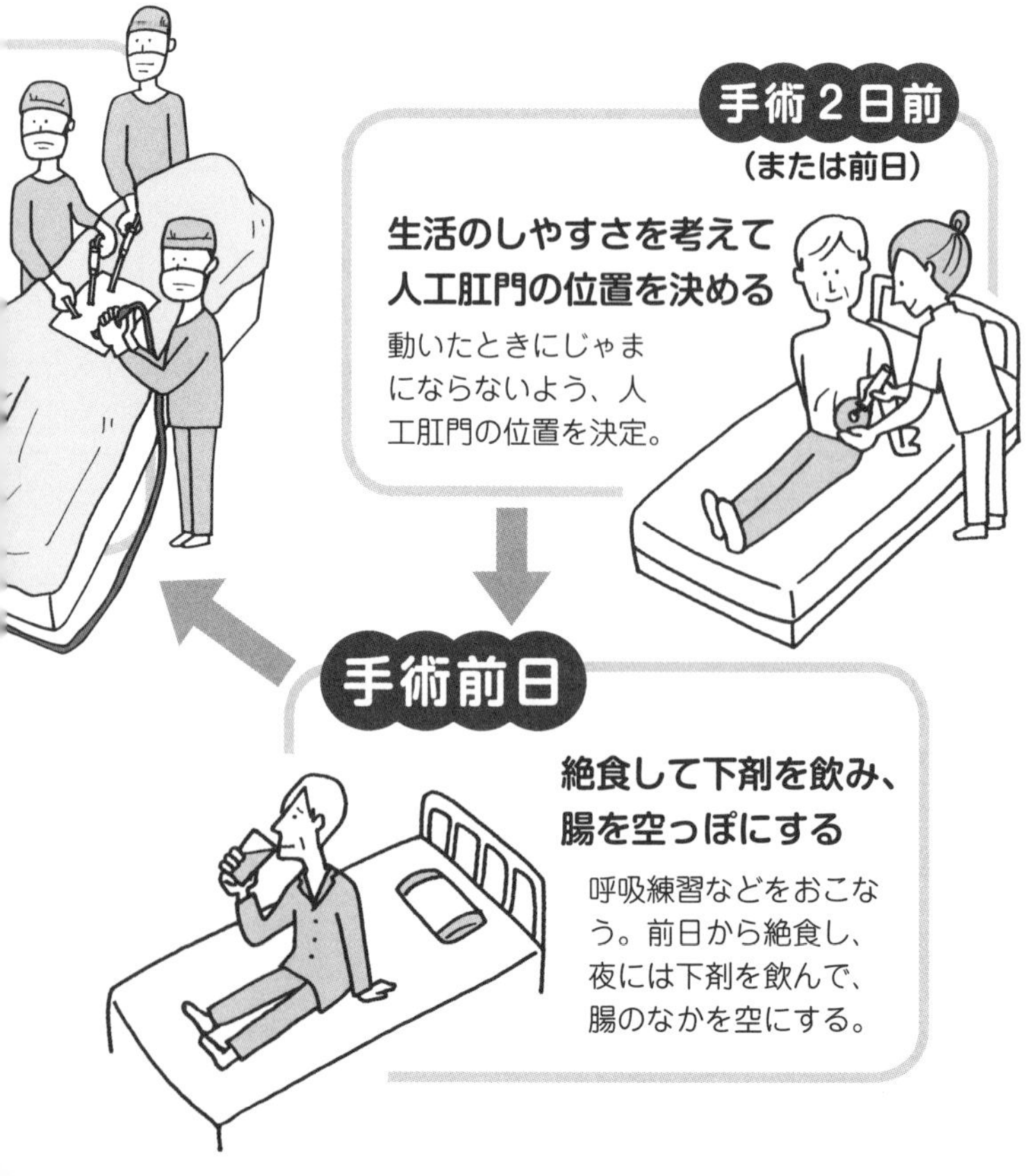

手術2日前
（または前日）
生活のしやすさを考えて人工肛門の位置を決める
動いたときにじゃまにならないよう、人工肛門の位置を決定。
手術前日
絶食して下剤を飲み、腸を空っぽにする
呼吸練習などをおこなう。前日から絶食し、夜には下剤を飲んで、腸のなかを空にする。

人工肛門から便が出るのに少し時間がかかることも

ストーマケアで大切なのは、体の変化を受け入れること。最初は見た目の変化にとまどいますが、これから一生つきあっていく体の一部です。服をめくってちょっと見る、ふれてみるといったことからはじめます。

また、**術後すぐの人工肛門は赤みが強く、むくんでいます。数週間で小さくなるので、安心してください。**

最初は肛門として十分に機能しておらず、水っぽい便がちょろちょろと出てきます。時間とともに、自然排泄に近い形状の便に変わります。

ケアでは、おなかに貼る「面板《めんいた》」、便をためる袋である「パウチ」のとり扱いかた、入浴時の人工肛門の洗いかたなどを覚えます（→P148）。

手術当日

当日も絶食。3～4時間で手術が終わる

当日は食事だけでなく水も禁止となる。時間になったら手術室へ移動。手術は3～4時間。

術後1日目～

ストーマケア開始。まずは見慣れることから

体を動かし、血栓症《けっせんしょう》などの合併症を防ぐ。人工肛門には心理的な抵抗も伴うため、手でふれたりしながら、慣れることからはじめる。

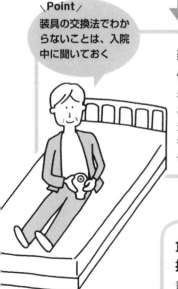

術後2日目～

装具の扱いかたを習い、便を捨てる練習も

看護師に教わりながら、便をためる装具の扱いかたを覚える。最初は水っぽい便が出るが、徐々に固形に近づく。たまった便の捨てかたも教えてもらう。

Point

装具の交換法でわからないことは、入院中に聞いておく

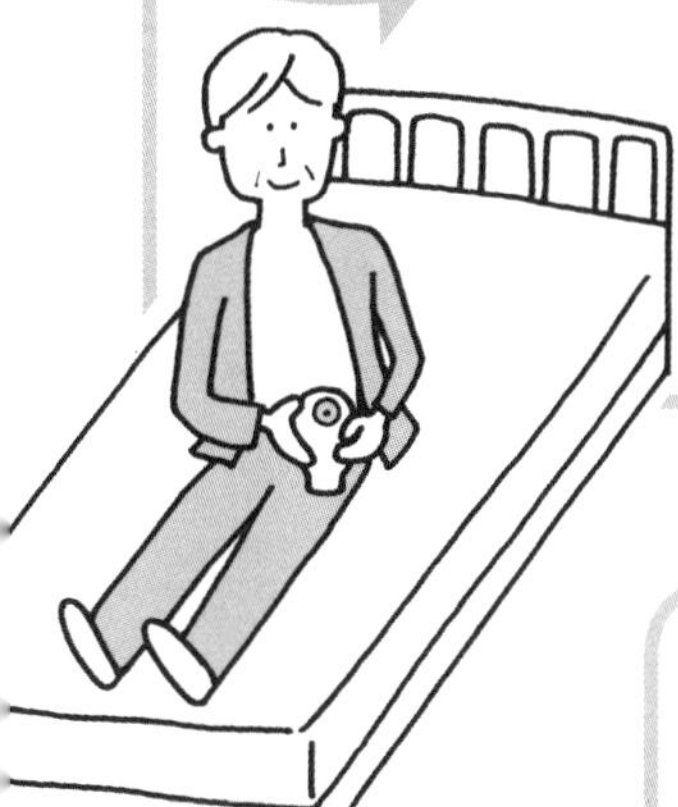

術後7日目～

食事がとれて、人工肛門を扱えるようになったら退院

普通食をとれて、便やガスが出るようになれば退院できる。ストーマケアの習熟も、退院の条件。

ステージⅡ、Ⅲで化学放射線療法も検討

直腸がんの手術前後には、補助療法として化学放射線療法をおこなうこともあります。対象はステージⅢとステージⅡの一部です。

リンパ節転移があるならできれば補助療法を

ステージⅢと、ステージⅡの一部では、郭清《かくせい》したリンパ節以外にがんが及んでいる可能性もあります。再発を防ぐには補助療法が有効です。

標準治療として広くおこなわれているのは、術後の薬物治療です。手術後半年間、抗がん剤を内服します。

また、**手術前に薬物治療と放射線治療を受ける「術前化学放射線療法」もあり、海外では一般的な方法です。**内服の抗がん剤と週5日の放射線治療で、5週間かけて治療します。

術前化学放射線療法で排尿機能、性機能を保つ

直腸《ちょくちょう》がんの術前化学放射線療法には、局所再発を防ぎ、排尿機能や性機能を温存しやすくするというメリットがあります。術前の補助療法で、**周辺のリンパ節のがんをたたいておけば、側方リンパ節郭清（→P93）の範囲をせまくできます。そのため直腸付近の神経、血管を傷つけたり切除したりせずにすむのです。**

ただし、術前と術後のどちらにおこなうかは、医療機関や医師の考えかたによっても異なります。

再発せず、長く生きられる可能性が高まる

術前に化学放射線療法をおこなうと、手術のみの治療の場合に比べ、生存率が高まる。

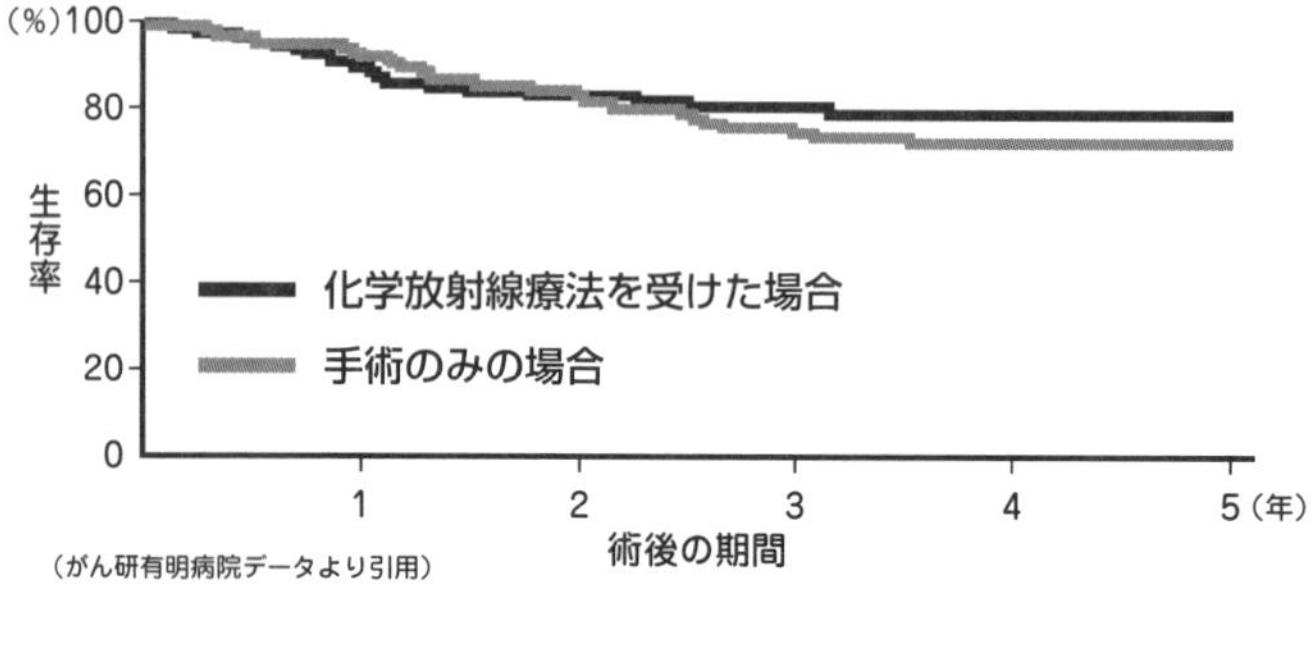

（がん研有明病院データより引用）

術前に化学放射線療法を受けることも

がん研有明病院でおこなわれている、術前補助化学放射線療法のレジメン（治療計画）。

〈がん研有明病院の場合〉

薬物治療

S-1という内服薬を5週間飲む

S-1（→P123）という抗がん剤を、放射線治療と同期間に服用。病巣周辺、全身に散らばっているかもしれないがん細胞を攻撃できる。

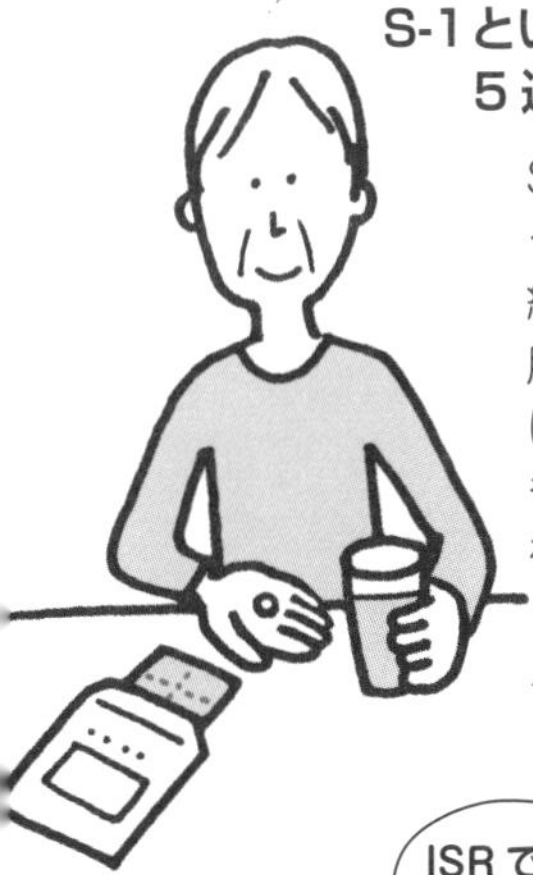

＋

放射線治療

週に5日間×5週間で50Gyまであてる

放射線の単位はGy（グレイ）とよばれる。放射線量が計50Gyになるまで照射し、がん病巣をなるべく小さくしておく。

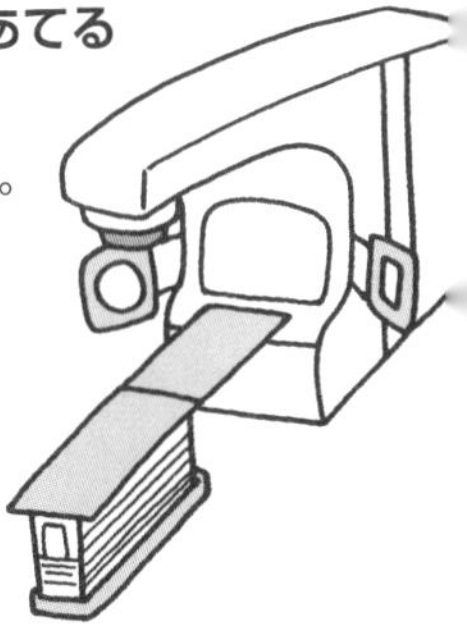

↓

手術

がんが縮小し、周辺のがん細胞も抑えられれば、範囲を広げず手術できる。

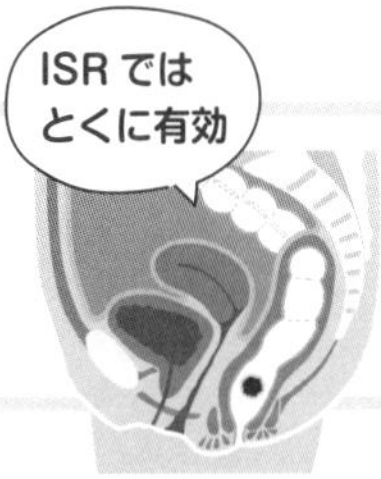

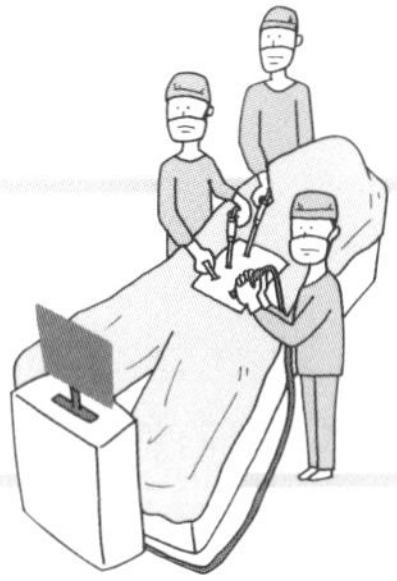

放射線によるダメージも考えて、治療計画を決める

放射線治療にはリスクもあります。**あてる範囲を正確にしないと、膀胱《ぼうこう》や生殖器など、周囲の臓器、神経の機能がかえって落ちることがあるのです。**現在はピンポイントで照射する技術が進んでいますが（→P129）、それでも、直腸自体に機能低下が起こるリスクは残ります。

また、**高齢で体力のない人は、薬物治療に耐えられないこともあります。**自立した生活がむずかしい、PS（パフォーマンス・ステータス→P83）が3以上の人には、おすすめできません。

補助療法とはいえ、薬も放射線も体の負担になりうることを理解したうえで、治療計画を決めてください。

直腸がん手術のケーススタディ

結腸《けっちょう》に比べると少し厄介ですが、多くの人が完治させ、充実した人生を送っています。
ほかの患者さんの経験談も参考に、希望をもって治療に臨んでください。

上部直腸《じょうぶちょくちょう》がん
Ⅱ期
42歳・女性

「子育てと仕事の真っ最中に発覚したがん。すぐに手術を決めました」

「まさかこの歳でがんになるなんて……」というのが、率直な思い。主人と子ども2人との暮らし。共働きで、私の収入もまだまだ必要です。会社の健康診断で発覚したときには、今後を思って頭を抱えました。

しかし、書籍やインターネットでしらべたところ、比較的治りやすいがんとのこと。5年生存率などもくわしくしらべ、「とにかく手術を受けて、何としても完治させよう」と決意。小学生の子どもたちには、「病気で1週間くらい入院するから、おりこうにしていてね」と伝え、家を後にしました。治療は腹腔鏡下手術《ふくくうきょうかしゅじゅつ》で、肛門を残す「前方切除術」という方法。4時間くらいの手術だったと聞いています。手術の2日後にはおかゆが出て、少しずつ食べられるようになりました。退院後に気になったのは、おなかの調子。ゆるい便が日に何度も出るので、長時間の外出は控えました。

職場に戻れたのは、ちょうど1か月後。仕事量を調整してくれたので、本当に助かっています。まだまだこれから子育てをして、自分の人生もたくさん楽しむつもり。万が一再発しても、早期に治せるよう、定期検診を受けながら頑張っていきます。

「できるだけ後遺症が残らないよう、化学放射線療法も受けました」

診断の数か月前から、便に血が混じっていることはありました。「また痔になったのかな」と思っていましたが、おしりは痛くありません。違和感のある状態がつづいたため、近くの肛門科を受診したところ、思いもよらぬがんの告知でした。

主治医は、肛門ごと切除して治す方法と、先に化学放射線療法をしてから手術する方法の、両方を提示してくれました。後者のほうが、排尿障害などの後遺症も防げるとのこと。助かるのなら、人工肛門だってもちろんかまいません。だけど、がんを治して、かつ体の機能を残す選択肢があるならそのほうがいい。そう思い、先に化学放射線療法を受けました。

抗がん剤と放射線の影響で、下痢したり、おしりがただれたりと、けっして楽ではありませんでした。でも「2か月たらずで終わるから」と自分に言い聞かせ、ぐっと我慢。この治療のおかげで、後遺症もなく無事に手術を終えることができました。

いまは術後3か月。体力も戻りつつあります。日に何度も便が出ますが、出先のトイレの場所をしらべておけば、外出もさほど困りません。それよりいまは、がんを治せたことが何より嬉しい。日常の何ということのない喜びをかみしめています。

直腸がん
Ⅲb期
67歳・男性

Part
5

複合治療で、進行・再発がんの治癒をめざす

手術や薬物治療、放射線治療など、
複数の治療を組み合わせることを「集学的治療」といいます。
がんが肝臓や肺に転移しているとき、
手術でとり除いたはずのがんが再発したときは、
集学的治療でがんの治癒、完治をめざします。

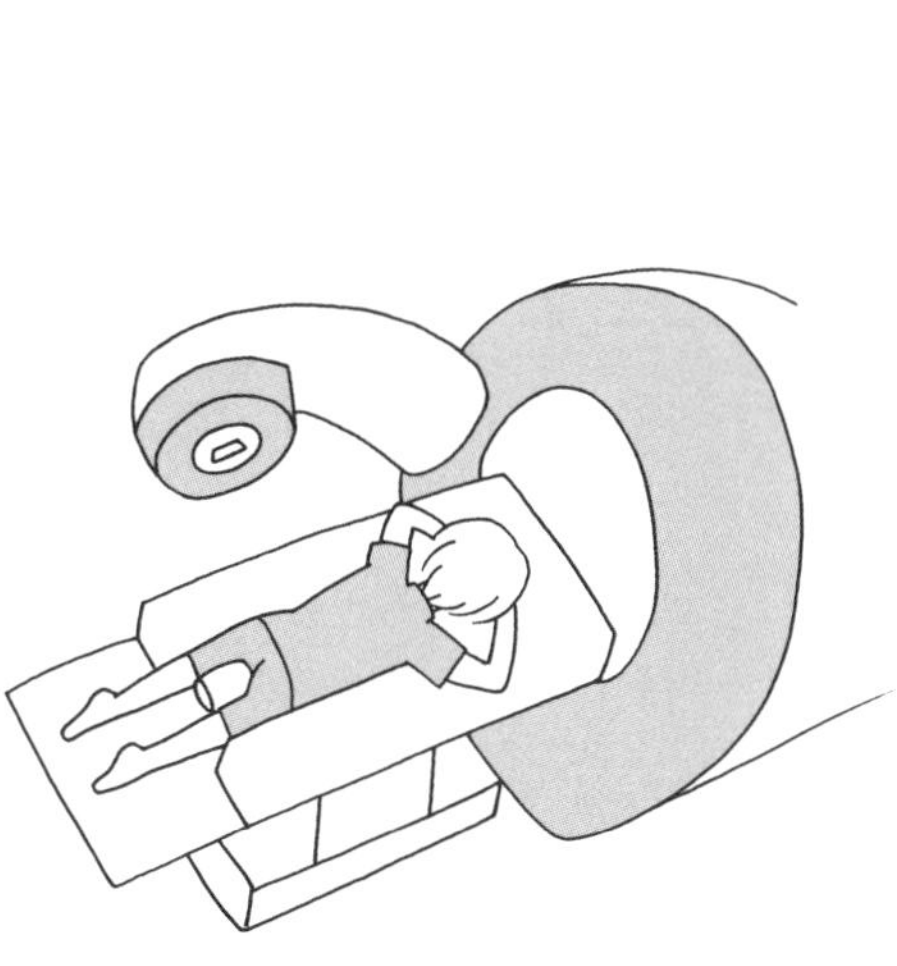

転移、再発時の治療法

ステージⅣで多いのは肝臓への遠隔転移

ほかの臓器に転移しているステージⅣでも、治療をあきらめないで。肝臓や肺への転移は、手術で切除できる可能性があります。

最初の診断時にステージⅣといわれたら

大腸がんは、進行するまで症状があまり出ません。大腸がんと診断されたときに、すでにほかの臓器に転移《てんい》していることもあります。ステージⅣ、つまり進行がんの段階です。

進行後であっても、手術で治せる可能性はあります。手術が困難といわれた場合も、抗がん剤の効果でがんが小さくなり、手術可能になることがあります（コンバージョン手術）。積極的な治療の可能性を、まず検討してください。

とくに多いのは肝臓、肺、腹膜への転移

大腸がんが見つかってから、おおよそ半年〜1年以内くらいで見つかる転移を「同時性転移」といいます。1年以上たってから発見されるものは「異時性転移」とよばれます。ここでは、「同時性転移」の治療の選択肢を、まず見ていきましょう。

転移する臓器として、とくに多いのが肝臓です（下表参照）。次に多いのが、肺と腹膜《ふくまく》への転移。腹膜への転移は「腹膜播種《ふくまくはしゅ》」といい、結腸《けっちょう》がんでやや多い傾向があります。

同時性遠隔転移では、肝臓がもっとも多い

結腸《けっちょう》がん、直腸《ちょくちょう》がんともに肝臓への転移《てんい》が最多。次に肺や腹膜《ふくまく》が多い。

	肝臓	肺	腹膜	骨	脳	ウィルヒョウ転移（左鎖骨上窩リンパ節）	その他
結腸がん	11.8%	2.2%	5.7%	0.3%	0%	0.1%	1.3%
直腸がん	9.5%	2.7%	2.6%	0.5%	0%	0.1%	1.1%
total	10.9%	2.4%	4.5%	0.4%	0%	0.1%	1.2%

（大腸癌研究会・全国登録　2000〜2004年症例より作成）

遠隔転移巣が手術可能かを、まず考える

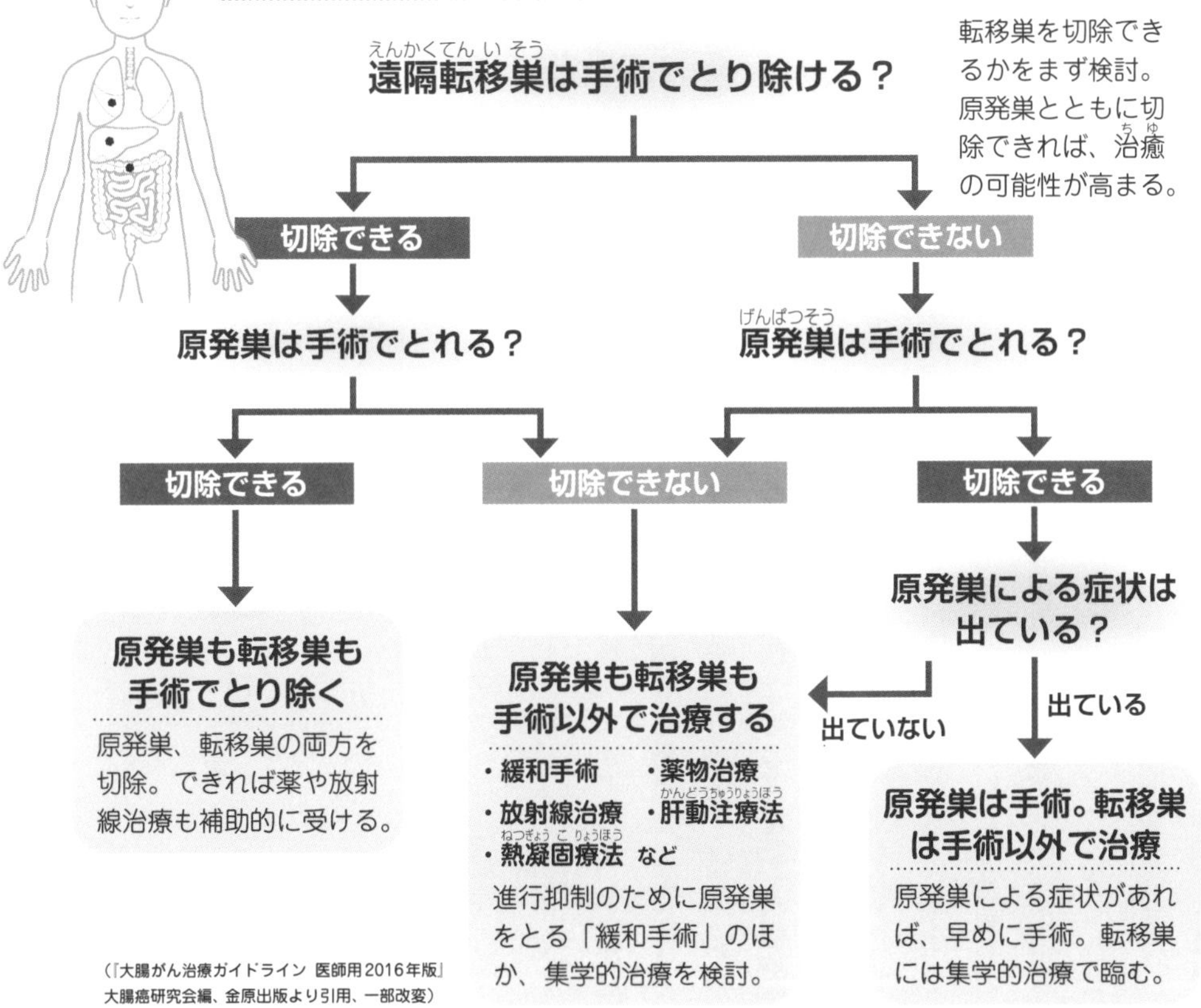
遠隔転移巣《えんかくてんいそう》は手術でとり除ける？
転移巣を切除できるかをまず検討。原発巣とともに切除できれば、治癒《ちゆ》の可能性が高まる。
切除できる
切除できない
原発巣は手術でとれる？
原発巣《げんぱつそう》は手術でとれる？
切除できる
切除できない
切除できる
原発巣も転移巣も手術でとり除く
原発巣、転移巣の両方を切除。できれば薬や放射線治療も補助的に受ける。
原発巣も転移巣も手術以外で治療する
・緩和手術 ・薬物治療
・放射線治療 ・肝動注療法《かんどうちゅうりょうほう》
・熱凝固療法《ねつぎょうこりょうほう》 など
進行抑制のために原発巣をとる「緩和手術」のほか、集学的治療を検討。
原発巣による症状は出ている？
出ていない
出ている
原発巣は手術。転移巣は手術以外で治療
原発巣による症状があれば、早めに手術。転移巣には集学的治療で臨む。

（『大腸がん治療ガイドライン 医師用2016年版』大腸癌研究会編、金原出版より引用、一部改変）

肝臓や肺は、手術での切除を検討して

遠隔転《えんかくてん》移《い》時の治療も、基本は手術です。可能であれば、大腸のがんも他臓器のがんも手術で切除します。**肝臓への転移は、手術できる可能性がかなりあります。**肝臓は再生能力の高い臓器。一部を切除しても、細胞が大きくなったり、活発に細胞分裂をくり返すため、全体の大きさ、重さがもとに戻りやすいのです。

肺の場合も、がんが一部にとどまっていれば手術を検討。**切除により5年生存率が約40％も高まります。**

腹膜転移では、集学的治療を考えます。腹膜は広い面積をもち、腹部全体を覆っています。そこにがん細胞が散らばった状態で一部を切除しても、再発の可能性が高いためです。

転移、再発時の治療法

手術後の再発には集学的治療をおこなう

手術などで治療した後に、大腸やほかの臓器にがんが見つかることを、再発といいます。もう一度手術をするか、集学的治療を検討します。

肝臓や肺のほか局所再発も起こりうる

再発には、大腸がんの発見から1年以上たって見つかる「異時性遠隔《えんかく》転移《てんい》」、もとの病巣近くに再びがん病巣ができる「局所再発」の両方が含まれます。

異時性遠隔転移で多いのは、同時性と同じく、肝臓、肺への転移です。

一方の局所再発は、結腸《けっちょう》がんより直腸《ちょくちょう》がんで多く見られます。原因は完全に解明されていませんが、小さながん細胞がどこかにひそんでいた可能性が高いと考えられます。

見えないがん細胞が大腸に残っていることもある

手術後には、がんのとり残しがないか必ずしらべます。しかし、**がん細胞が原発巣から離れた組織にひそんでいる場合は、検査では見つかりません。このような「遊離《ゆうり》がん細胞」が再発の原因となりえます。**

また、局所再発に似たものとして「吻合部《ふんごうぶ》再発」があります。手術で縫った箇所にがん病巣ができるものです。遊離がん細胞が切断部に付着し、増殖する「インプランテーション」が一因と考えられています。

直腸がんでの局所再発がいちばん多い

大腸がん手術後の再発では、遠隔転移《えんかくてんい》だけでなく局所再発も多い。とくに直腸《ちょくちょう》がん手術後の再発が起こりやすい。

	肝臓	肺	局所	吻合部《ふんごうぶ》	その他
結腸《けっちょう》がん	7.0%	3.5%	1.8%	0.3%	3.6%
直腸がん	7.3%	7.5%	8.8%	0.8%	4.2%

（大腸癌研究会プロジェクト研究 1991 ～ 1996 年症例）

切除できそうなら、手術で治療する

再発時の治療方針は、同時遠隔転移時とほぼ同じ。新たに見つかったがん病巣の切除を、まず考える。
再発でできた病巣をとり除ける？

体力はどのくらいある？

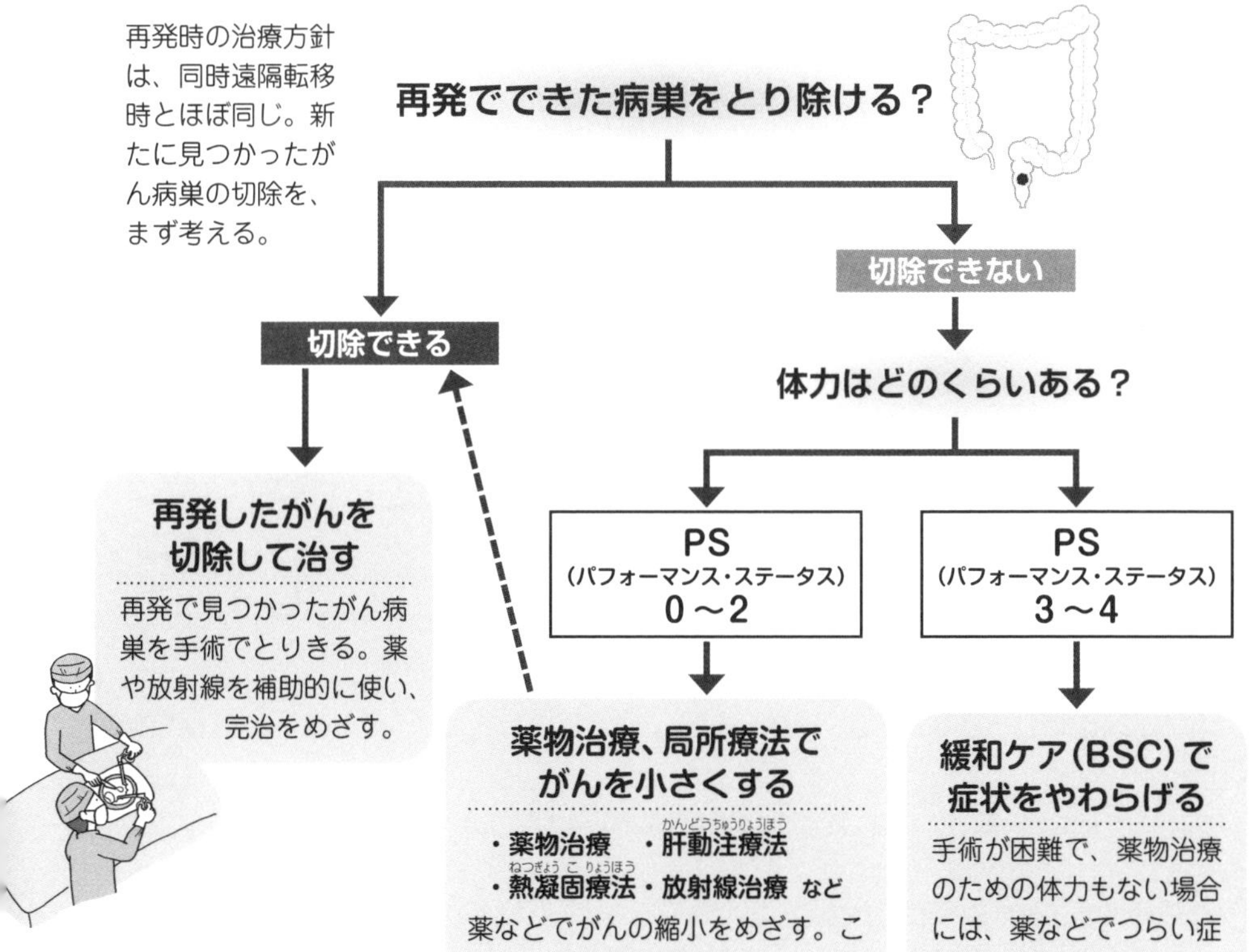
再発したがんを切除して治す
再発で見つかったがん病巣を手術でとりきる。薬や放射線を補助的に使い、完治をめざす。
薬などでがんの縮小をめざす。これにより手術が可能になることも。
手術が困難で、薬物治療のための体力もない場合には、薬などでつらい症状をやわらげる。

（『大腸がん治療ガイドライン 医師用2016年版』大腸癌研究会編、金原出版より引用、一部改変）

再手術によって完治をめざせる

再発がわかった場合にも、まず手術を検討します。

局所再発であれば、腸管の一部を切除。初回の手術の影響で組織が硬くなり、組織どうしがくっついていることもあり、初回より大きな手術になります。大腸の外まで広がっているときには、骨盤内臓全摘術《こつばんないぞうぜんてきじゅつ》も選択肢となります（→P114）。

肝臓や肺の異時性遠隔転移も、手術の対象です。がんが肝臓や肺の一部にとどまっていれば、きれいにとり除ける可能性が出てきます。

切除がむずかしい場合は、抗がん剤などでがんの縮小をめざします。がんが小さくなれば、手術で切除できる可能性も高まります。

メリット、デメリット

寛解・完治をめざせるが副作用も出やすい

集学的治療は、進行がんの完治、抑制のための重要な選択肢です。ただし薬の副作用もあり、体への負担が大きいというデメリットもあります。

集学的治療のメリットは？

メリット1 がんが小さくなり、手術が可能になることもある

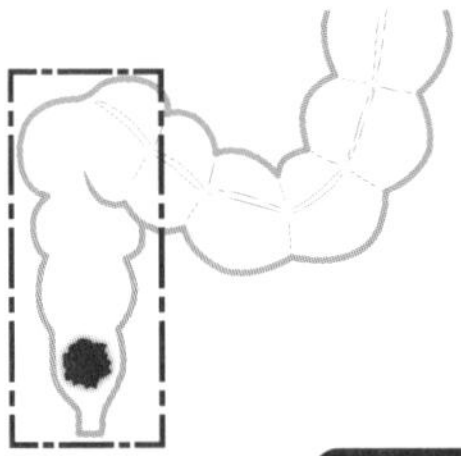

完治はむずかしくても、薬や放射線にはがん病巣を小さくする効果がある。その結果、原発巣《げんぱつそう》、転移巣《てんいそう》、再発巣を手術でとれる可能性が出てくる。

メリット2 手術できなくても残された時間が延びる

抗がん剤によりがんの進行を抑えることで、残された時間を延ばせる。その期間は以前より長くなっていて、平均２～３年の延命が期待できる。

メリット3 新しいタイプの薬が登場している

薬物治療は年々進化している。治療中に、新しい作用をもつ抗がん剤が開発される可能性もあり、新薬の効果などをしらべる「治験」に参加することもできる。

月2回程度の通院で治療できることが多い

集学的治療で大きな役割を担うのが、薬と放射線です。いずれも**がんの縮小効果が期待でき、手術による切除が可能になることもあります。**

とくに薬物治療には、いくつもの選択肢があります。最初の薬が効かなくても、2種類め、3種類めの薬が効く可能性があります。

薬物治療などでがんの縮小状態がつづき、症状もなければ「寛解《かんかい》」とされます。寛解が少しでも長くつづくよう、治療を継続していきます。

集学的治療のデメリットは？

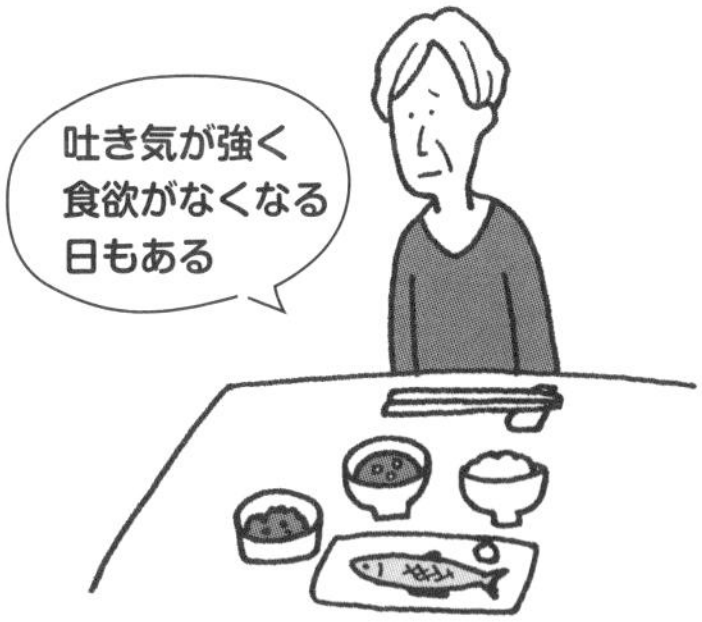

デメリット1

抗がん剤の副作用が出やすい

抗がん剤の副作用として、下痢や吐き気などに悩まされることがある。放射線治療にも、肛門周囲の皮膚のただれなどの副作用が起こりうる。

デメリット2

時間とともに薬の効きめが落ちる

最初はよく効いた薬が、やがて効かなくなることを「耐性《たいせい》」という。抗がん剤は耐性がつきやすく、そのため半年ごとに薬を変える必要がある。

デメリット3

放射線や薬の効果の出かたに、個人差がある

薬物治療も放射線治療も、効果、副作用の個人差が大きい。遺伝子検査によって、効果の有無がわかる薬もあるが、多くは使ってみないとわからない。

主治医と相談しながら薬と上手につきあう

薬物治療や放射線治療で気になるのが副作用です。とくに薬物治療では、何らかの副作用が必ず生じます。ただ、**現在は副作用を別の薬で抑える方法も進んでいます**。かつてのように、吐き気で身動きもとれないようなつらい治療ではありません。ほとんどは外来で治療できるため、薬を使いながら仕事をつづけている人も、たくさんいます。

放射線治療では、放射線をあてた部位の皮膚障害などが起こりえます。どの副作用も、気になることはすぐ主治医に伝えることが大切です。**生活の質を保ちながら治療をつづけられるよう、可能なかぎり、薬などで対処します**。

集学的治療〈手術〉

局所再発の切除はときに大手術になる

局所再発時の手術、遠隔転移時の原発巣の手術の基本は、Part3、4の手術法と同じです。ただし、より大きな手術になることもあります。

通常の手術のほかに骨盤内臓全摘術も検討

局所再発によるがん病巣、遠隔転移《えんかくてんい》時の原発巣《げんぱつそう》の手術は、通常の結腸《けっちょう》がん、直腸《ちょくちょう》がんの手術法と同じです。がん病巣とともに、その周囲を安全域として広めにとって、切除します。

ただ、**直腸がんの進行・再発例では、がんが骨盤《こつばん》内に大きく広がっていることもあります。**膀胱《ぼうこう》や前立《ぜんりつ》腺《せん》、子宮などに浸潤《しんじゅん》している場合には、「骨盤内臓全摘術《こつばんないぞうぜんてきじゅつ》」を検討します。がんが浸潤している可能性のある臓器を、すべて切除する方法です。

8時間以上に及ぶ手術。入院も3週間以上必要

骨盤内臓全摘術は、負担の大きな治療法ですが、完治をめざせるという大きなメリットがあります。

手術の時間は開腹手術で8時間前後、腹腔鏡下《ふくくうきょうか》手術《しゅじゅつ》で9時間以上かかります。**入院期間は3週間以上。**すでに一度手術を受けている場合には、組織が硬くなっているため(瘢痕《はんこん》)、十数時間かかる大手術となります。

経験の多い医師なら腹腔鏡下で手術できますが、がん病巣が巨大な場合には、開腹して摘出します。

骨盤内臓全摘術では、合併症が起きやすい

骨盤《こつばん》内の感染で膿《うみ》がたまる「骨盤膿瘍症《こつばんのうようしょう》」なども起こりうる。

腸閉塞《ちょうへいそく》
腸管が癒着《ゆちゃく》し、内容物が通過できなくなる。通常の手術より多く起きる。

尿路感染
手術範囲が膀胱《ぼうこう》、尿道に及ぶため、尿路感染症を起こす可能性がある。

創感染《そうかんせん》
皮膚の切開部での細菌感染。おなかを大きく切るぶん、リスクが高まる。

骨盤内臓全摘術では、複数の臓器をとり出す

肛門や生殖器、尿管の一部まですべて切除

直腸《ちょくちょう》だけでなく、膀胱と生殖器も切除。完治のために、がんが広がっているおそれのある臓器をすべてとる。ただしがんの位置によっては、肛門を残せる可能性がある。

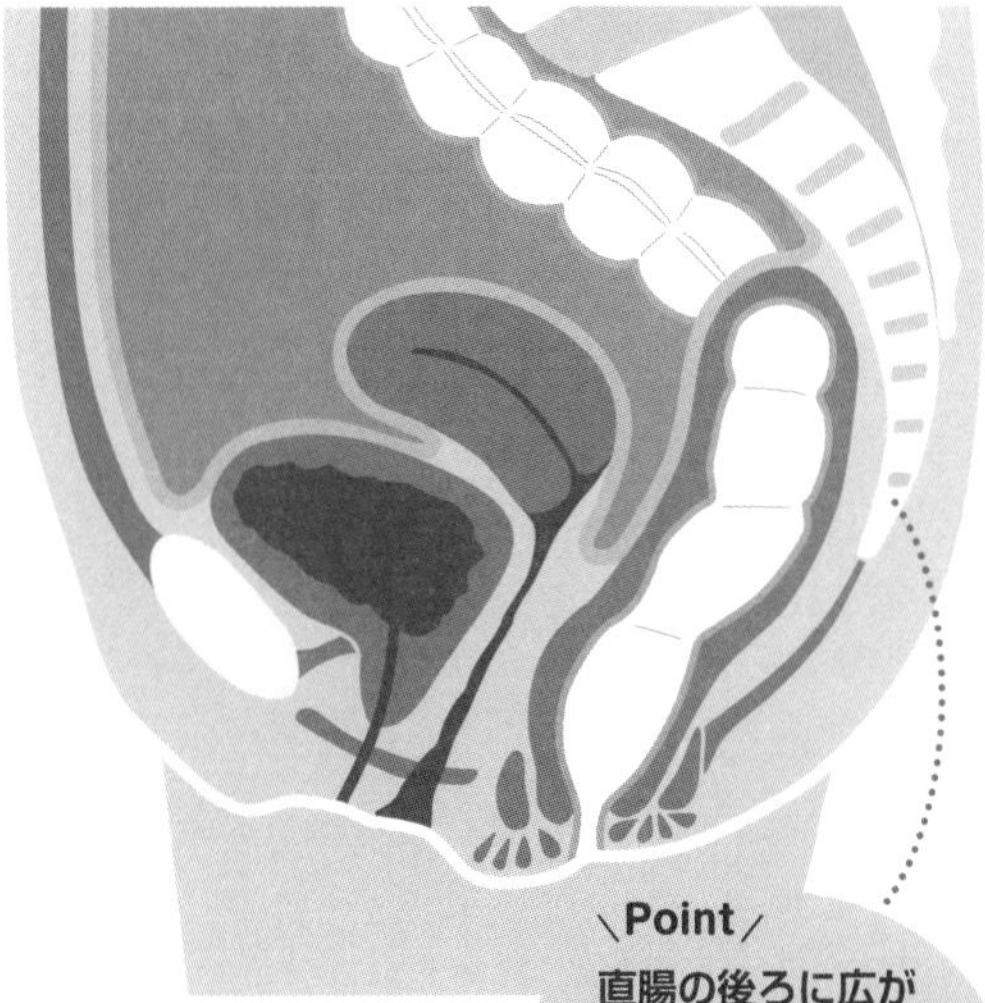

\Point/
直腸の後ろに広がっていれば、仙骨《せんこつ》も削る（仙骨合併《せんこつがっぺい》骨盤内臓全摘術《こつばんないぞうぜんてきじゅつ》）

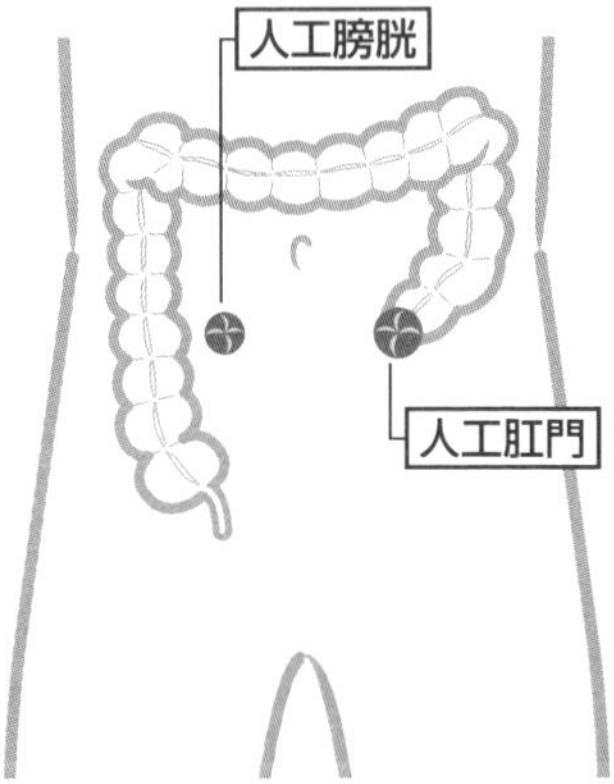

手術後は、ダブルストーマで排泄する

肛門を残せなかった場合には、人工膀胱と人工肛門それぞれに装具をつけて、便と尿をためる方法をとる。

臓器切除による後遺症をよく考えて決める

骨盤内臓全摘術は、非常に難易度の高い手術です。がん専門病院を中心に、手術実績の豊富な医療機関を探して受けることが大切です。

手術では、直腸とともに、膀胱、尿道も切除します。男性なら前立腺、精嚢《せいのう》、女性では子宮と膣も切除範囲です。これだけ多くの臓器を切除するため、後遺症もあります。肛門を残せないことも多く、手術後は人工肛門、人工膀胱の「ダブルストーマ」で生活します。肛門を残せる場合には、人工膀胱だけをつくります。

一部を残せる可能性はありますが、多くは生殖機能も失われます。**手術を受けるかどうか、家族ともよく話し合って決めてください。**

集学的治療〈手術〉

肝臓、肺の転移巣を手術でとり除く

次に、転移巣の切除方法を理解しておきましょう。転移した臓器のうち、転移巣を囲むように一部分を摘出する「部分切除」が一般的です。

転移が限定的なら、がんの周囲のみ切除

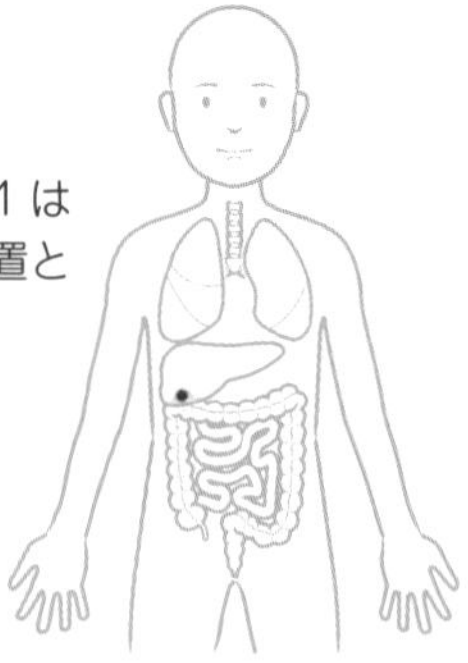

画像検査で位置を正確に把握する

肝臓は全部で８区域（S1は背中側に位置）。がんの位置と大きさをまず確認。

がんの周囲を部分的に切除する

部分切除が一般的だが、転移《てんい》巣《そう》が数多くあるときは、区域単位で切除することもある。

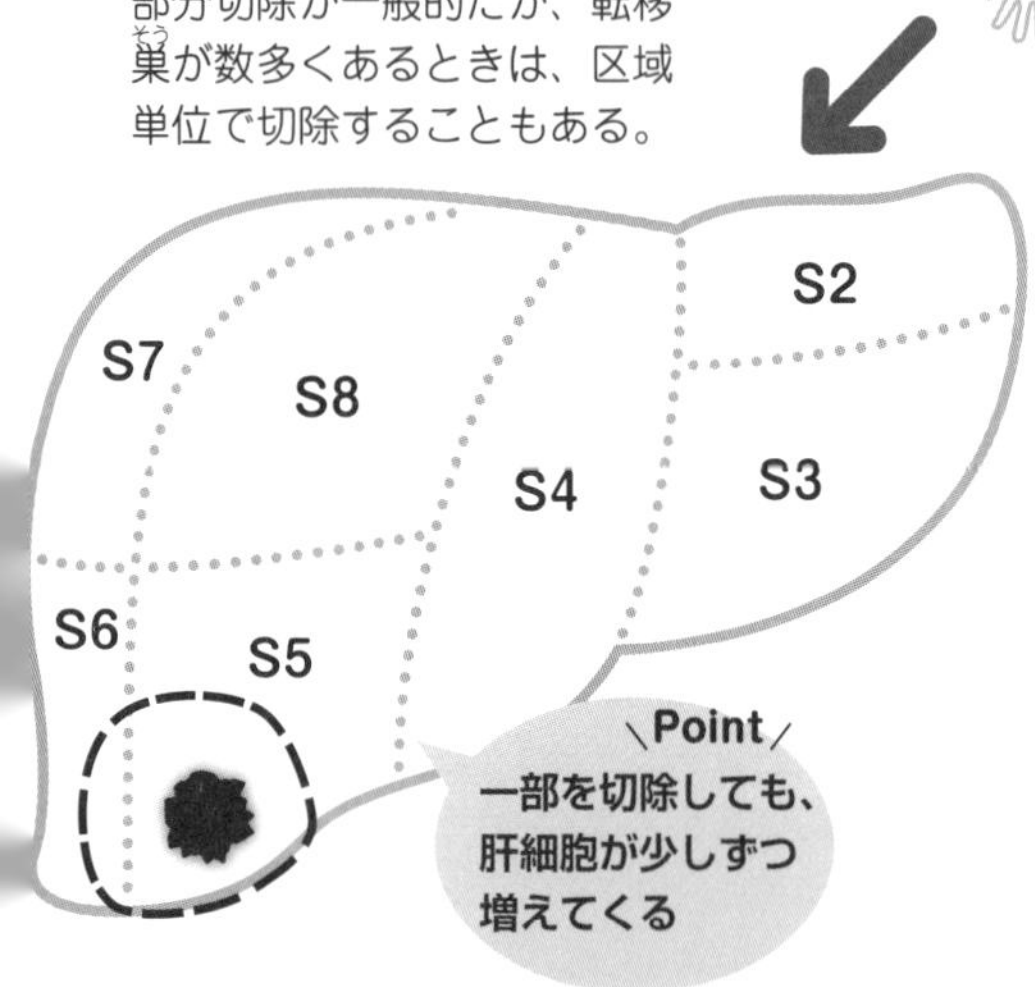

手術できないときの肝臓の局所療法

肝動注療法《かんどうちゅうりょうほう》
注射薬の抗がん剤を肝臓に直接注入する。

熱凝固療法《ねつぎょうこりょうほう》
マイクロ波、ラジオ波の熱で壊死《えし》させる。

放射線治療
放射線を局所的にあてて、縮小させる。

肝臓には組織の再生能力がある

肝臓に転移《てんい》している場合は、まず転移の範囲を見ます。肝臓全体に大きく広がっている場合は、手術が困難です。一部にとどまっているなら、切除による完治をめざします。

手術は肝臓を専門とする医師が執刀します。**安全域をとりつつ、がん病巣を囲むように肝臓の一部を切除。肝臓全体に血液を送る血管の位置にも注意します。**転移巣が数多くあるときは、一括して切除する「区域切除」をおこないます。

肺の一部のみを切除して、機能を保つ

がんの大きさと呼吸機能を確認する

転移巣の位置と大きさを画像検査でくわしく確認。呼吸機能もしらべる。

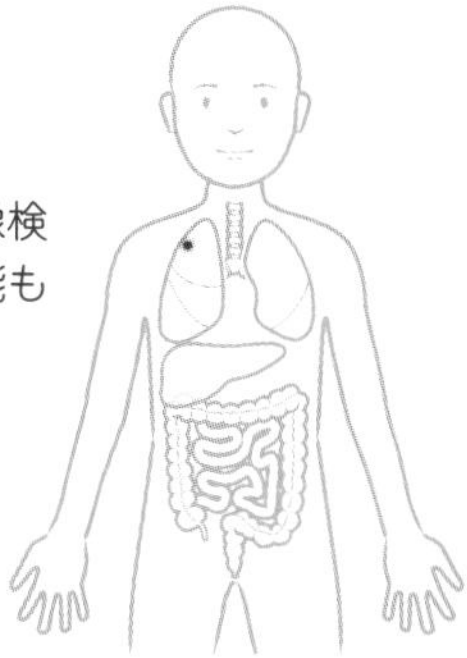

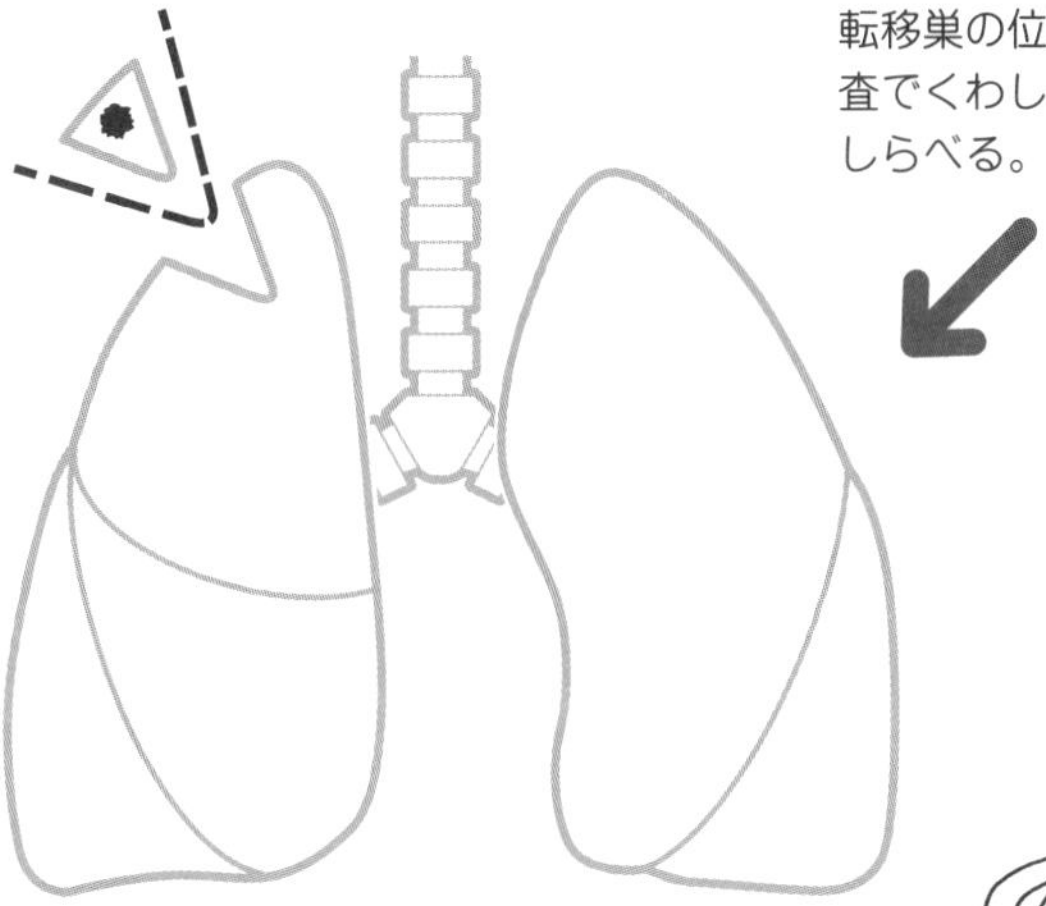

転移巣とその周囲を切除する

肺は肝臓と異なり、組織の再生能力がない。できるだけ機能を温存するため、転移巣周囲を小さく切除する。

手術できないときは放射線治療を検討

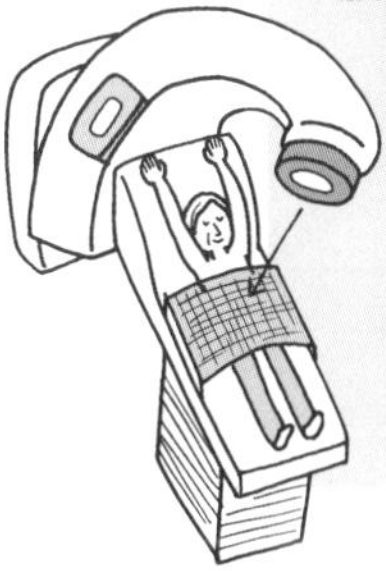

高濃度の放射線を肺にあてる「定位体幹部放射線療法(SBRT)」という方法があり、手術できないときはこの治療を検討する。

肺への転移では体力と相談して手術を

肺への転移でも、病巣が全体に広がっていなければ、手術を考えます。

肺は左右にふたつあり、5つの「葉《よう》」に分けられます。多くの場合、肺の機能を保つため、転移巣周囲のみを部分的に切除します。

手術後に呼吸トレーニングなどのリハビリをおこなうことで、切除により失われる肺の機能をカバーします。ただし現状であまりに体力がなく、呼吸機能が低下している場合は、体がもたなくなる危険もあります。呼吸機能の検査の結果をふまえて、主治医とよく話し合ってください。

執刀するのは、呼吸器専門の医師です。大腸の治療をする主治医と連携して、治療にあたってくれます。

集学的治療〈薬物治療〉

手術がむずかしいときは薬でがんを小さくする

集学的治療の要となるのが、薬物治療です。複数の薬を組み合わせて使うのが一般的です。代表的な組み合わせ、特徴を知っておきましょう。

従来型の抗がん剤のほか分子標的治療薬もある

がん治療に用いられる薬を「抗がん剤」といいます。名称がまぎらわしいのですが、従来型の抗がん剤は「殺細胞性薬《さつさいぼうせいやく》」とよばれ、これを使う治療法が「化学療法」です。

殺細胞性薬には、がん細胞だけでなく正常細胞も攻撃するという欠点がありました。そこで開発されたのが、**がん細胞関連の分子だけを攻撃する分子標的治療薬です**。

この薬の登場により、手術困難な場合でも延命効果が高まっています。

薬物治療で、余命を2~3年に延ばせる

大腸がんの治療では、**殺細胞性薬数種類と、新しいタイプの薬である「分子標的治療薬」を組み合わせて効果を高めます**。がんを完全になくすことはできませんが、病巣を小さくし、全身に散らばったがん細胞まで攻撃する効果があります。

現在は、**薬物治療をつづけることで2~3年、残された時間を延ばすことができるようになりました**。治療の効果が得られれば、手術が可能になることもあります。

治療による延命効果が高まっている

近年の臨床試験の結果を見たもの。「RAS 野生型」などの遺伝子型（→ P126）にもよるが、30 か月前後の延命効果が得られている。

試験名	使用した薬	全生存期間 (KRAS野生型)	(RAS野生型)
PEAK 試験	FOLFOX 療法 ＋ パニツムマブ(Pmab)	34.2 か月	41.3 か月
FIRE-3試験	FOLFIRI 療法 ＋セツキシマブ(Cmab)	28.7 か月	33.1 か月
CALGB80405試験	化学療法(従来の抗がん剤) ＋セツキシマブ(Cmab)	29.9 か月	32.0 か月

（「進行再発大腸癌化学療法の最新の話題と近未来展望」谷口浩也・室 圭、2015 より引用）

複数の抗がん剤と、分子標的治療薬をいっしょに使う

5-FU などの殺細胞性薬《さつさいぼうせいやく》数種類に、分子標的治療薬を併用すると、効果がもっとも期待できる。

代表的な併用療法

この 2 つの治療がまず検討される

FOLFOXIRI 療法

- フルオロウラシル（5-FU）（持続静注）
- レボホリナートカルシウム（l-LV）
- オキサリプラチン（OX）
- イリノテカン（IRI）

FOLFOX にイリノテカン（IRI）を加えた療法。副作用が強く出ることがある。

FOLFIRI 療法

- フルオロウラシル（5-FU）（持続静注）
- レボホリナートカルシウム（l-LV）
- イリノテカン（IRI）

FOLFOX と並ぶ療法で、効果は同等。ただし脱毛が起きやすい。点滴時間が長いが、通院は 2 週間に 1 回。

FOLFOX 療法

- フルオロウラシル（5-FU）（持続静注※）
- レボホリナートカルシウム（l-LV）
- オキサリプラチン（OX）

大腸がんの代表的治療法。簡略版として、3剤を2週間に1回点滴する「mFOLFOX6」でおこなうことが多い。

FL 療法

- フルオロウラシル（5-FU）（持続静注）
- レボホリナートカルシウム（l-LV）

補助療法で用いる組み合わせ。週 1 回、2 剤を点滴。6 週間つづけて 2 週間休む。

SOX 療法

- テガフール・ギメラシル・オテラシルカリウム配合（S-1）
- オキサリプラチン（OX）

内服と点滴薬の併用。点滴は 3 週間に 1 回ですむ。転移《てんい》時に使われることが多い。

CapeOX 療法

- カペシタビン（Cape）
- オキサリプラチン（OX）

XELOX 療法ともいう。内服薬のカペシタビンを 2 週間服用し、オキサリプラチンは 2 週間に 1 回点滴。いずれも 1 週間休薬する。

＋

分子標的治療薬

この2つは遺伝子型で適応が決まる

パニツムマブ（Pmab）

セツキシマブと同様の抗EGFR抗体。がん細胞の遺伝子検査で、RAS 野生型の人に効果が期待できる。

セツキシマブ（Cmab）

抗 EGFR 抗体といい、がん細胞の増殖にかかわる「EGFR（上皮細胞《じょうひさいぼう》増殖因子受容体《ぞうしょくいんしじゅようたい》）」を標的とした薬。

ラムシルマブ（Rmab）

ベバシズマブと同じ血管新生阻害薬。初回の薬が効かなかったときなどに、二次治療で使われる（→ P120）。

ベバシズマブ（Bmab）

日本で最初に承認された血管新生阻害薬《けっかんしんせいそがいやく》。がん細胞が自ら血管をつくり、増殖するしくみを阻害する。

※持続静注：通常の点滴より長い時間をかけて、静脈内に薬剤を入れる方法

集学的治療〈薬物治療〉

一次から五次治療まで薬の選択肢がある

左図は、ガイドラインで紹介されている薬物治療の流れです。どの薬からはじめても、少なくとも四次治療まで治療の選択肢があります。

効果を見ながら、薬物治療をつづける

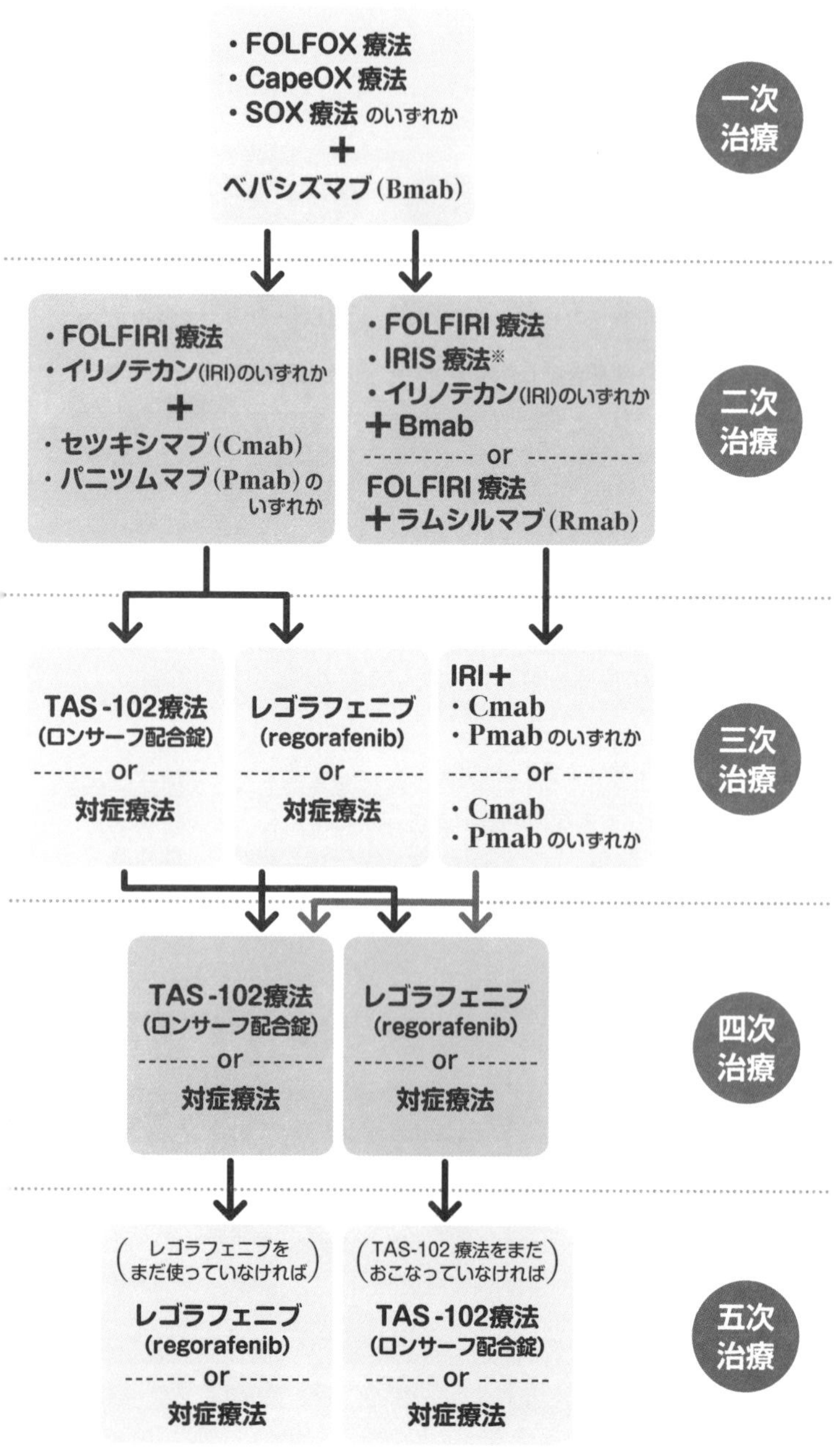

※ IRIS 療法：イリノテカン（IRI）、テガフール・ギメラシル・オテラシルカリウム配合（S-1）の組み合わせ

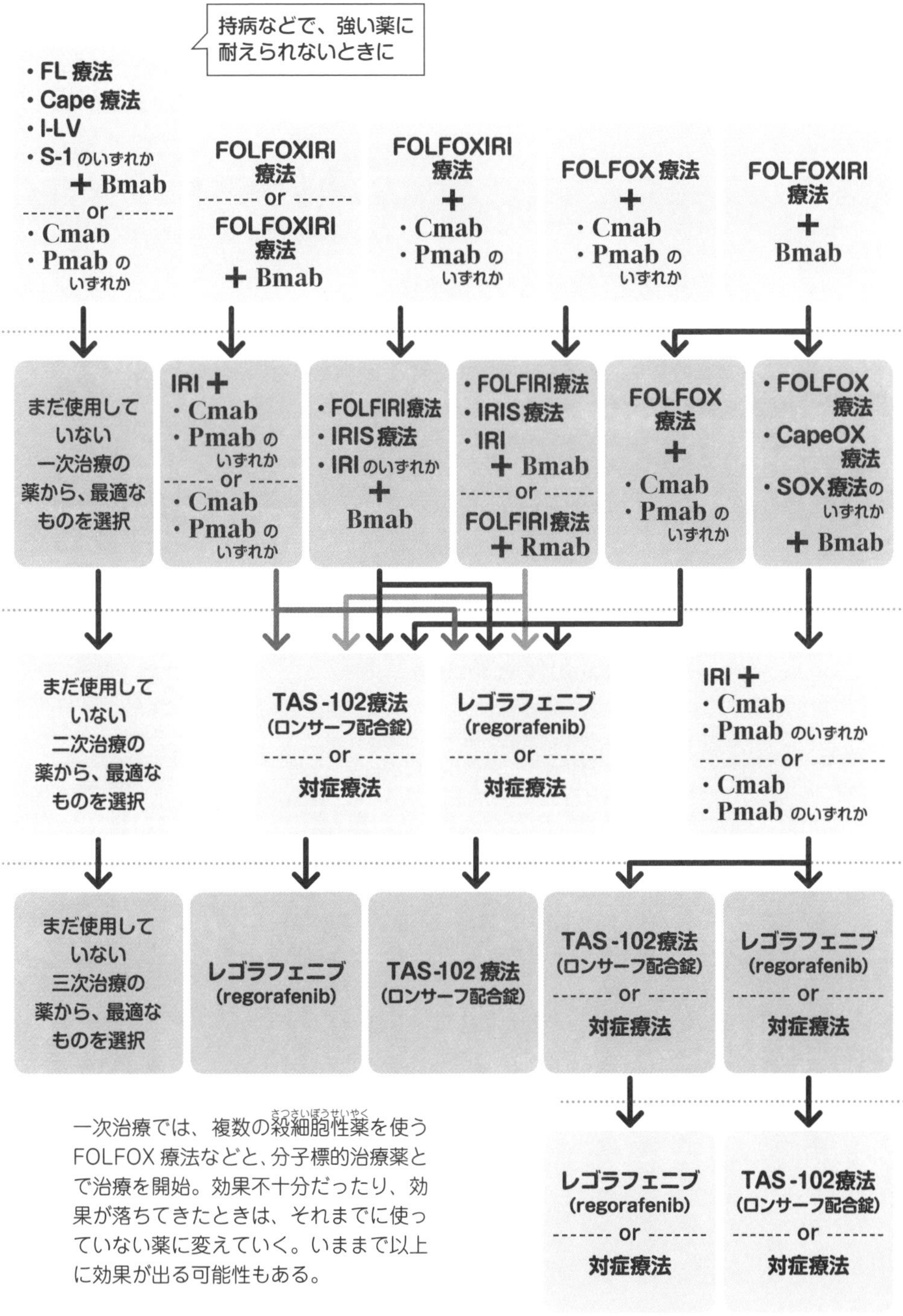

一次治療では、複数の殺細胞性薬《さつさいぼうせいやく》を使うFOLFOX療法などと、分子標的治療薬とで治療を開始。効果不十分だったり、効果が落ちてきたときは、それまでに使っていない薬に変えていく。いままで以上に効果が出る可能性もある。

集学的治療〈薬物治療〉

従来型の抗がん剤の特性、副作用を理解する

外来治療が一般的になり、薬物治療の負担は軽くなりました。ただし入院治療と異なり、薬の特徴、副作用を知っておく必要があります。

治療には必須の薬だが副作用が強く出ることも

抗がん剤の副作用は、以前に比べて、かなりコントロールできるようになりました。それでも何らかの副作用は生じます。気になることは主治医に伝え、対処法を考えましょう。

外来での化学療法中は、がん治療に精通した薬剤師、看護師が近くにいます。点滴中に気分が悪くなったら、すぐ声をかけて申し出ます。

帰宅後に副作用が出たり、内服薬で調子が悪くなることも。未知の症状が出たら早めに受診してください。

代表的な薬の特徴を知っておこう

大腸がん治療でよく使われる殺細胞性薬《さつさいぼうせいやく》の特徴と、とくに多い副作用を理解しておこう。

注射薬&内服薬

内服薬もあるが、ほかの薬との併用効果をねらって注射薬を使うことが多い。

フルオロウラシル 5-FU
【商品名：5-FU】

大腸がん治療薬の基本。ただし口内炎や下痢が起きやすい

大腸がんを攻撃する力がもっとも高いとされる薬。副作用として口内炎ができやすい。また、使用後数日～数週間たってから、手足にヒリヒリ感やしびれが出る「手足症候群《てあししょうこうぐん》」も起きる。イリノテカンと並び、下痢が起こりやすい薬でもある。

ホリナートカルシウム LV
【商品名：ロイコボリン】

UFTと併用。肝機能や免疫《めんえき》機能の低下に注意

UFT（→P123）などの効果を高めるために使われる。重い副作用として肝機能の低下がある。食欲不振をともなう体のだるさを感じたら、肝機能障害のサイン。受診して血液検査を受けよう。免疫機能が低下する「骨髄抑制《こつずいよくせい》」も出やすいため、感染症対策を十分に。

注射薬

点滴に通うのは月数回。自宅でできる「CVポート」（→ P135）という方法もある。

レボホリナートカルシウム I-LV
【商品名：アイソボリン】

5-FU とセットで使うと効果が高まる

ホリナートカルシウムに似た位置づけで、こちらは5-FU の効果を高めるために使われる。重篤な骨髄抑制の副作用などが起きることがあり、十分に検査を受けたうえで、使用を決める。

オキサリプラチン L-OHP
【商品名：エルプラット】

末梢神経障害が出る。体を冷やさないように

がん細胞の DNA 複製・転写を妨げるプラチナ製剤の一種。感覚が鈍くなる末梢《まっしょう》神経障害《しんけいしょうがい》が起きやすく、体が冷えると症状が誘発される。冷たい飲みものを避け、冷蔵庫の開閉などにも注意。

イリノテカン IRI
【商品名：カンプト】

効果が高いが下痢などの副作用も強め

下痢が起きやすいので、止《し》瀉薬《しゃやく》で対処する。投与当日に起こる急性の下痢、1 週間～ 10 日後に起こる遅発性の下痢がある。骨髄抑制も起きやすく、こまめに検査を受ける必要がある。

内服薬

生活への負担が少ないのが利点。ただし、副作用が減るわけではないことに注意。

テガフール・ギメラシル・オテラシルカリウム配合 S-1
【商品名：ティーエスワン】

骨髄抑制による感染症、吐き気に注意

複数の成分を組み合わせることで、副作用を弱めた薬。ただし骨髄抑制はやや強い。吐き気や食欲不振が起きることも。

テガフール・ウラシル配合 UFT
【商品名：ユーエフティ】

術後の補助化学療法によく使われる

広範囲のがんに効果があるとされる。ときに重い肝機能障害が起きるため、定期的な血液検査を。血尿、食欲不振、吐き気、だるさなどの症状が出ることもある。

トリフルリジン・チピラシル塩酸塩配合 TAS-102
【商品名：ロンサーフ】

新しい薬。二次治療以降で使われる

新しい薬で、進行・再発がんの二次治療以降で使える。ほかの薬より副作用は少なめだが、骨髄抑制、下痢などに注意。

カペシタビン Cape
【商品名：ゼローダ】

体内で5-FUになり、がん病巣に届く

1 日 2 回、食後に服用。体内で代謝され、5-FUとなる。5-FUより効きめが長く、副作用も抑えられる。副作用としてとくに多いのは、手足症候群。

集学的治療〈薬物治療〉

抗がん剤の副作用と上手につきあう

抗がん剤の副作用は、薬で軽減できるものと、そうでないものがあります。重大な副作用以外は日常生活のくふうで楽になることもあります。

食事のくふうでのりきれることもある

抗がん剤の副作用としてよく知られているのは、吐き気です。しかし大腸がんに使う薬では、ほかのがんに使う薬に比べ、強い吐き気を起こすものはそれほどありません。

どちらかというと、多い症状は下痢です。とくに治療の中心となる「フルオロウラシル（5－FU）」では、8割近い患者さんが下痢を起こしています。**治療中は消化のよい食事を心がけてください。温かいメニューなら、腸を刺激せずにすみます。**

日常生活のくふうで抗がん剤の副作用に対処する

1 下痢

おなかにやさしいメニューを。水分補給も忘れずに

温かく消化のよい食事メニューを選ぶ。ホットタオルをおなかにのせるのもいい。脱水対策には、経口補水液やスポーツドリンクが有効。

2 吐き気＆食欲不振

食事は少し冷ましてから。少量ずつ、食べられるときに食べる

一度に量を食べないよう注意。また湯気の出る温かいメニューは香りがたち、吐き気を誘う。少し冷ますか、冷たいメニューを選ぼう。

3 末梢神経障害《まっしょうしんけいしょうがい》

手足がしびれやすい。安静にするより動かしたほうが落ち着く

皮膚感覚が鈍くなったり、運動機能の感覚が低下してふらつくことも。冷たいものにふれたり、氷入りの飲みものを飲むことは避ける。

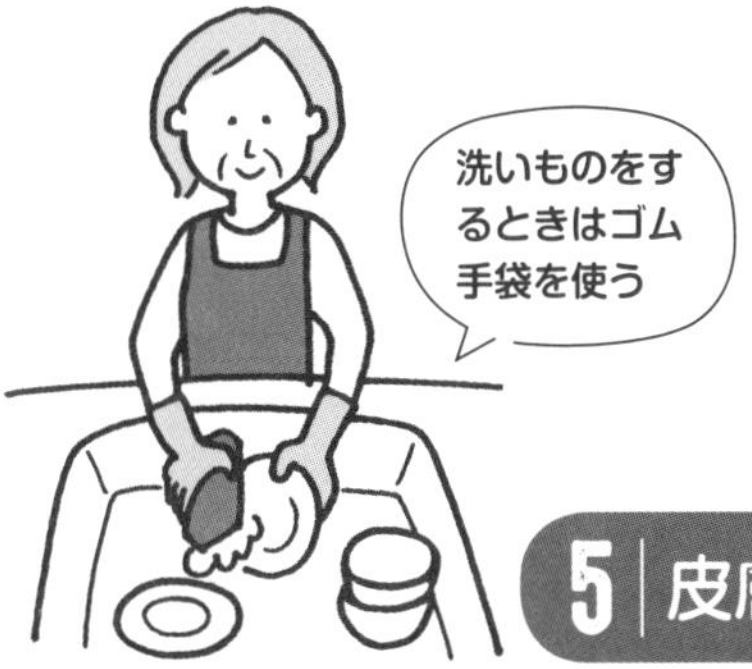
洗いものをするときはゴム手袋を使う

4 口内炎

毎食後に必ず歯みがきを。やわらかいブラシでみがく

薬の使用後2日〜2週間ごろに多い。口のなかの清潔を保つことが、最大の予防策。口腔《こうくう》内の乾燥にも注意したい。

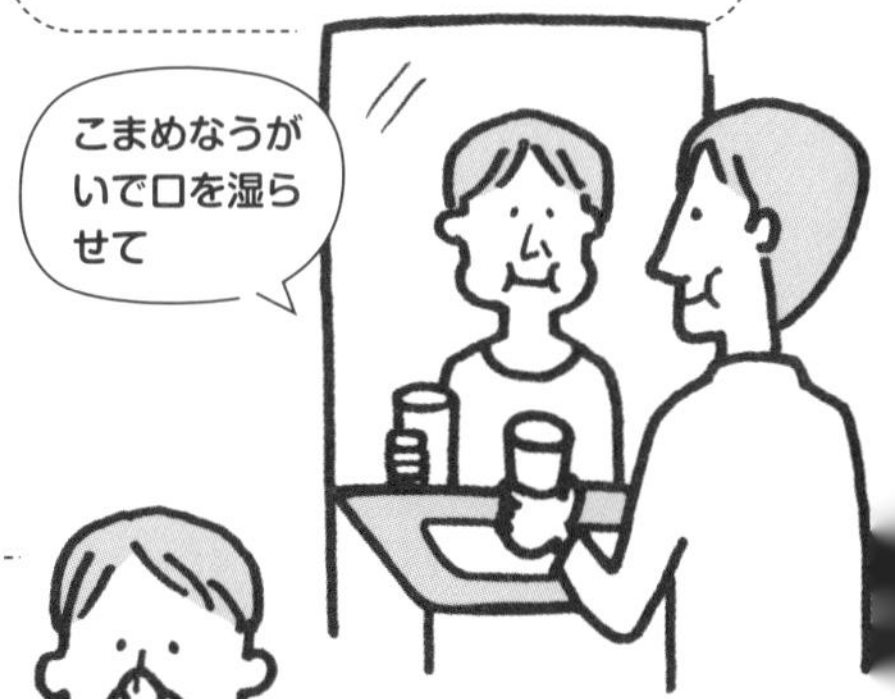
こまめなうがいで口を湿らせて

5 皮膚障害

外で日にあたるときは帽子を着用。熱いお風呂も避けて

色素沈着、日光過敏症、爪の変形など。手足を中心にスキンケアをし、紫外線や洗剤などの刺激物を避ける。

6 骨髄抑制《こつずいよくせい》

うがい、手洗いで風邪対策。貧血症状が出たら休む

免疫《めんえき》力が落ちるため、感染症対策を十分に。貧血症状が出たら、無理せず横になって休む。鼻血を含め、出血を防ぐくふうも大事。

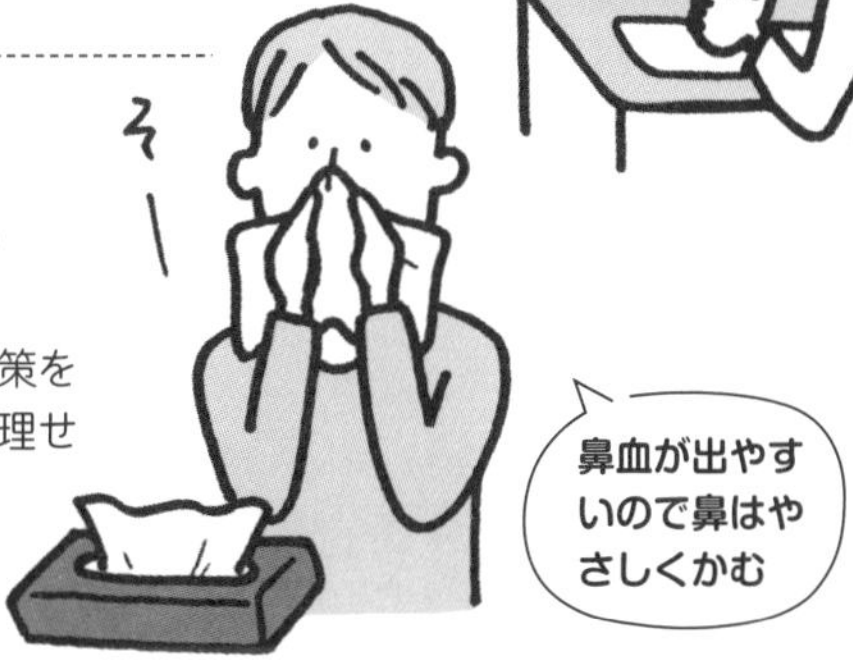
鼻血が出やすいので鼻はやさしくかむ

どの程度なら受診するか主治医に聞いておこう

日常生活でできることは、予防的対処や、軽微な症状の改善法です。重い副作用には早期の治療が必要。**日常のくふうでのりきれる症状と、受診すべき症状について、あらかじめ主治医に確認しておきましょう。**

たとえば、代表的な副作用である骨髄抑制《こつずいよくせい》。注意したいのは、白血球《はっけっきゅう》減少による「免疫《めんえき》機能低下」、血小板《けっしょうばん》減少による「出血」、赤血球《せっけっきゅう》減少で起きる「貧血」の3大症状です。日常でできることとしては上記の対策がありますが、**感染症で発熱したり、血が止まらないときは、ほうっておいてはいけません。**全身状態が悪化する前に、できるだけ早く受診してください。

分子標的治療薬の効果と副作用を知る

現在の薬物治療では、分子標的治療薬の使用が欠かせません。まずはあなたのがんに効果があるかどうか、しらべることからはじめます。

遺伝子検査で、あなたにあう薬がわかる

現在は「RAS 遺伝子検査」という方法が標準とされる。

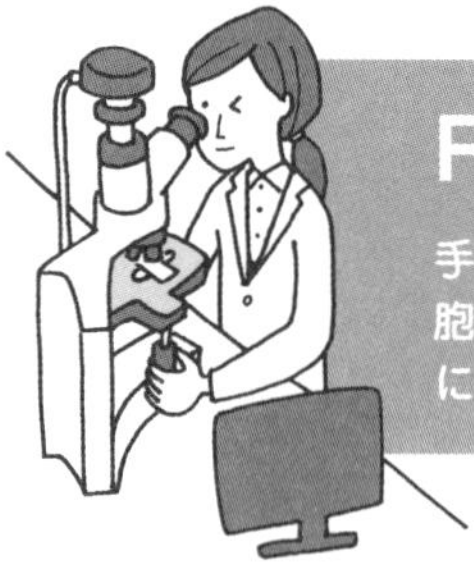

RAS遺伝子検査薬

手術や内視鏡検査で摘出したがん細胞をしらべ、細胞内の RAS 遺伝子に変異が起きているかどうかを見る。

変異型

RAS遺伝子に変異があれば変異型とされる。野生型と同様、約半数が該当。

↓

抗 EGFR 抗体薬が効きにくい

抗 EGFR 抗体薬の効果が期待できず、血管新生阻害《けっかんしんせいそがい》薬《やく》が有効な選択肢となる。

野生型

細胞のがん化にかかわる RAS遺伝子が正常なタイプ。約半数が該当する。

↓

抗 EGFR 抗体薬が効く

セツキシマブなどの抗 EGFR 抗体薬の効果が期待でき、有効な選択肢となる。

がん関連の分子をねらい効果を発揮する

殺細胞性薬《さっさいぼうせいやく》は、細胞内のDNAなどに作用し、細胞分裂による増殖を抑える薬です。正常な細胞にも作用しますが、がん細胞のほうが回復が遅く、抗がん作用を発揮できます。

これに対し、**新しい薬である分子標的治療薬は、がんの発生や増殖に関係する遺伝子、たんぱく質などに作用します。**正常な細胞を傷つけにくいのが、最大の利点。ただし該当する遺伝子に異常があると使えないものもあり、事前の検査が必要です。

分子標的治療薬特有の副作用を理解する

抗EGFR抗体薬

「細胞をもっと増やせ」という、がん細胞のシグナル伝達を阻害する。

パニツムマブ Panitumumab
【商品名：ベクティビックス】

皮膚を清潔に保ち、刺激しないように

ニキビのようなブツブツができる「ざ瘡様皮膚炎」のほか、皮膚の乾燥、爪周囲の炎症「爪囲炎《そういえん》」が起きやすい。

セツキシマブ Cetuximab
【商品名：アービタックス】

投与後24時間以内の副作用に注意

「インフュージョン・リアクション」といって、急性の副作用が約1割の人に起こる。初回投与時は、めまいなどに注意。

血管新生阻害薬

がん細胞増殖のために、新たな血管がつくられるのを妨げる。

ラムシルマブ Ramucirumab
【商品名：サイラムザ】

出血が止まらないときは、すぐ受診

高血圧、たんぱく尿、インフュージョン・リアクションのほか、出血に注意。10分たっても血が止まらなければ、すぐ受診。

ベバシズマブ Bevacizumab
【商品名：アバスチン】

血栓症の症状を家族にも伝えておく

高血圧や血栓症《けっせんしょう》が起きやすい。意識消失や麻痺《まひ》、めまい、言語不明瞭など、脳梗塞《のうこうそく》の徴候が出たらすぐ救急車をよぶ。

高血圧や皮疹など従来薬と違う副作用がある

分子標的治療薬は、正常な細胞には作用しません。しかし副作用がないわけではなく、殺細胞性薬とは異なる副作用が出ます。

抗EGFR抗体薬で、とくに多いのが皮膚障害。ニキビのような皮膚炎、皮膚の乾燥、ひびわれなどがおもな症状です。皮膚を傷めないよう、入浴時や洗顔時には、低刺激性の洗浄剤をよく泡立てて洗いましょう。

血管新生阻害薬《けっかんしんせいそがいやく》では、高血圧、たんぱく尿など、自分では気づきにくい副作用が中心です。血圧計を買って毎日測るほか、受診時の尿検査が必須。心筋梗塞《しんきんこうそく》や脳卒中《のうそっちゅう》などを起こしたことがある人は、再発のおそれがあり、使用を避けます。

直腸がんの手術に放射線を組み合わせる

放射線治療は、手術効果の向上が目的の場合と、緩和ケアとしておこなう場合があります。まずは前者の方法を見てみましょう。

術前か術後におこなうのが一般的

〈直腸がん手術の場合〉

補助療法としては、術前・術中・術後の選択肢がある。

1 術前照射

肛門の機能を保つのに役立つ

術前補助化学放射線療法（CRT）。直腸がん手術前に薬と併用すると、局所再発予防、肛門温存、排尿・生殖機能温存の効果が得られる。

スケジュール例

1.8Gy × 28回（6週間）
➡50.4Gy（計40～50.4Gyが一般的）

2 術中照射

1回きりと決めて開腹時に大量にあてる

頻度は少ないが、がんと側方リンパ節などに大量照射することがある。

3 術後照射

手術後に、遺残《いざん》のおそれがあるときなどに

手術後、局所再発のリスクが高いと考えられる場合におこなう。6～8週間以内に開始。

スケジュール例

1.8Gy × 28回（6週間）➡50.4Gy
（計50～50.4Gyが一般的）

手術の効果を高めることがいちばんの目的

放射線治療の原理は、殺細胞性薬《さつさいぼうせいやく》と少し似ています。放射線の作用で細胞内のDNAを傷つけ、がん細胞の分裂・増殖を抑えたり、がん細胞を殺す働きがあります。

薬物治療と違うのは、全身療法ではなく、局所のみに作用する点。**直腸がんの手術前に、薬物治療と併用すると、がんが縮小して手術しやすくなります。**局所再発を防ぐ効果、排尿機能や性機能を温存する効果も期待できます（→P104）。

正常な組織を傷めないよう、動かずに待つ

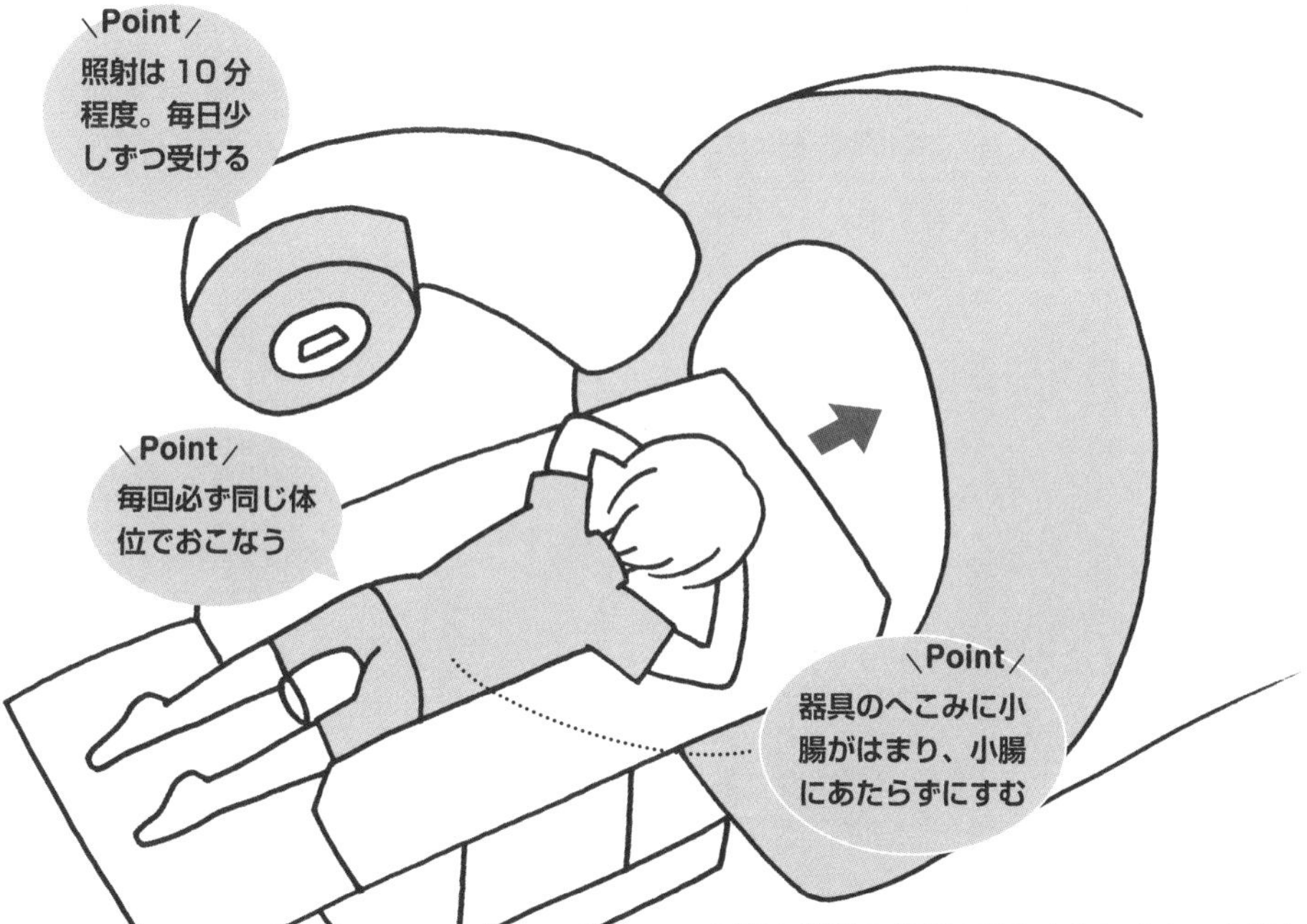

Point
照射は 10 分程度。毎日少しずつ受ける
Point
毎回必ず同じ体位でおこなう
Point
器具のへこみに小腸がはまり、小腸にあたらずにすむ

正常な臓器の機能を落とさないよう、標的部位にのみ照射する。専用固定器具のベリーボードを使ってうつぶせでおこなうと、小腸に放射線があたるのを避けられる。

粒子線治療ができる医療機関

北海道	北海道大学病院 札幌禎心会病院
福島県	南東北がん陽子線治療センター
群馬県	群馬大学医学部附属病院
千葉県	国立がん研究センター東病院 放射線医学総合研究所
神奈川県	神奈川県立がんセンター
長野県	相澤病院
福井県	福井県立病院
静岡県	静岡県立静岡がんセンター
愛知県	名古屋陽子線治療センター
兵庫県	兵庫県立粒子線医療センター
岡山県	岡山大学・津山中央病院（共同運用）
佐賀県	九州国際重粒子線がん治療センター
鹿児島県	メディポリス国際陽子線治療センター

局所再発には粒子線をあてる試みも

一般的な放射線（光《こう》子《し》線《せん》）と異なり、保険外治療の「粒子線」なら、高エネルギーでの照射が可能。局所再発への効果が期待されています。

ただし**左記の医療機関でしか受けられず、３００万円以上もの治療費がかかるという難点があります。**

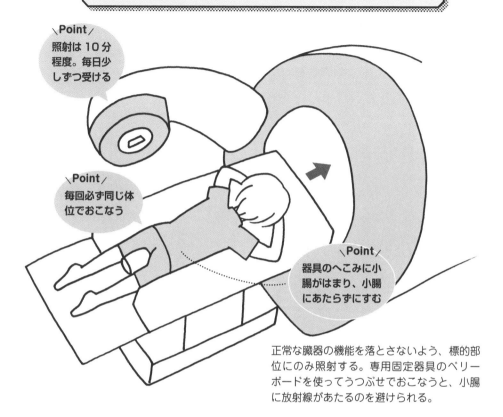

集学的治療〈放射線治療〉

脳や骨に転移したときは放射線で症状を軽減

放射線治療は、肝臓や肺、脳や骨などの転移にも効果を発揮します。とくに脳や骨への転移で、痛み、しびれなどの症状があるときに有効です。

遠隔転移すると、痛みや息苦しさが出ることも

遠隔転移《えんかくてんい》したがんが組織を侵食すると、さまざまな症状が現れます。肝臓への転移《てんい》ではだるさや食欲不振、黄疸《おうだん》が、肺では痛みや息苦しさなどが起こります。脳や骨への転移時には、痛みやしびれが出ます。

骨盤《こつばん》内でのがんの再発も、痛みや出血などをまねくことがあります。

肝臓や肺への転移、大腸の局所再発で、手術ができないとき、脳や骨のように手術がむずかしい部位への転移では、放射線治療が有効です。

質の高い生活を少しでも長く送るために

このような放射線治療は、生活の質の維持が目的です。**痛み、出血、しびれの神経症状については、約8割の人が改善するといわれています。**

痛みやしびれなどがあると、食事も人との会話も楽しめません。外出も億劫になります。「この先の時間をよいものにしたい」という気持ちが奪われてしまうのです。

がんを完全に治せなくても、症状をとる放射線治療は、転移・再発時の重要な選択肢といえます。

肺の転移には、体幹部定位放射線療法が効く

肺への転移《てんい》には、「体《たい》幹部定位《かんぶていい》放射線療法(SBRT)」が可能。周囲の組織を傷つけずに、がんの縮小をめざせる。

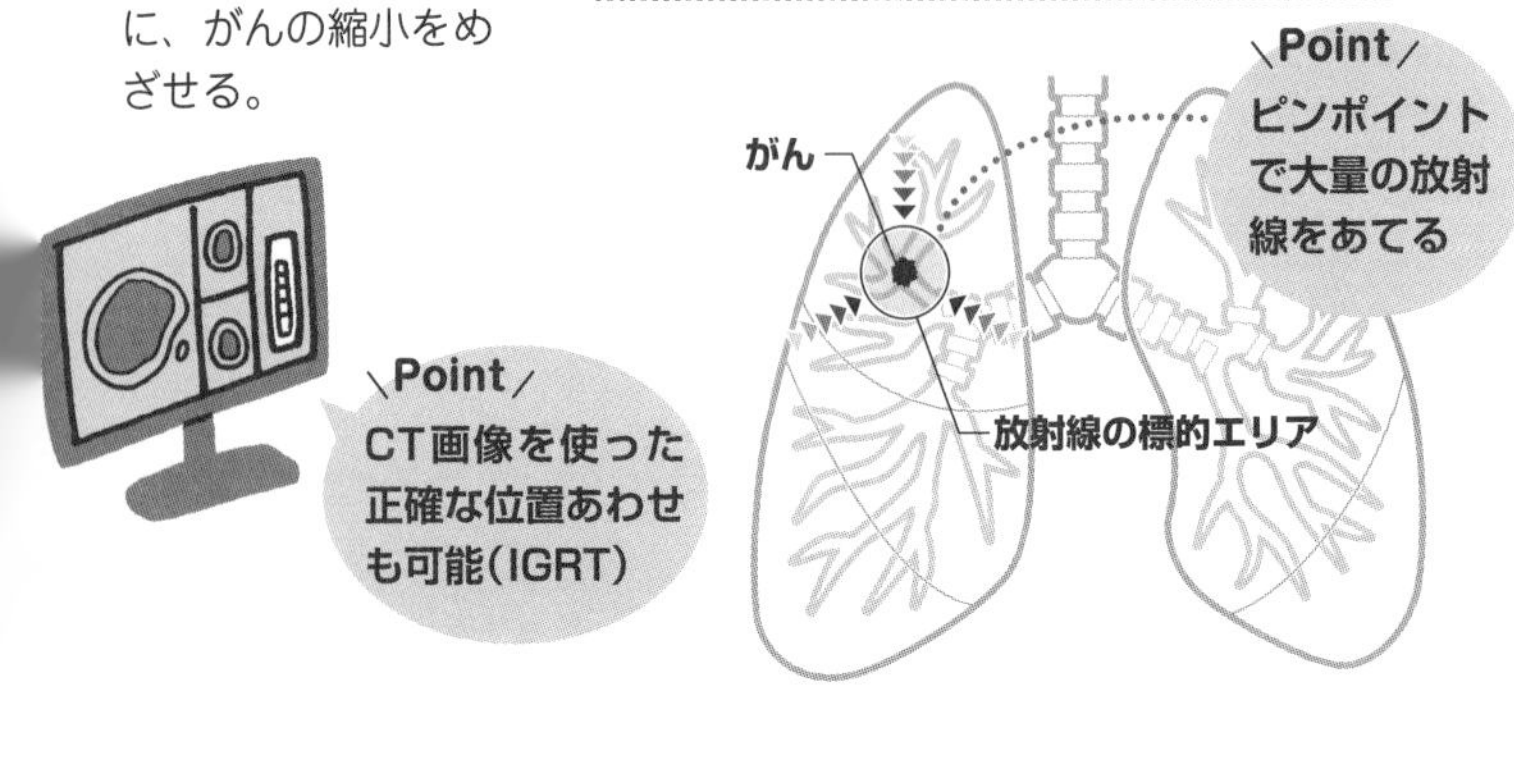
Point
ピンポイントで大量の放射線をあてる
がん
放射線の標的エリア
Point
CT画像を使った正確な位置あわせも可能(IGRT)

脳や骨にはとくに、緩和ケア効果が高い

頭痛やしびれ、股関節《こかんせつ》や大腿部《だいたいぶ》など骨の痛みを改善できる。

脳への転移

80〜90%は局所コントロールができる

3㎝以下の小さな転移が3〜4個以内の場合は、ピンポイントで放射線をあてる「ガンマナイフ」を。進行を抑え、延命効果も期待できる。数が多い場合には、脳全体に放射線をあてる「全脳照射《ぜんのうしょうしゃ》」で。

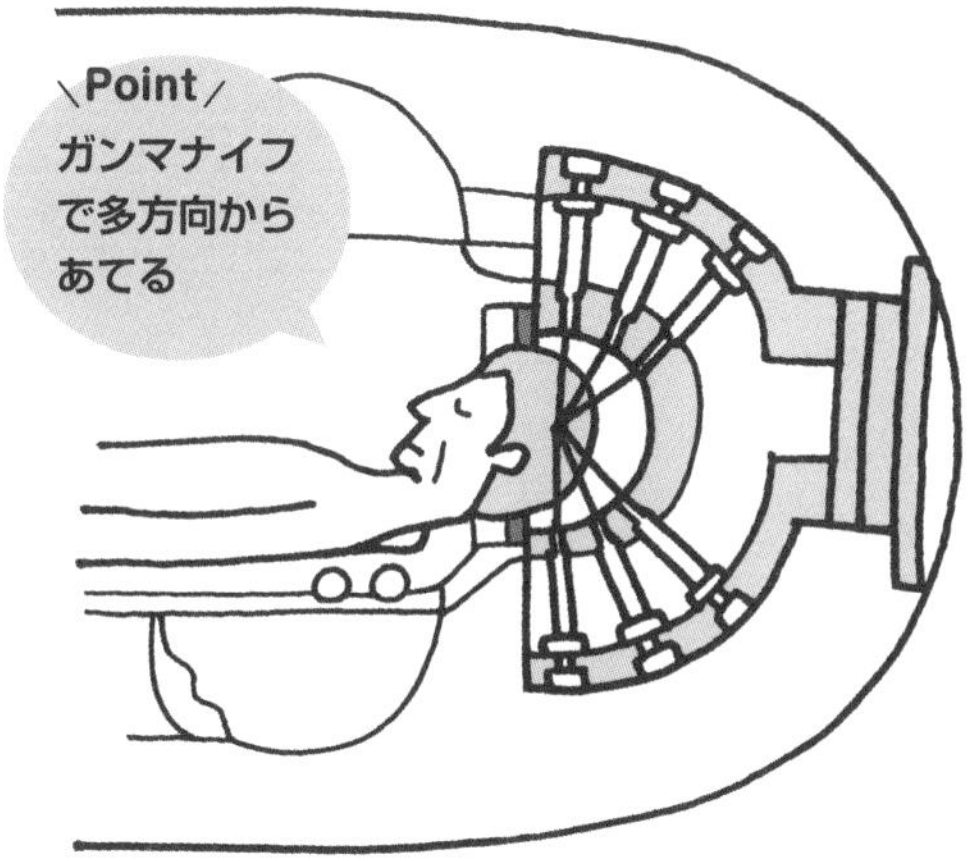
Point
ガンマナイフで多方向からあてる

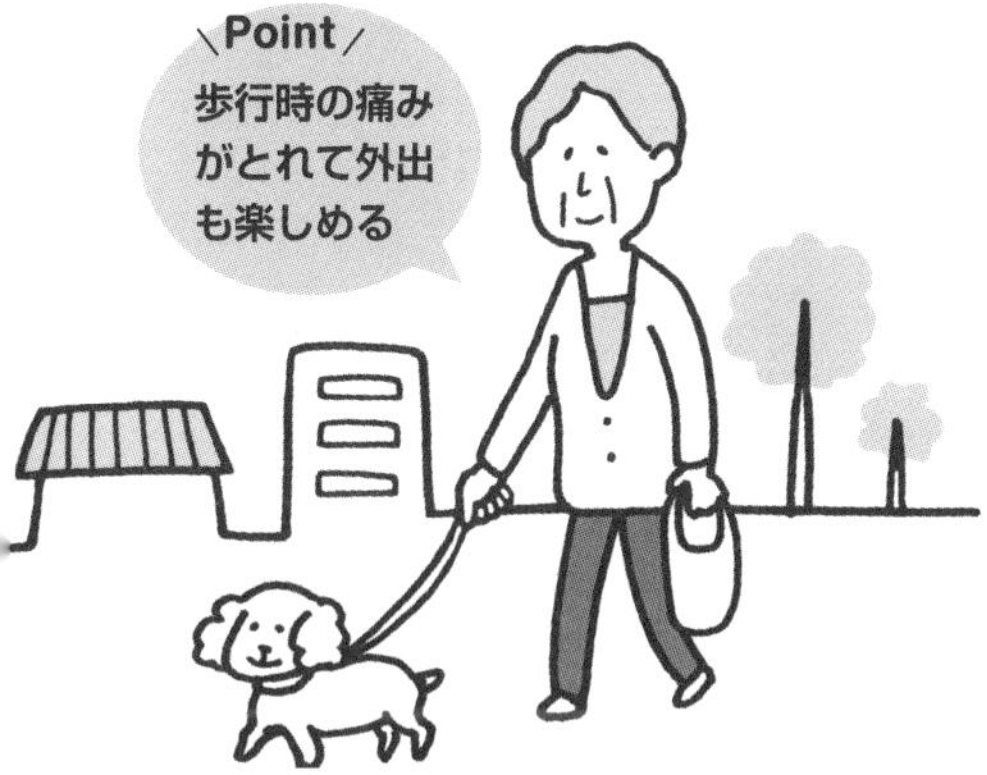
Point
歩行時の痛みがとれて外出も楽しめる

骨への転移

痛みがやわらぎ、生活の質が上がる

痛みの改善率は70〜90%と高い。薬を使いつつ、5〜10回程度に分割して放射線をあてることが多い。効果の持続期間は3〜6か月。

放射線治療時は皮膚がただれやすい

放射線治療では、皮膚を通過させ、標的臓器に放射線をあてます。そのため皮膚障害の副作用が起こります。

術前・術後の補助療法や、局所再発時の緩和ケアで直腸《ちょくちょう》にあてるときには、肛門周囲がただれがちです。下痢、下血、血尿、頻尿、排尿時の痛みが起こることも。異変を感じたら、主治医に相談しましょう。

脳や骨への照射時にも皮膚のかゆみが起こります。かきむしると出血し、症状が悪化するので、少しでも気になったら軟膏《なんこう》をもらいましょう。

肺への照射では、肺臓炎《はいぞうえん》という重い副作用で、肺の組織がこわれることがあります。**せき、息切れ、発熱などの徴候に注意してください。**

集学的治療〈緩和ケア〉

痛みをとり除いて できるだけ快適に暮らす

痛みのケアは、進行・再発がん治療の重要な柱。身体的な苦痛がなくなると心のつらさも緩和され、これからをよりよく過ごすことにつながります。

完治がむずかしくても 症状は軽減できる

局所的な痛みに対しては、放射線治療が有効です。進行を抑える効果もあります。ただ、放射線治療の効果は、ずっとはつづきません。持続期間は3～10か月とされています。

また、がんが全身に転移《てんい》してくると、放射線だけでは抑えられません。

再発・進行時の痛みのケアには鎮痛薬が不可欠です。左図のように3段階に分けて、薬を使うのが効果的。少しでも早くから疼痛ケアをすることが、世界的にも推奨されています。

痛みをとることは 心のケアにもつながる

がんによる痛みは、さまざまな要素から成り立ちます。病巣に神経が圧迫されて痛む「体の痛み」、不安や孤独、抑うつなどの「心の痛み」のほか、人生の意味への問い、死への恐怖といった「スピリチュアルな苦痛」も含まれます。家族の今後や治療費などの現実的な悩みもあります。

鎮痛薬を使うと同時に心のケアもおこないましょう。緩和ケア外来では、臨床心理士、精神腫瘍《しゅよう》科医など、多くのスタッフが支えてくれます。

体の痛み、心の痛みはつながっている

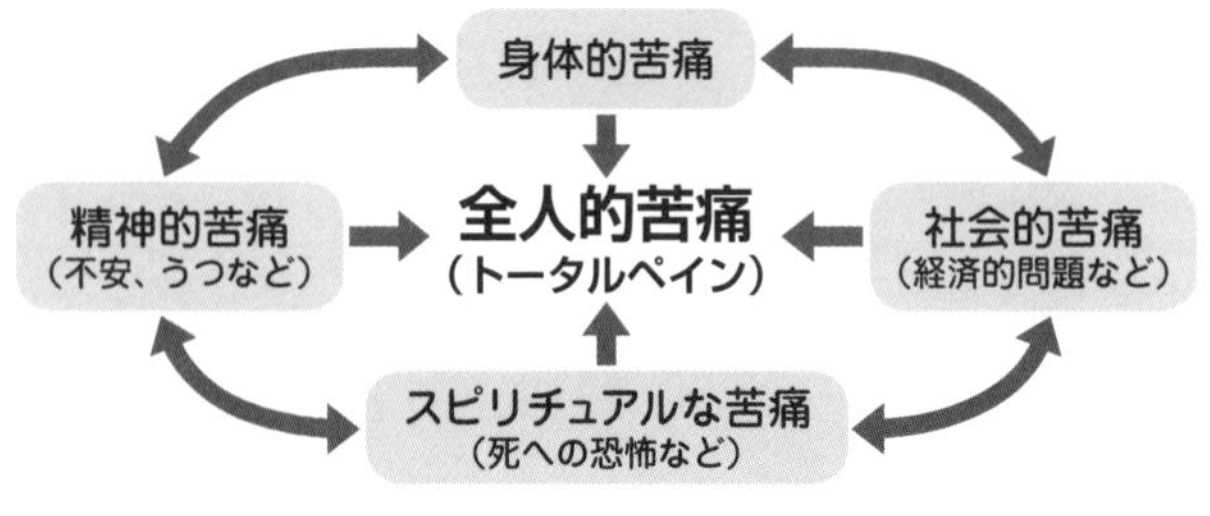

WHOが提唱する緩和ケアの考えかた。体の痛み、心のつらさ、死への恐怖などはすべてつながっていて、全人的な苦痛を引き起こす。

早いうちから薬を使うと、痛みが悪化しない

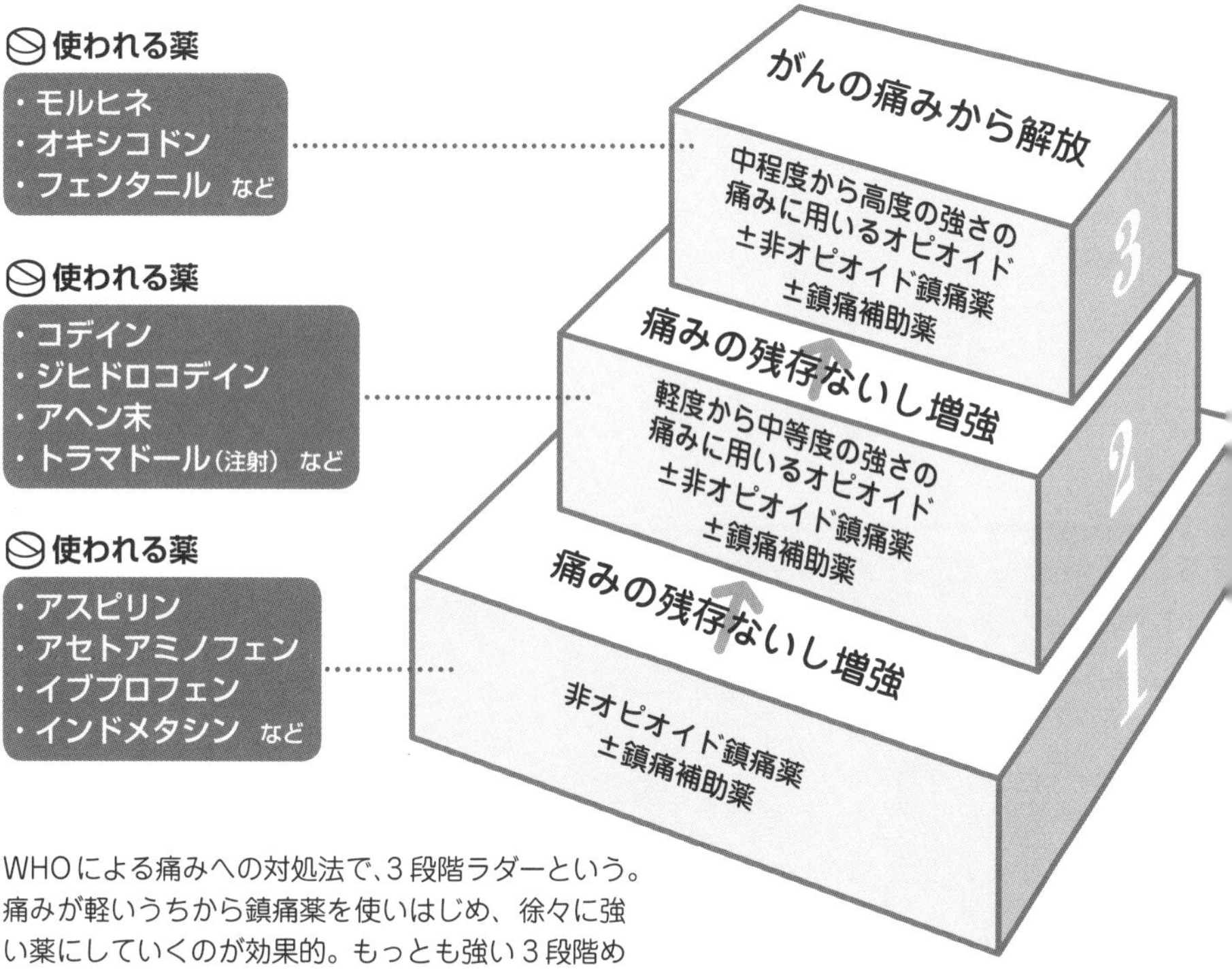

WHOによる痛みへの対処法で、3段階ラダーという。痛みが軽いうちから鎮痛薬を使いはじめ、徐々に強い薬にしていくのが効果的。もっとも強い3段階めの痛みには、医療用麻薬を使用。依存性はないので安心して使って。

直腸などの内臓痛は神経ブロックで緩和できる

鎮痛薬で痛みをケアするときには、ふたつの注意点があります。

ひとつは、**痛みが出たら早めに薬を使うこと**。〝頻繁に使うと依存する〟というのは誤解です。モルヒネなどの医療用麻薬にも、依存性はまったくありません。早期から積極的に使い、痛みの悪化を防ぎましょう。

もうひとつは、痛みを正確に伝えること。受診時には、「10段階のうちどのくらいの痛みですか?」と確認してくれます。どのタイミングでどの程度痛むか、正確に伝えましょう。

鎮痛薬で改善しないときは、神経ブロックも効果的。背骨のなかの脊《せき》髄《ずい》の周囲に局所麻酔薬を入れて、痛みを感じにくくします。

集学的治療の流れ

薬物治療も放射線も外来で受けられる

集学的治療の代表例として、薬物治療、放射線治療を受ける場合の流れを見てみましょう。ほとんどの場合は、外来で治療を受けられます。

全身状態をしらべて薬が使えるか相談する

進行・再発がんの治療では、長期の入院を余儀なくされることがよくありました。しかし現在は、〝患者さんの人生そのものを支える〟視点でがん治療がおこなわれます。**薬物治療の技術、管理方法も発達し、点滴も放射線治療も外来で受けられるようになりました。**

専門的ながん治療をおこなう病院では、外来化学療法センターが設けられ、少しでも快適に過ごせるようにくふうされています。

通院治療で無理なくつづけることが大事

外来での薬物治療、放射線治療の流れを知っておこう。

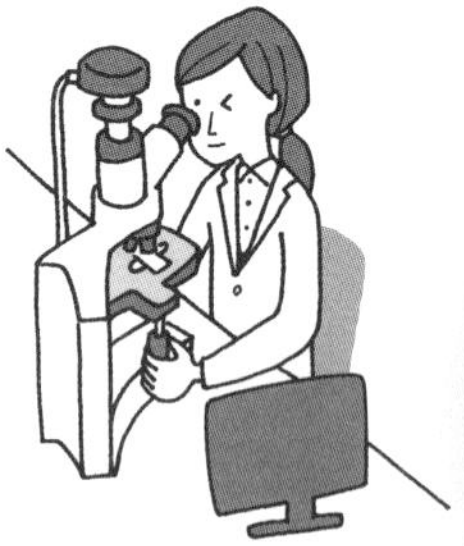

遺伝子検査＆血液検査

RAS 遺伝子とともに肝臓、腎臓などの機能もチェック

あなたにあう薬かどうかをしらべるため、がん細胞の遺伝子を確認。肝臓や腎臓の機能もしらべ、薬によって負担がかからないかなどを検討。

主治医と相談

どの薬がベストかも含めて方針を話し合う

どの薬を使うか、放射線治療はおこなうか否かを話し合って決める。希望を伝えたうえで、治療の選択肢、メリット、デメリットを確認しよう。

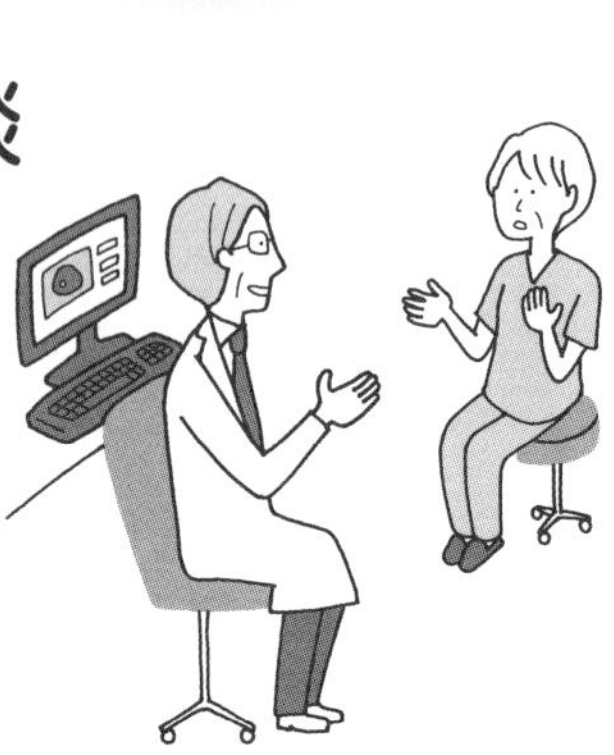

薬はずっとつづけるもの。なるべく負担を減らす

集学的治療で進行抑制をめざす場合、治療は長期に及びます。最大の目的は、残された時間を延ばし、よりよい人生を送ること。**治療が生活の妨げとならないよう、負担の少ない方法で受けられるのが理想です。**

治療計画を立てるときは、〝積極的に人と会いたいから、吐き気の少ない薬にしてほしい〟〝内服薬を使って仕事をつづけたい〟など、あなたの希望を伝えましょう。**すべてを実現できるかどうかはわかりませんが、治療効果とのかねあいを考え、最適な薬を選んでくれます。**

治療開始後も、不安に感じること、これからの生活への思いなどを、遠慮なく主治医に伝えてください。

薬物治療＆放射線治療

薬だけなら月２回程度。放射線は短期で毎日通う

治療計画（レジメン）に沿って治療開始。放射線は週５回の治療を５～６週間。点滴治療は１回２～３時間で、月に数回の場合が多い。体調などに問題がなければ、点滴と放射線治療を同日にできる。

CV ポートを留置して薬を入れる方法もある

5-FU（→122）の持続静注は46時間かかるため、入院でおこなう。ただし簡単な手術で、CV ポートという針刺し用の器具を胸に埋め込むと、自宅で投与ができる。

Point
外来化学療法センターで点滴を受ける

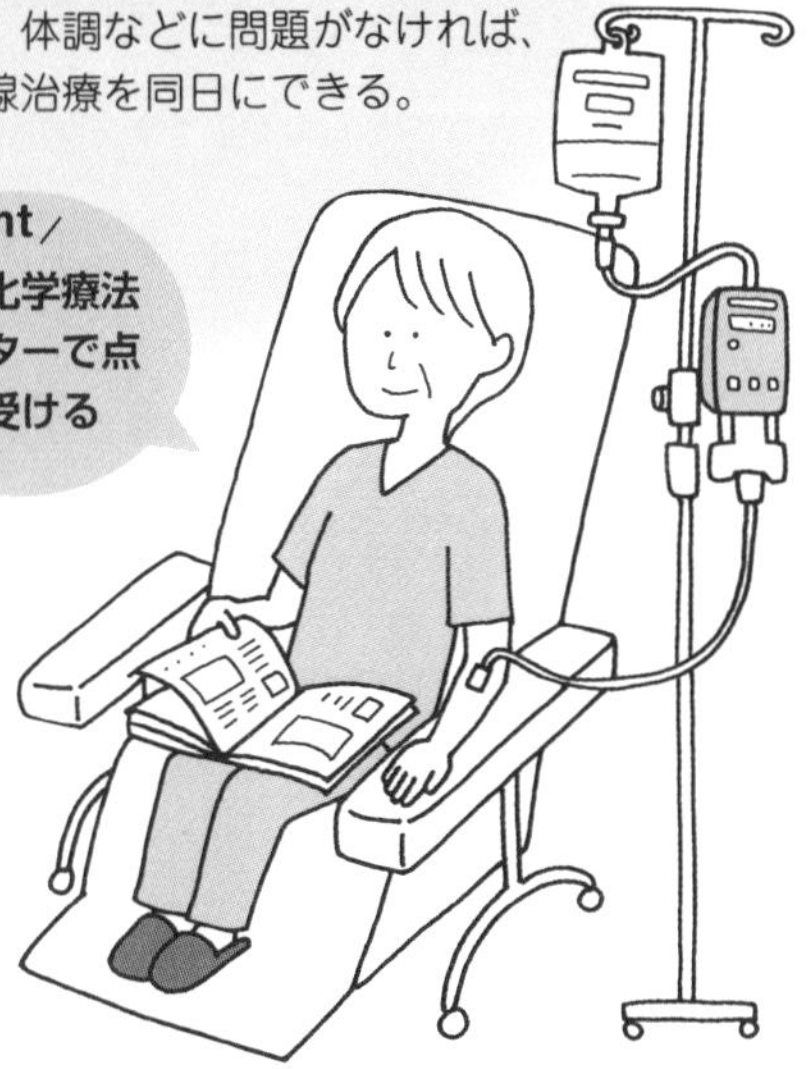

CT検査、MRI検査

がんの大きさの変化を見る

月２回ほどの血液検査、２～３か月に１度の画像検査で効果を判定。病巣が30％以上縮小していれば、効果が出ている。逆に20％以上の増加が認められるときには、治療計画の変更を検討。

代替療法を試すなら まず、主治医に相談を

がんを何とか治したいという思いは、みな同じ。手術による完治がむずかしいとわかったとき、多くの人が代替療法を試しています。

再発、転移時には誰しも心が揺れる

代替療法とは、西洋医学での科学的根拠はないものの、治療効果を補ったり、治癒《ちゆ》につながる可能性のあるものをさします。健康食品やサプリメント、鍼灸《しんきゅう》、温熱療法など、内容は多種多様。明確な効果はわかりませんが、**がん患者さんの４割は代替療法を試しているといわれます。**

よい結果が得られる人がいる一方、高額な費用で後悔する人もなかにはいます。**納得して受けられるよう、吟味してはじめることが大切です。**

「〇〇でがんが治る」は本当にあるの？

検討するときの基準はいくつかあります。**ひとつは「〇〇でがんが治る」とうたう商品、療法に注意すること。**必ずがんが治るのなら、その方法はすでに普及しているはずです。

２つめの基準は、経済的負担です。治療費や貯金のすべてをつぎ込まなくてはならないような、高額なものはできるだけ避けましょう。

３つめは、あなた自身がその方法を信じられること。熟慮のうえでの判断なら、試す価値はあります。

治療の妨げにならないよう主治医に隠さず話す

代替療法を試すときは、なるべくひとつに絞ります。いくつも同時におこなうと、何が効いたのか判然としないからです。

〝これを試したい〟という方法が決まったら、まず主治医に相談を。内容によっては、薬物治療などの妨げとなることもあります。

現在は、多くのがん専門医が代替療法へのチャレンジを受け入れています。**〝どうせ否定される〟などと思わず、正直に話すことが大切です。**

納得できる代替療法か、いま一度チェックを

興味のあるものひとつに絞ったら、本当に納得して受けられる方法かどうかを、下記のチェックリストで確認しよう。

主治医に確認

主治医や看護師、薬剤師、栄養士などに、下記のことを聞いてみよう。

- ☑ この補完代替医療で、がんの進行に伴う症状を軽減できますか？
- ☑ この補完代替医療で、がんの治療に伴う副作用を軽減できますか？
- ☑ この補完代替医療の安全性や効果はヒトで確認されていますか？
- ☑ この補完代替医療の専門家と、治療方針について話をしてもらえますか？
- ☑ この補完代替医療の専門家といっしょに治療に取り組んでもらえますか？
- ☑ この補完代替医療は、現在受けているがんの治療に影響がありますか？
- ☑ この補完代替医療は、健康保険がききますか？

セルフチェック

興味のある代替医療の専門家に会う前に、自分で以下のことをしらべてみよう。

- ☑ その専門家は、どのような補完代替医療をおこなっていますか？
- ☑ その専門家は、どのようなところで訓練を受けていますか？
- ☑ その専門家は、免許など技術・知識を保証するものをもっていますか？
- ☑ その専門家は、あなたと同じ病気の患者さんを診たことがありますか？
- ☑ その専門家は、あなたの主治医（かかりつけ医）といっしょに治療に取り組んでくれますか？
- ☑ その補完代替医療についてどのような研究がおこなわれていますか？
- ☑ それは科学的な方法で検証された研究ですか？
- ☑ その補完代替医療の費用はどのくらいですか？

専門家に確認

その代替医療を受けられる施設が見つかったら、実際に行ってみて、専門家に話を聞いてみよう。治療や商品購入の申し込みの前に、確認するようにしたい。

- ☑ この補完代替医療は、どのように効果を発揮するのですか？
- ☑ 私のような病状に使って効果があったという科学的な根拠（発表されている論文）はありますか？
- ☑ この補完代替医療に関する情報やデータを提供してもらえますか？
- ☑ この補完代替医療の危険性や副作用は何ですか？
- ☑ この補完代替医療は、現在受けているがんの治療に影響がありますか？
- ☑ この補完代替医療をやってはいけないのは、どのような状態（または病気）のときですか？
- ☑ この補完代替医療は、どのくらい長くつづける必要がありますか？
- ☑ この補完代替医療で、機材や物を買う必要がありますか？
- ☑ この補完代替医療の費用は、いくらですか？

（「がんの補完代替医療ハンドブック 第3版」「がんの代替療法の科学的検査と臨床応用に関する研究」班より引用、一部改変）

漢方薬

術後の大腸の機能を よくするとされる、漢方薬もある

漢方治療は、全身状態のバランスを見て、体質、体調を改善する方法です。漢方薬のなかには、効果が実証され、保険適応になっているものも多くあります。

がん治療では、抗がん剤の副作用の軽減、術後の体力回復などに用いられることも。「大建中湯《だいけんちゅうとう》」という漢方薬が、大腸がん術後の腸閉塞《ちょうへいそく》予防につながるという報告もあります。

興味があれば、まず主治医に相談を。**医師によっては漢方薬を処方してくれたり、信頼できる漢方医を紹介してくれる可能性もあります。**

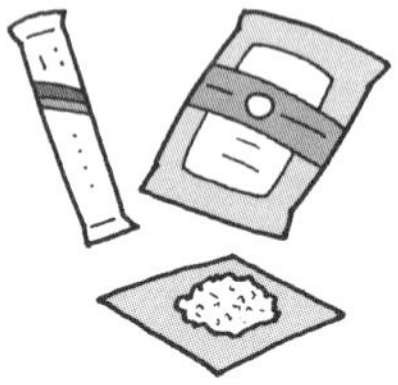

温熱療法

腹膜播種《ふくまくはしゅ》に対する治療法として おこなわれているものも

温熱療法として有名なのは「ハイパー・サーミア」です。がん細胞が熱に弱いという性質を利用し、病巣を43℃前後まで温める方法です。

もうひとつ、**腹膜播種に対する「HIPEC」という治療も一部にあります。がん病巣を含め、腹部臓器や腹膜を切除したうえで、腹腔《ふくくう》内で温熱化学療法をおこなうものです。**

腹膜偽粘液腫《ふくまくぎねんえきしゅ》という病気に対しては効果が期待され、先進医療に指定されていますが、大腸がんの腹膜播種には、いまのところ効果があきらかになっていません。

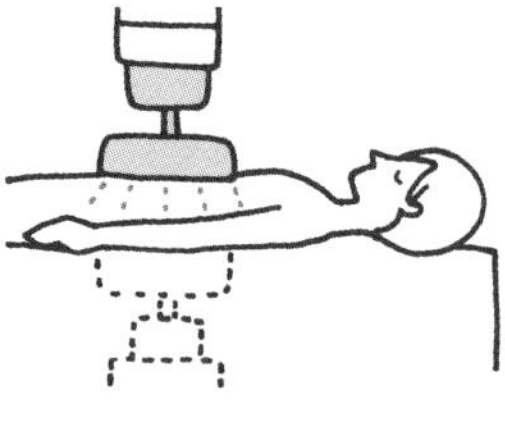

食事・栄養療法

「大腸がんの予防には、栄養は大事。ただし治療としては根拠がない」

がんにいいとされる健康食品は数知れず。しかし効果が実証されたものはありません。とり入れたい場合は、主治医に相談してみましょう。

ただ、**がんが進行すると体重が減り、体力が落ちることはあきらかになっています**。体内の代謝異常、慢性的な炎症、内分泌《ないぶんぴつ》異常などが次々に起きる「がん悪液質《あくえきしつ》」が原因です。

予防、抑制には、たんぱく質や、良質の脂肪酸「ＥＰＡ」が効果的という報告も。**健康食品をとるより、毎日の食事でたんぱく質や青魚を適量とるほうが、体にはよさそうです。**

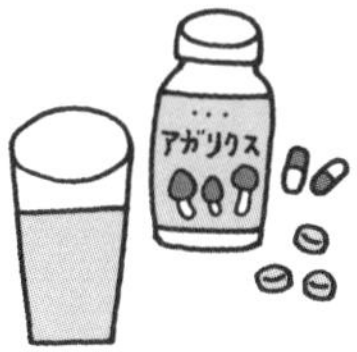

免疫《めんえき》療法

「免疫チェックポイント阻害薬とは別物。高価だが効きめはわからない」

肺がん治療などに使われる新薬「免疫チェックポイント阻害薬」が、報道などで話題となりました。これは医学的根拠が明確な治療法ですが、他方、**自由診療のクリニックなどでおこなわれる免疫療法もあります。**

よく見受けられるのが、がんワクチン療法。体内からとり出した細胞を人工的に変化させ、免疫細胞として体内に戻す方法です。**現在のところ効果は定かではなく、また治療費が高額なケースが多いようです。興味がある場合は、主治医や家族とよく相談してから決めましょう。**

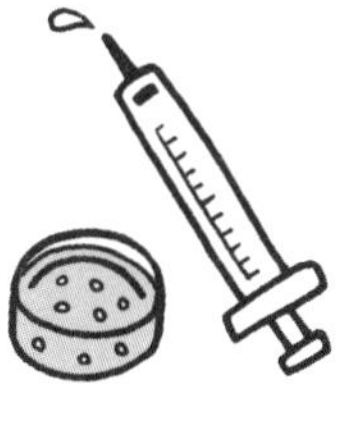

再発・進行がんの ケーススタディ

再発がん、進行がんが見つかったとき、多くの人が絶望し、思い悩みます。それでも完治の道はあり、そのために頑張っている患者さんたちがいることを、どうか知っておいてください。

結腸《けっちょう》がん
再発
65歳・男性

「手術から２年後の再発。肝臓、肺への転移《てんい》が見つかりました」

最初にがんが見つかったのは、２年前。ステージⅢaの結腸がんでした。手術に加え、半年間の薬物治療を受け、治療後の検査ではがんがきれいになくなっていました。再発さえしなければ、思い描いていた老後を送れる――そう思って退職までの日々を過ごしていた矢先、検査で引っかかったのです。

CT検査では、肝臓に小さながんが３つ、そして肺への転移もありました。「目に見えるものは手術でとりましょう。ただ、もっと小さながんがひそんでいる可能性があります。薬物治療も必要です」。肝臓と肺を切ったうえ、また抗がん剤を使うのかと思うと、絶望的な思いでした。ですが、治る可能性があるのに、あきらめるわけにはいかない。その一心で手術を受け、いまは薬物治療を続けています。

日によっては、「なぜこんな目に」と思うことも、「もう十分だ」と思うこともあります。でも、患者会に顔を出すようになってからは、その気持ちがずいぶんと楽になりました。多くの人ががんに苦しみ、泣いたり笑ったりしながら、今日を懸命に生きている。私だって、落ち込んでばかりはいられません。

直腸《ちょくちょう》がん
Ⅳ期
59歳・女性

「骨盤内臓全摘術《こつばんないぞうぜんてきじゅつ》と肝切除。それでも〝生きる〟選択をしました」

健康番組で見た、大腸がん特集。「便が細い」「血便」「貧血」などの典型的な症状が紹介されていました。そこではじめて気づいたのです。もしかして私、がんなのかもと。

大腸内視鏡専門のクリニックを訪れたところ、その場でがんとわかりました。翌々日に、夫とがん専門病院を受診。肝臓に転移のあるステージⅣで、子宮にもがんが広がっていました。「大手術ですが、切除は可能です。ただ、膀胱《ぼうこう》、子宮、膣まですべて摘出する手術です。よく話し合って決めてください」。主治医の説明に、頭が真っ白になりました。排泄ができず、子宮もない。その状態で生きることが、まるで想像できなかったのです。

手術を決めたのは、「どんなにつらいかわからないけれど、それでも生きていてほしい」という家族の言葉。娘や息子たちにも押され、私も覚悟を決めました。生きている以上に大切なことなんてない、そう思えたからです。

手術は２回、入院は計２か月間弱。術後に肺炎を起こしたこともあり、正直、くわしいことは覚えていません。半年後のいまも薬物治療中です。人工肛門、人工膀胱にはようやく慣れ、やっと動き回れるところまで回復しました。先のことも何も考えられませんが、何としても完治させたい。残りの人生をもっと生きたい。その思いで頑張っています。

Part

6

治療中・治療後の日常生活を快適に

大腸がんの手術を受けると、排泄などの機能に少なからず影響が出ます。
人工肛門をつくった人は、装具に慣れる時間も必要。
食事をはじめとする生活の工夫をしながら、
無理のない社会復帰をめざしましょう。
薬物治療の最中も、食生活への配慮が大切です。

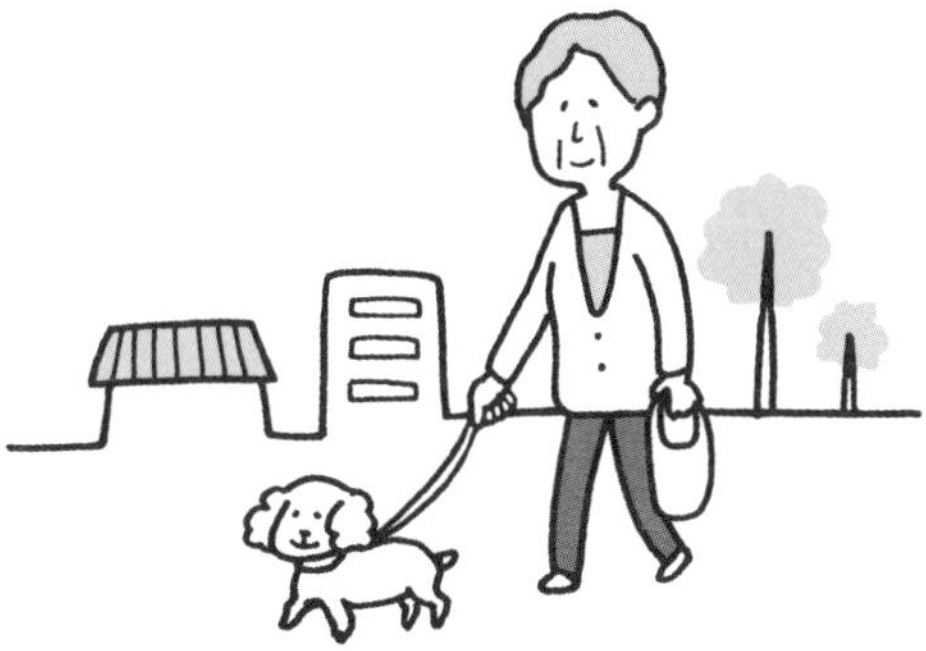

日常生活の基本

無理をしなければもとの生活に戻れる

大腸がんは治癒率の高いがん。でも、治療後の生活では、少しの養生とくふうが必要です。無理をせず、徐々に復帰をめざしましょう。

手術後1～2か月で社会復帰する人が多い

内視鏡的治療で完治できた場合には、社会復帰に時間はかかりません。しかし**手術を受けた場合は、体力が落ちています。腸の機能も、すぐにはもとに戻りません。**

退院後しばらくは、消化のよいものを食べる、少しずつ体を動かすなど、生活面での配慮が必要です。

多くの人は1～2か月かけて社会復帰をしています。**あまりあせらず、生活リズムをととのえながら復帰をめざしましょう。**

排便の変化に慣れる時間もほしい

手術後は、排便の調子も変わります。とくに直腸《ちょくちょう》がんの手術後は、その傾向が顕著。頻繁にトイレに行きたくなったり、軟便、下痢に悩まされることもあります。

できるだけ規則正しい生活に戻しつつ、自分なりの排便コントロール法を身につけていきましょう。

人工肛門の造設後は、ケアに慣れることも重要です（→Ｐ１４８）。**近所への外出からはじめ、便のもれへの不安を克服していきます。**

休職していても体はなるべく動かして

体を動かすことは、腸の回復にもつながります。近所を散歩したり、買いものに行くなど、毎日少しずつ体を動かしてください。

入院中に寝て過ごしていたために、睡眠のリズムが戻らない人もいると思います。このような場合は、**決まった時間に目覚まし時計をかけ、日中に体を動かすことで、気持ちよく眠りにつけるようになります。**少し疲れたとき、休みたいときも、昼寝は1時間程度にとどめましょう。

1～2か月かけて、もとの生活に戻していく

下記は退院後の、受診のタイミングのめやす。
検査結果を見て、少しずつ復帰を。

退院

2週間後

受診して傷と体調を診てもらう

手術・退院後の初回診察では、傷口や全身状態を診てもらう。

腸の調子、体調をととのえる

- 食生活に注意し、腸の動きをよくする
- 決まった時間に起きて生活リズムをとり戻す

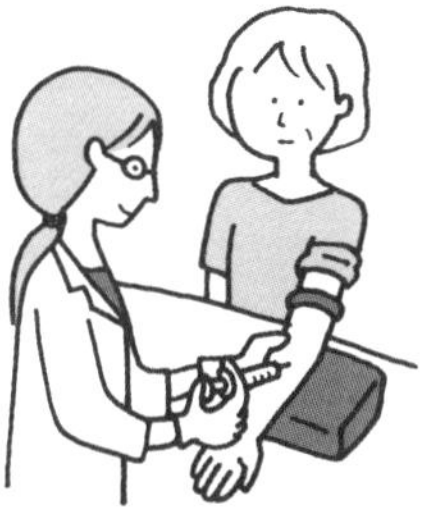

1か月後

大腸の状態、全身状態を診てもらう

診察と血液検査で全身状態、腸の回復度合いなどをチェック。補助化学療法をはじめる場合もある。

社会復帰に備える

- 近所を散歩する
- スーパーへ買いものに行く
- 電車に乗って出かける など

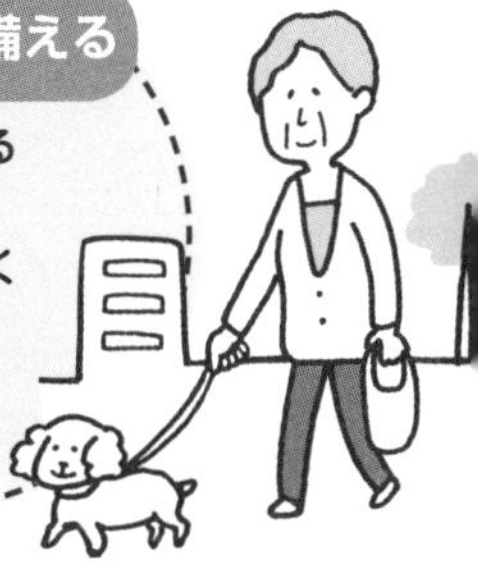

3か月後

定期検査で再発をチェック

腫瘍《しゅよう》マーカーをしらべ、再発がないかを見る。半年後には画像検査もおこなう。

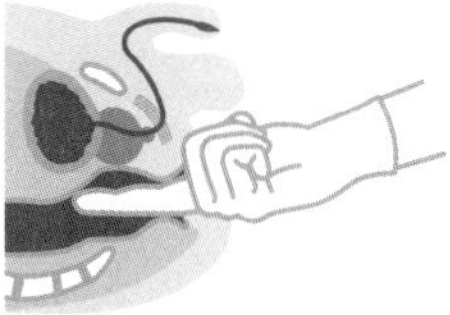

復帰後すぐは業務量、家事の量などを調整する

休職中の人は、受診の際に、主治医に復職のタイミングを相談します。主治医の意見を聞いたうえで、上司や人事部、総務部などの担当部署に、早めに状況を知らせておきます。

「仕事の遅れをとり戻したい」「給料が下がったら大変」と、あせる気持ちもあるかもしれません。ですが復帰後すぐに、もとどおりに働けるとはかぎりません。**実際に、がん治療後の復職では、多くの人が時短勤務などで働きかたを調整しています。**無理のない復職計画を立て、周囲にも協力を依頼しておきましょう。

退職後の人、主婦の人も、家族の協力を得ながら、家事や社会活動を少しずつ再開していきます。

食生活の注意点

手術後は1日4～5回に分けて栄養をとる

退院後の生活でとりわけ重要な、食生活のくふう。とくに術後3か月間は、腸に負担のかからない食事メニュー、食事回数を心がけましょう。

がんでやせてしまうことも。でも、急には食べられない

がん診断時には約半数の人が、進行時には8割の人に、体重減少が認められています。原因はおもに、がん悪液質《あくえきしつ》（→P139）です。

治療後はできるだけ栄養をとり、体重を戻していきたいところ。体力回復にも役立ちます。ただ、急にたくさん食べると腸の負担になります。小分けにして、少しずつでも栄養をとることが大切です。**日に三度の少なめの食事に、2～3回の間食を加えると、エネルギーを補えます。**

量を控えめに、回数を多くしてエネルギー補給

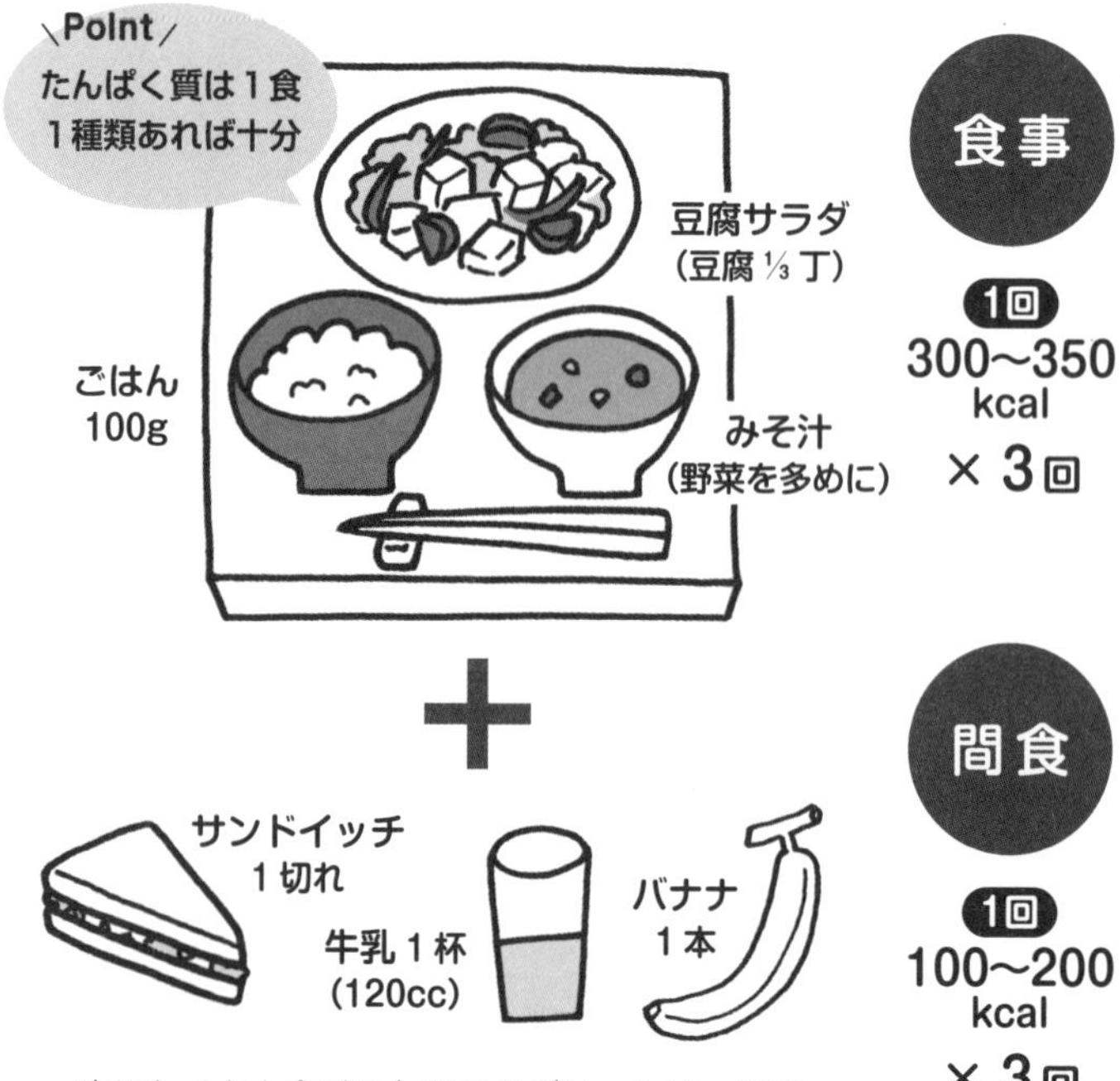

一度にたくさん食べるとおなかがはったり、下痢したりしやすい。少なめのごはんとみそ汁、おかず1品程度で十分。不足分は間食で補って。

術後3か月は、腸の負担になる食品を避ける

腸閉塞《ちょうへいそく》予防のためにも、消化のよい食事を心がけたい。

Ⅰ 不溶性食物繊維の多い食品

・海藻類（わかめ、ひじき、こんぶなど）
・根菜（ごぼう、れんこんなど）
・きのこ類　・たけのこ　・こんにゃく
・玄米ごはん　・ナッツ
・豆類（大豆、小豆、いんげん豆など）　など

腸の動きが戻らないうちに、食物繊維を多くとると、腸が詰まることも。とくに術後1か月間は、上記の食品を控えめに。

Point
食べたいときはこまかく刻んで少量をとる

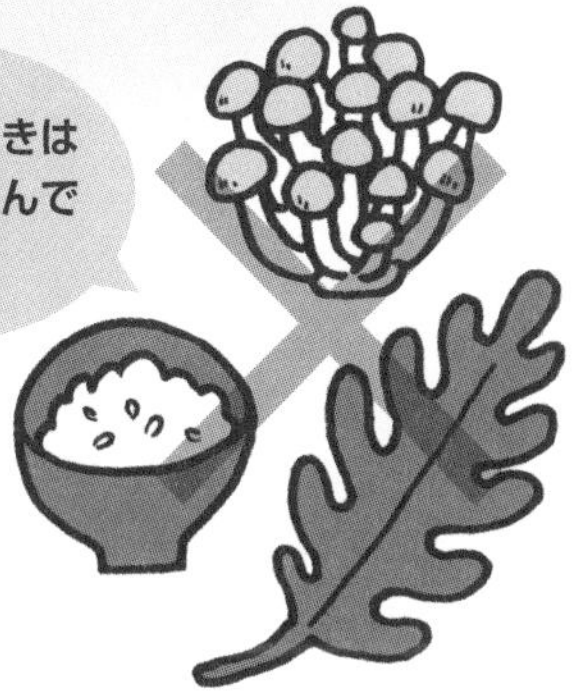

Ⅱ ガスがたまる食品

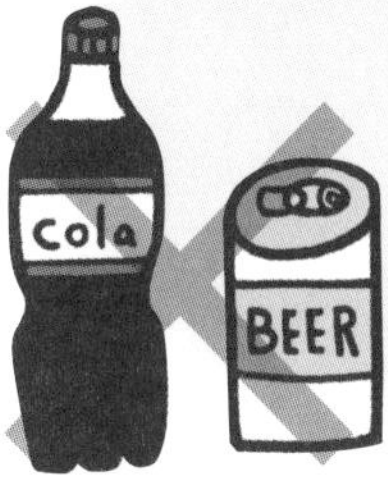

ガスがたまる食品は、おなかのはりを悪化させるので、なるべく避ける。

Point
アルコール自体も腸の刺激になる

Ⅲ 腸粘膜を刺激する食品

刺激の強いスパイス、コーヒーなどは、下痢やおなかの痛みをまねきやすい。

Point
下痢を悪化させてしまう

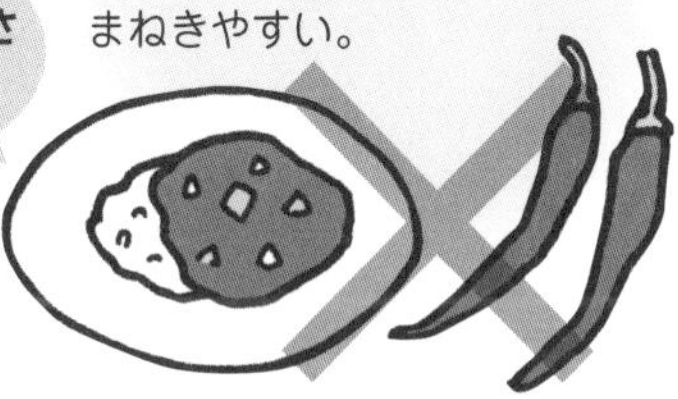

おなかがはるときは食事メニュー、量を見直す

直腸《ちょくちょう》がんの手術後は、腸管内で水分が十分吸収されず、軟便や下痢になりがちです。食物繊維の多い食事、唐辛子やわさびなどの刺激物はなるべく控えましょう。時間とともに便の硬さが戻ってきたら、ようすを見ながら好きなものを食べはじめます。

結腸《けっちょう》がんの手術後も、基本の注意点は同じです。**手術後1～3か月は、腸の動きが悪く、詰まりやすい状態。腸閉塞《ちょうへいそく》を防ぐためにも、負担にならないメニューを選びましょう。**

　おなかがはるときは、1回量が多すぎないか、消化の悪いものを食べていないかを見直してください。冷たいメニューや飲みものによる冷えにも、要注意です。

食生活の注意点

献立選びで体調管理。食品で便の硬さを調整

薬物治療中は、おいしく食べるためのくふうを。直腸がん手術で人工肛門をつくった人は、ケアに慣れるまで、食材選びに注意します。

薬物治療中の人は食事で体調をととのえる

退院後、補助的に薬物治療を受けている人もいるでしょう。進行・再発がんで、薬を中心に治療を受けている人もいると思います。

薬物治療中は、抗がん剤の影響で食欲がなくなることがあります。**〝食べられるときに、少しでも食べる〟ことを心がけてください。**腸への負担や、栄養バランスは二の次です。

体力をつけて体重を維持することは、薬物治療の効果を高めるうえでも重要です。

吐き気があるときは冷ました料理を少量ずつ

薬の副作用で下痢や末梢神経障害《まっしょうしんけいしょうがい》が起きているときには、冷たい飲みもの、料理を控えます。反対に、吐き気が出ているときは、熱々の料理は避けましょう。湯気とともに香りがたち、吐き気を誘発しやすいためです。常温に冷ますか、最初から冷たいメニューを選ぶようにします。

口内炎ができたときは、口の粘膜を刺激しない、のどごしのよいメニューを。味の濃い料理、香辛料の効いた料理、硬い食材は避けます。

薬物治療中は副作用の出にくいメニューを

温度やのどごしのよさなどのくふうで、副作用を軽くできる。

末梢神経障害《まっしょうしんけいしょうがい》に対処
↓
体を温めるメニューで冷えやしびれを緩和。冷たい飲みものも避ける

例 鍋料理、うどん など

口内炎に対処
↓
硬い食材、味の濃いメニューは避け、さっぱりとのどごしのよいメニューにする

例 茶碗蒸し、雑炊 など

吐き気を防ぐ
↓
湯気の出るメニューは避ける。冷たいメニューにするか、冷ましてから食べる

例 卵豆腐、そうめん など

便の状態、においが気になるときは、食事を見直す

便の性状が気になるとき

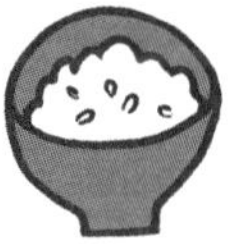
繊維質の食品も控えめに

便がゆるいときは、炭水化物を多めにとるといい。

○ 便を硬くする食品
- ごはん
- もち
- じゃがいも
- さといも
- パン
- うどん
- 白身魚　など

△ 軟便になりやすい食品
- 揚げもの
- 生卵
- かんきつ類
- ぶどう
- アイスクリーム
- 炭酸飲料
- アルコール飲料　など

ガスの量が気になるとき

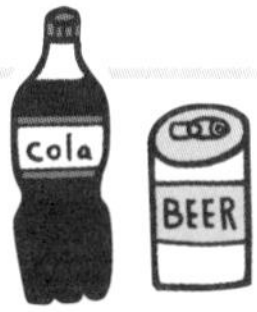
炭酸入りの飲みものは避ける
Cola
BEER

○ ガスを抑える食品
- パセリ
- レモン
- ヨーグルト
- 乳酸菌飲料
- 漬けもの

× ガスが出やすい食品
- ごぼう
- さつまいも
- 栗
- 豆類
- ねぎ類
- 貝類
- 炭酸飲料
- ラーメン　など

ガスが出る食品を控え、ヨーグルトなどを食べる。

便、ガスのにおいが気になるとき

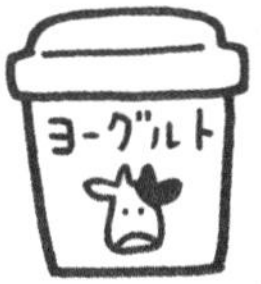
ヨーグルト
パセリやヨーグルトは腸にいい

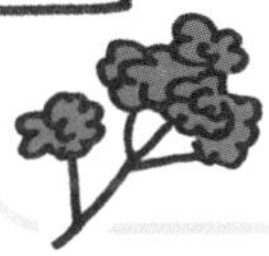

におい対策にも、パセリ、レモンなどが役立つ。

○ においを抑える食品
- パセリ
- レモン
- ヨーグルト
- グレープフルーツジュース
- クランベリージュース

× においが強まる食品
- にんにく
- ねぎ類
- にら
- アスパラガス
- 貝類
- えび
- 卵
- チーズ　など

人工肛門の扱いに慣れたら好きなものを食べていい

直腸《ちょくちょう》がんの手術を受けて人工肛門をつくった人は、慣れるまで、食材選びに注意しましょう。退院後しばらくは、水っぽい便が出ることもあります。**脂っぽいもの、冷たい飲みもの、アイスクリームなど、便がゆるくなる食品はなるべく避けます。**

また、慣れるまでは〝本当に便がもれないのだろうか〟と不安なもの。外出時も、人工肛門のことばかり気になってしまうかもしれません。万が一もれても強いにおいがしないよう、においの強い食材を控えます。ガスが出やすい食品も同じです。

人工肛門のある暮らしに慣れ、便の形状が固形に近づいてきたら、好きなものを食べてください。

ストーマケア

ストーマ装具の交換、排泄物の処理に慣れる

人工肛門の造設後は、ストーマケアを自分でおこなわなくてはなりません。装具のタイプ、正しいとり扱いかたを覚えておきましょう。

便意はなく、便が自然に袋にたまる

ストーマとは、人工排泄口の意。人工肛門と人工膀胱《ぼうこう》の2種類があり、大腸がん手術でつくられるのは、おもに前者です。人工肛門の造設後は、**新たな排便習慣に慣れることも大切です。これまでの排泄と違い、便意は起こりません。**人工肛門にはつねに装具をつけておき、食後などに出てくる便をそこにためるしくみです。

装具は、便をためる袋である「パウチ」と、パウチを肌に接着するシール役の「面板《めんいた》」から成っています。

装具は3種類に大別される

単品系（ワンピース）

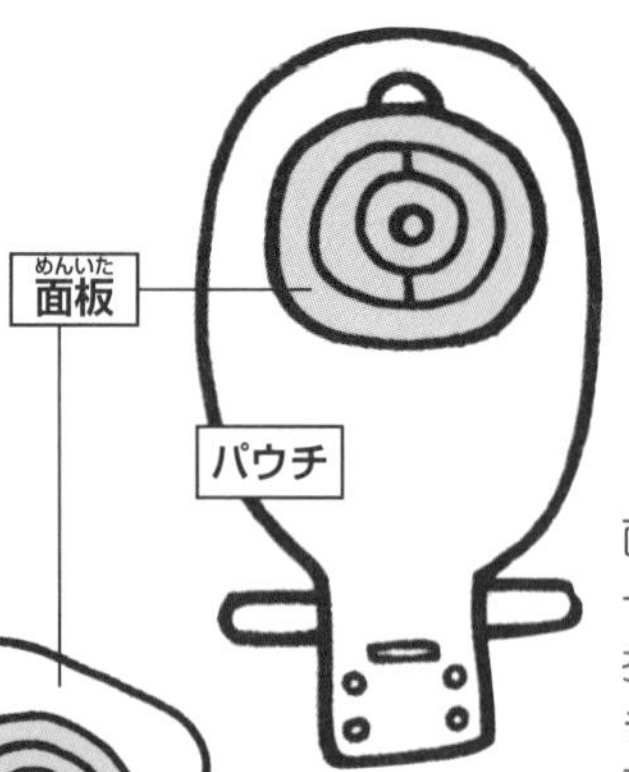

面板とパウチが一体化していて扱いが楽。パウチがはずれる心配がない。

二品系（ツーピース）

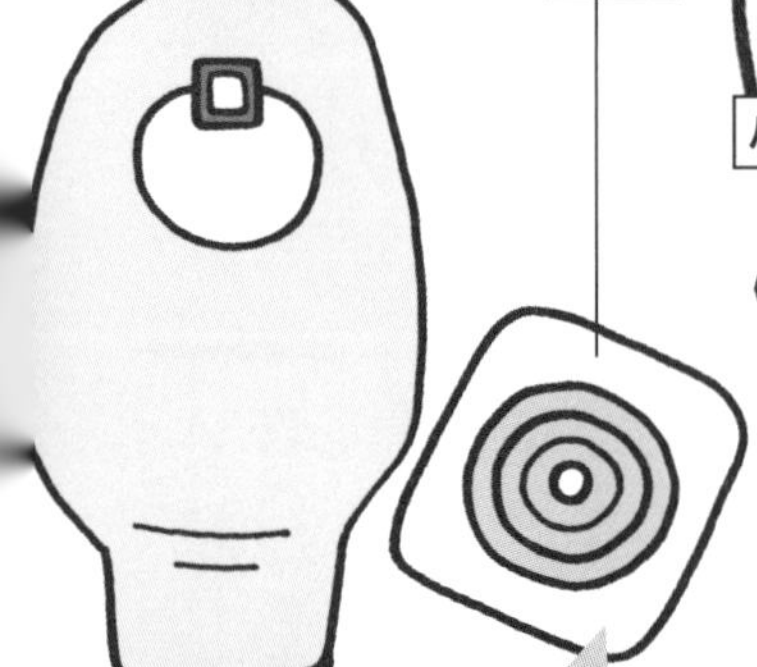

Point
面板を体に貼ってから、袋をはめる

別個になった面板とパウチを組み合わせて使うタイプ。状況に応じてパウチだけを換えることができる。

尿路用

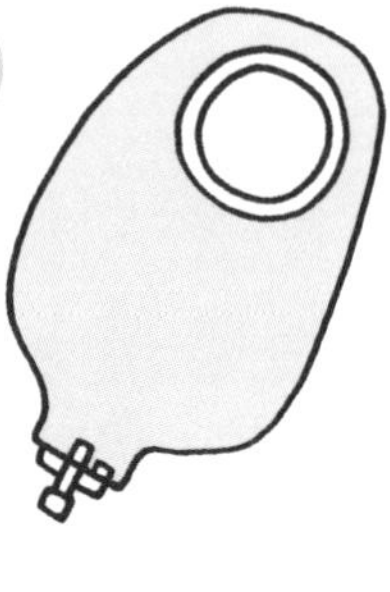

人工膀胱用の装具。尿のもれを防ぐ逆流防止弁があり、排泄口はキャップ式。

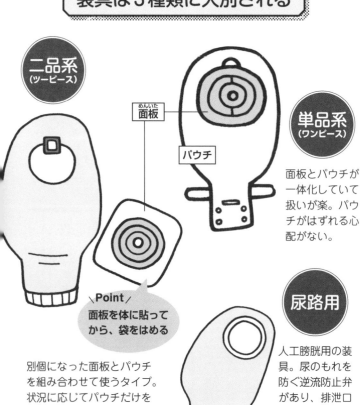

交換とケアの手順を覚え、安心して使えるようになる

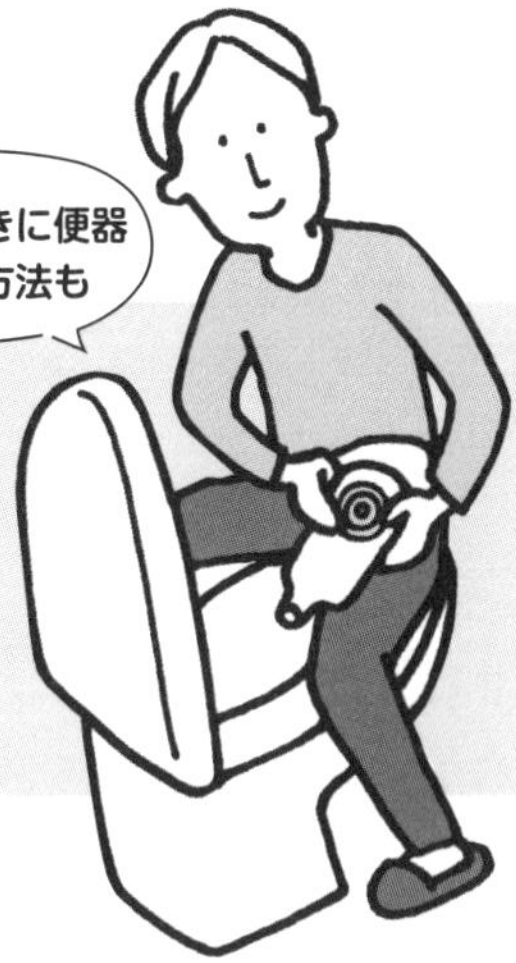
反対向きに便器に座る方法も

Point 1 排泄物が⅓〜½になったら捨てる

明確な決まりはないが、排泄物がパウチの⅓〜½までたまったら捨てるという人が多い。なかには、毎日捨てるという人も。

Point 2 パウチの交換は週2〜3回で十分

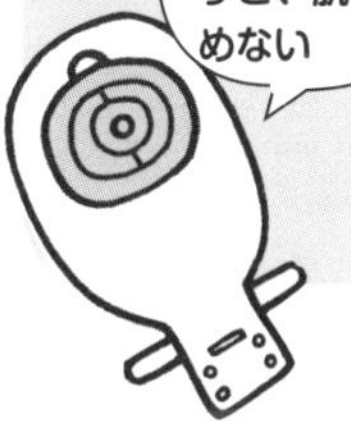
剥離剤《はくりざい》ではがすと、肌を傷めない

装具を毎日交換すると肌が傷みやすく、費用負担も大きい。排泄物の処理と同じく決まりはないが、週2〜3回でいい。

Point 3 周囲の皮膚を洗浄剤でやさしく洗う

入浴やシャワー浴の際に、人工肛門をこすらないよう注意。低刺激性の洗浄剤でやさしく洗い、粘膜と周囲の皮膚トラブルを防ぐ。

自己流の手入れは危険な合併症をまねく

パウチに便がたまってきたら、マジックテープなどで閉じられた開口部から便を捨てます。排便のたびに装具を交換する必要はありません。

ただし、装具を長くつけっぱなしにしていると、皮膚がかぶれます。製品の説明書などを参照し、定期的に装具を交換しましょう。

装具をとりはずすときは、皮膚を引っぱらないよう、やさしくはがします。専用のリムーバー（剥離剤《はくりざい》）を使うと、スムーズにはがれます。

皮膚トラブルが長くつづくと、ストーマがいぼのようにふくらむ「不《ふ》良肉芽《りょうにくげ》」に至ることも。**色や形があきらかに変化しているときは、医療機関での治療が必要です。**

ストーマケア

人工肛門があっても快適な暮らしを送れる

人工肛門の造設後も、これまでどおりに活動し、充実した人生を送れます。誰もが不安に感じる外出時のポイントを、まず確認しておきましょう。

確実に管理できれば自信をもって出かけられる

装具の扱いに慣れたら、どこへでも出かけられるようになります。万が一、便がもれた場合に備えて、**外出時には予備の装具やビニール袋を1セット用意しておくと安心です。**

服装も、基本は好きなもので大丈夫です。**ウエストに多少のゆとりがあり、パウチに便がたまっても圧迫されないものがいいでしょう。**

満員電車などで押されるのが不安なら、まずは時差通勤を。体を慣らす意味でも、負担を軽減できます。

オストメイト用のトイレをしらべておく

一般的なトイレでも排泄物は捨てられますが、使い勝手のよいオストメイト対応トイレもあります。オストメイトとは、ストーマを造設した人のこと。オストメイト用トイレは**通常のトイレの数倍の広さがあり、汚物流し台、ストーマ用のシャワーなどがついています。**

インターネットで「オストメイトＪＰ」で検索すると、全国の設置場所がわかります。**外出先、旅行先での位置を確認しておきましょう。**

手帳を申請して福祉サービスを活用

医療機関によってはストーマ外来が設けられています。日々のケアで不安があれば、受診してみましょう。

公的なサポート制度についても理解しておく必要があります。ストーマの造設後は、身体障害者手帳が交付されます。地域の福祉事務所か保健福祉課に行き、主治医の診断書とともに必要書類を提出します。

手帳の交付後は「日常生活用具費支給券」でストーマ装具を購入でき、日々の経済的負担もなくなります。

生活に制限はない。必要なのは少しの準備

交換用の装具があれば、どこにでも出かけられる。腹ばいになる可能性のあるスポーツを除けば、運動も楽しめる。

入浴時のポイント

家庭でははずして入ってもいい。温泉では小さなパウチを貼る

入浴時は装具をつけたまま入るのが一般的だが、家庭でははずして入ってもかまわない。銭湯や温泉などでは、パウチが必須。入浴時だけ小さなパウチにつけ換えるとめだたない。

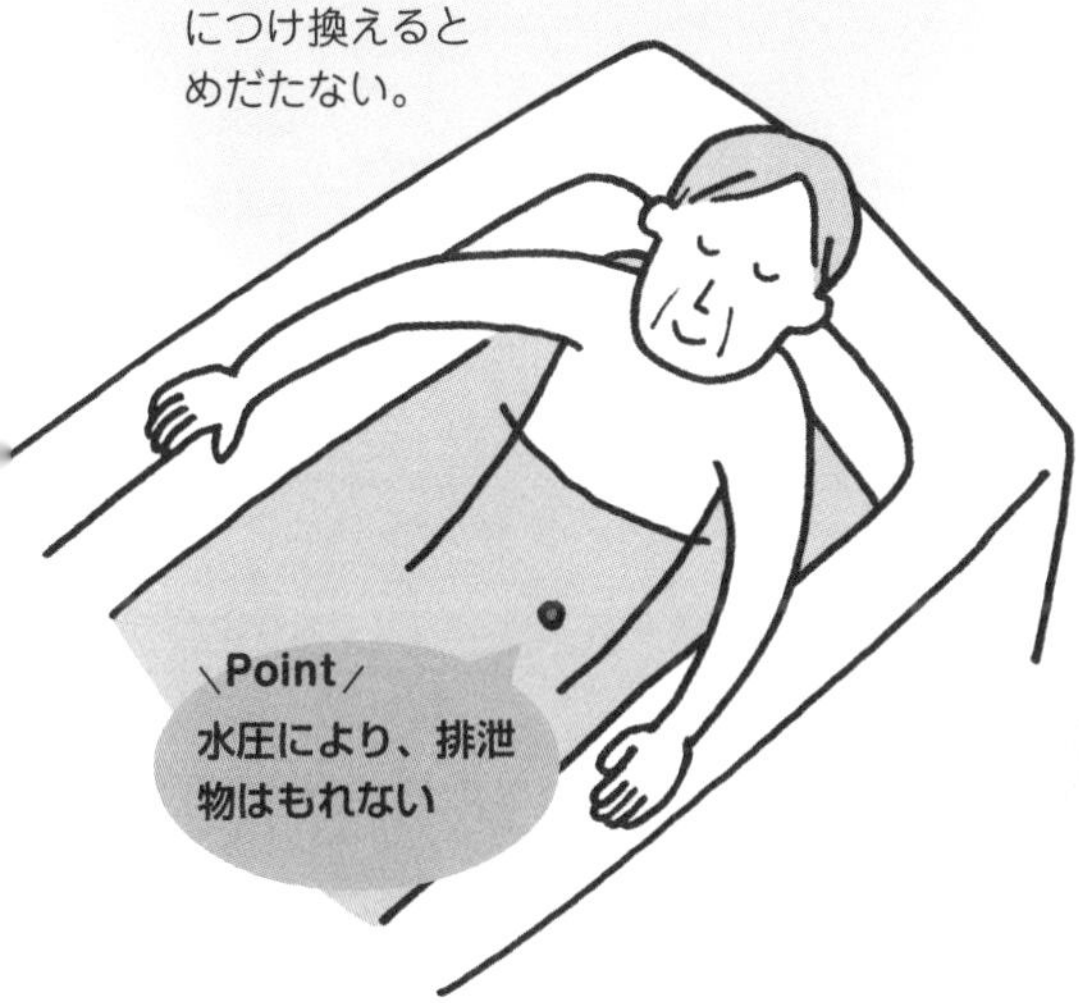

外出・通勤時のポイント

ウエストにゆとりがあればどんな服もOK。サスペンダーも便利

ウエストに手を入れたとき、すっと入るゆとりのあるズボンやスカートなら、圧迫される心配がない。スーツ着用時などは、ベルトをゆるく締めるかサスペンダーを使うといい。

旅行時のポイント

普段の外出時より装具を多めに準備して出かける

国内であれ海外であれ、旅行も自由に楽しめる。飛行機の搭乗前後は、トイレで排泄物を捨てておく。宿泊先で装具を捨てるときは、不透明のビニール袋などに入れて汚物入れボックスへ。

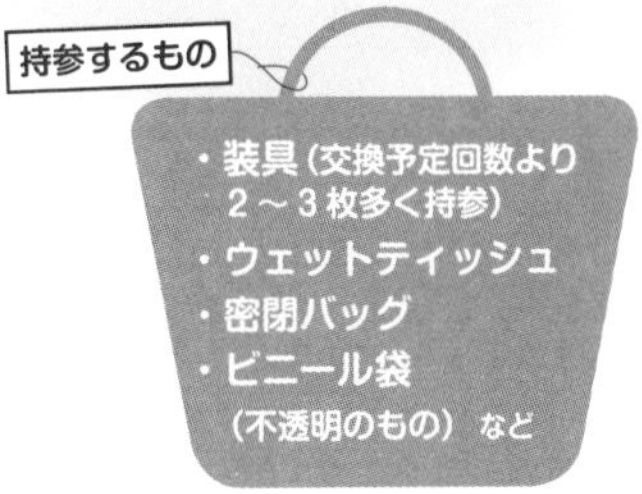

Column

災害時用に10セットほど準備しておこう

災害発生後、物資として装具が届くまでには時間がかかります。震災などに備えて、避難用品に装具を入れておきましょう。ウェットティッシュ、不透明のビニール袋なども役立ちます。

排泄の悩み

直腸がんの術後半年は頻便、下痢が起きやすい

これからの生活で、不都合を感じやすいのは
やはり排泄のこと。頻便、便のもれ、下痢などへの
対処法を覚えておきましょう。

日に何度も便が出る。ISR後はとくに多い

手術を受けた後は、排便の調子が以前と変わります。**頻便、下痢、軟便などのほか、〝どうもすっきり出ない〟という違和感もよくあります。**もとの生活に戻るなかで、気になることがいくつも出てくるでしょう。

とくにISR（内肛門括約筋間直《ないこうもんかつやくきんかんちょく》腸切除術《ちょうせつじょじゅつ》）を受けた人は、排便に悩まされがちです。手術後は1日5〜10回も便が出て、落ち着いて生活できません。**便意をがまんできず、便失禁に悩まされることもあります。**

受診時に相談して薬を出してもらう

下痢や軟便に対しては、下痢止めや整腸薬を出してもらいます。

ISR後の便失禁は、筋肉の切除が原因のため、薬では治せません。応急処置としては、尿もれパッドをあてるなどの方法があります。

尿もれ対策で知られる「骨盤底筋《こつばんていきん》体操」も、試す価値はあります。あお向けに寝て、肛門を締めたり、閉じたりをくり返す方法です。最初は3秒間隔で。慣れたら時間を延ばし、計10分以上、毎日おこないます。

少しようすを見てから長時間の外出、復職を

便失禁のために外出に不安を感じるときは、短時間の外出からはじめます。念のためパッドをあてておくと、不安軽減に役立ちます。

どのくらいの時間でトイレに行きたくなるか、前日に何を食べると調子が悪くなるか、自分なりの法則を見つけましょう。慣れたら徐々に外出時間を延ばしていきます。

仕事をもつ人で、職場での便失禁が心配な人は、少し長めに休職し、ゆとりをもって復職してください。

排便をコントロールする自分なりの方法を見つける

時間をかけて社会復帰するなかで、あなたにあった方法を見つけよう。

対策1 下痢止め、整腸薬を持ち歩く

電車などでおなかが痛くなりそうなとき、便失禁が不安なときは、即効性の高い下痢止めや整腸薬を持ち歩くか、直前に飲んでおく。

対策2 夜間だけでも尿もれパッドを使う

便失禁は、排便を意識的にコントロールできない夜間に起きることが多い。夜間だけでも、パッドやオムツをつけておく方法もある。

対策3 ラーメンなど、脂っぽい料理を避ける

脂っぽい料理は軟便の原因に。ラーメンや焼き肉などは控える。食事する相手には、脂っぽいものが食べられないことを伝えておく。

対策4 時間にゆとりをもって出かける

移動中にトイレに行きたくなることも多い。時間に余裕をもって出かけ、1～2回トイレに寄っても、間に合うようにしておきたい。

肛門周囲のただれはスキンケアと薬で対処

下痢や軟便、頻便などの症状がつづくと、肛門が痛くなります。**排便後はシャワーつき便座で洗浄し、トイレットペーパーで何度もこすらないようにします。**炎症で痛むとき、血が出るときは、受診して軟膏《なんこう》などを出してもらいます。少しでもただれがあればワセリンを塗るなど、毎日のスキンケアにも気を配ります。

また、**腸はストレスの影響を受けやすい臓器です。**排便のトラブルに強い不安を感じていると、よけいに症状が悪化します。**大腸がん手術を経験し、同じ悩みをもつ人と話してみるのもよいでしょう。**「日本患者会情報センター」などのホームページから、交流の場を見つけられます。

排泄の悩み

便秘をほうっておくと腸閉塞のリスクが高まる

下痢や軟便のほかに、便秘も問題です。生活の妨げとなるうえ、そのままにしておくと腸が癒着する「腸閉塞」を起こしかねません。

ガスも便も出なくなり腸閉塞になることも

手術で縫合した部位は、柔軟性が低下し、内腔《ないくう》がせまくなりがちです。術後3か月間は、ぜん動運動も十分ではありません。そのため**便が滞留し、便秘を起こしがちです。これをほうっておくと、腸管どうしが癒着《ゆちゃく》したり、腸が腹壁《ふくへき》にくっつく「腸閉塞《ちょうへいそく》」に至ることもあります。**

便秘が気になるときは、まず食事の見直しを。一度に食べすぎていないか、消化の悪いものをとらなかったか、直近の食事を振り返ります。

便通がととのうまでは緩下剤を使う

おなかがはるときは、ひとくちずつゆっくり食べることも大切です。

食事内容、食習慣を見直しても便通がよくならないときは、受診して緩下剤《かんげざい》をもらいます。市販薬にはいくつものタイプがあり、なかには腸を刺激するものも。自分で選ばず、主治医に処方してもらってください。

冷えやストレスによって、便秘が悪化することもあります。夜はゆっくりお風呂につかっておなかを温め、気持ちもリラックスさせましょう。

日常のささいな習慣が、意外に効く

便秘対策としてよく耳にする方法だが、効果は意外と高い。

Ⅰ 朝いちばんに冷水を飲む

朝起きて、食事をとる前にコップ1杯の冷水を飲むと、腸が動き出す。

Ⅱ ウォーキングで全身を動かす

全身運動がたりないと腸の動きも回復しない。1日20分は歩く。

Ⅲ 夜はゆっくり入浴する

湯につかっておなかを温め、リラックス。腸の動きをよくする。

縫合部付近の腸が弱り、くっつきやすくなる

腸閉塞《ちょうへいそく》は、術後しばらくして起こることもある。便秘を悪化させないよう注意。

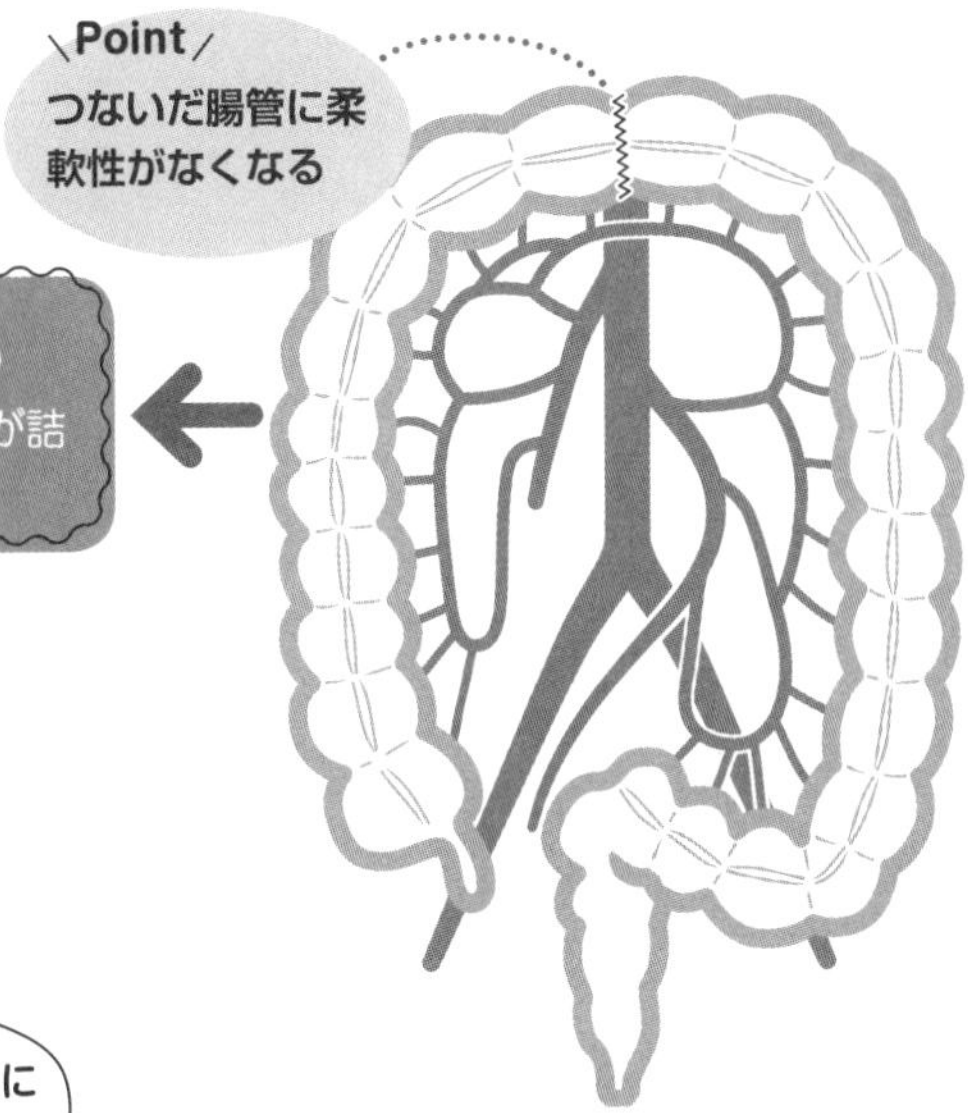
Point
つないだ腸管に柔軟性がなくなる

内腔《ないくう》がせまくなる
腸管の動きが悪く、消化物が詰まりやすい状態。

消化物がたまる
消化の悪い食品のかすなどが貯留。その後に食べたものも通過できない。

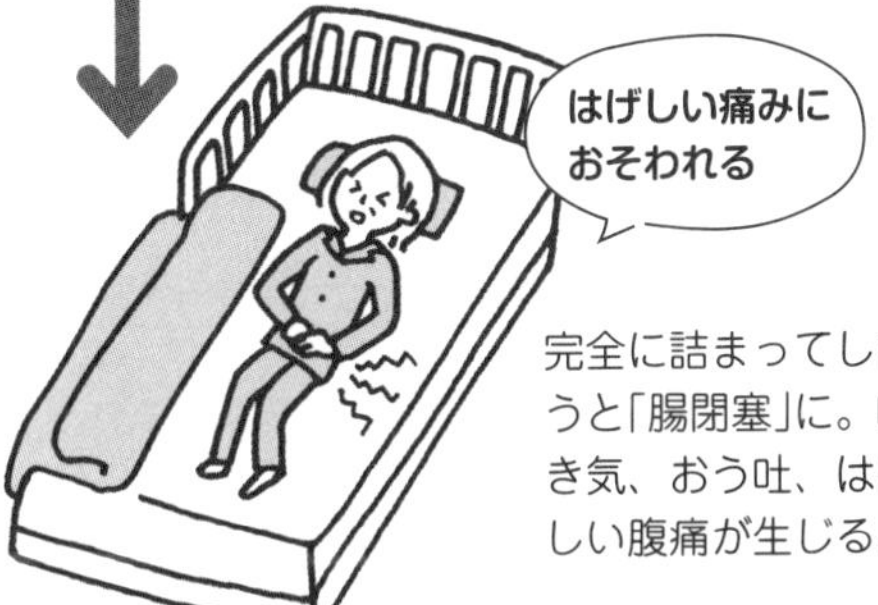
はげしい痛みにおそわれる

完全に詰まってしまうと「腸閉塞」に。吐き気、おう吐、はげしい腹痛が生じる。

開腹手術を受けた人はとくに注意して
腸を露出させる開腹手術は、腹《ふく》腔鏡《くうきょう》下《か》手術《しゅじゅつ》より腸閉塞が起きやすい。便秘にはとくに注意する。

はげしい痛みが出たらすぐ受診して治療を受ける

食後に吐き気が強く出て、おなかがはげしく痛むときは、腸閉塞の可能性があります。手術部位周辺が痛むときは、とくに疑ってかかる必要があります。

夜間でもすぐ医療機関を受診し、腸の状態を診てもらいます。

腸閉塞であれば、絶食して腸を落ち着かせます。栄養は点滴から補給。症状が軽ければ、そのまましばらくようすを見ます。

絶食しても症状がおさまらないときは、腸に管を入れてガスや内容物を排出。それでも改善しなかったり、一時的に落ち着いても何度もくり返す場合には、手術を受けて癒着を解消します。

神経の損傷で排尿機能が低下する

直腸がんの手術で神経が傷ついた場合や、完治のために神経を切除した場合には、排尿機能、性機能の低下が残ることがあります。

直腸がんの手術後に尿が出づらくなる

排尿障害の代表的な症状は、残尿感や尿もれです。排尿時には膀胱《ぼうこう》が収縮し、尿道をとりまく内尿道括約《ないにょうどうかつやく》筋《きん》が弛緩します。排便時に肛門括約筋が働くのと似たしくみです。

骨盤内臓神経《こつばんないぞうしんけい》から膀胱に分岐する神経が傷つくと、この機能が正常に作用しません。**膀胱に尿がたまり、内圧が上がっても、十分に自覚できません。**尿もれが起きるのはこのため。排尿時にも〝すっきり出しきれない〟という問題が起こります。

カテーテルを入れて出す方法もある

膀胱に分岐する神経は、体の左右両方に走っています。片側だけの損傷なら障害は軽く、時間とともに戻る可能性もあります。膀胱を収縮させる薬も有効です。

しかし左右両方の神経が損傷していたり、どちらかが完全に切断されていたりすると、自力での排尿がむずかしくなることも。このような場合は、日に数回、**尿道口《にょうどうこう》から膀胱へとカテーテルを入れて、物理的に出す「自己導尿《じこどうにょう》」をおこないます。**

自己導尿するうちに機能が戻ることもある

自己導尿をつづけていると、排尿機能が徐々に戻ってくることもあります。最近はなるべく神経を温存する方向で手術が進められるため、〝自力で出せない〟状態が一生つづくことはほとんどありません。

主治医に状況を伝えて泌尿器科の診察を受けたうえで、自己導尿をしながらようすを見てください。

尿もれが気になるときも泌尿器科で診てもらい、しばらくは尿もれパッドなども使って対処します。

排尿障害は男女共通。性機能障害は男性に多い

排尿障害は男女ともに見られ、性機能障害はおもに男性に起きる。

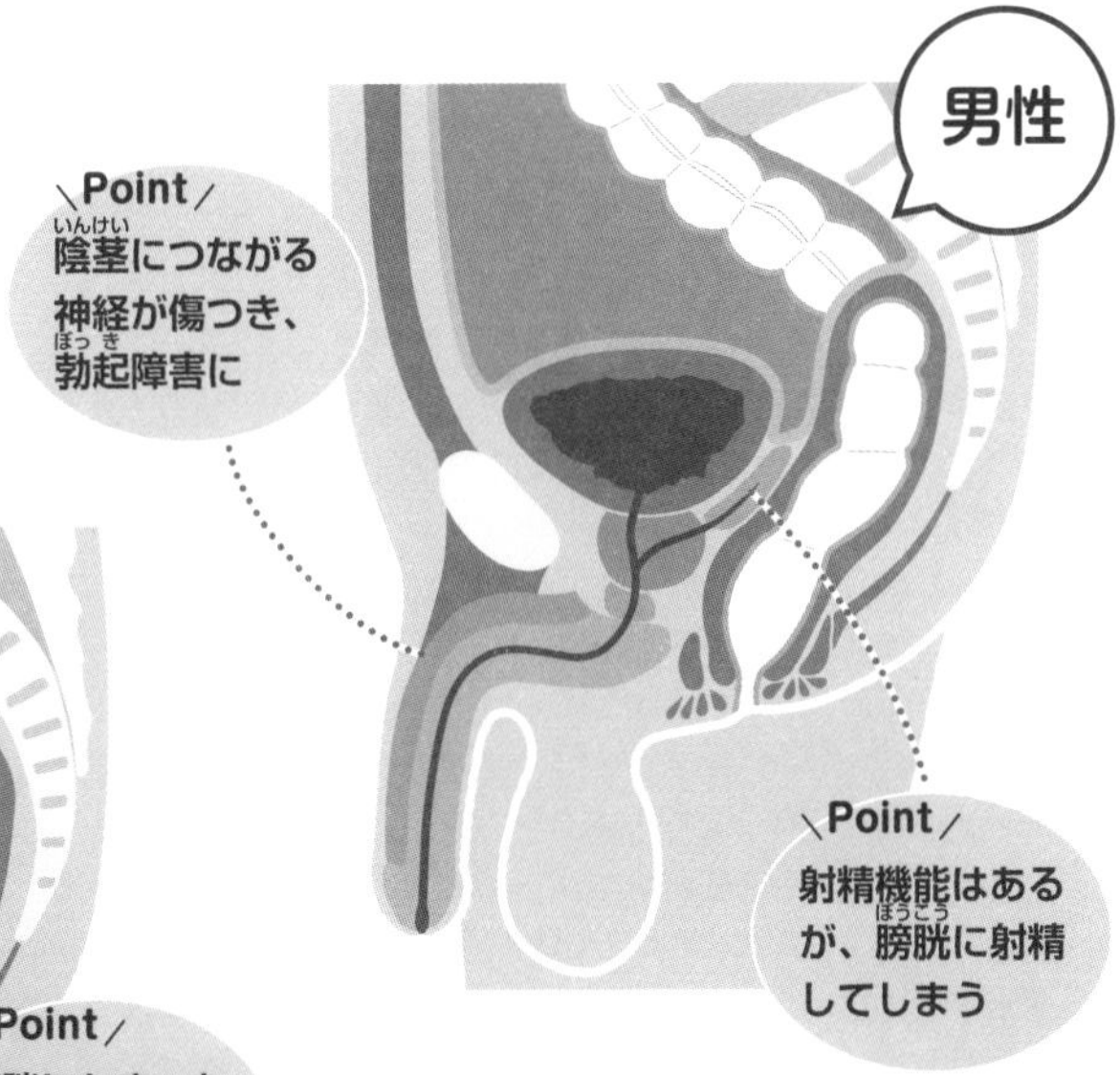

Point
陰茎《いんけい》につながる神経が傷つき、勃起《ぼっき》障害に
Point
射精機能はあるが、膀胱《ぼうこう》に射精してしまう

代表的なのは勃起障害、射精障害。射精機能自体が損なわれるわけではなく、精液が尿道へと正しく送られなくなる。

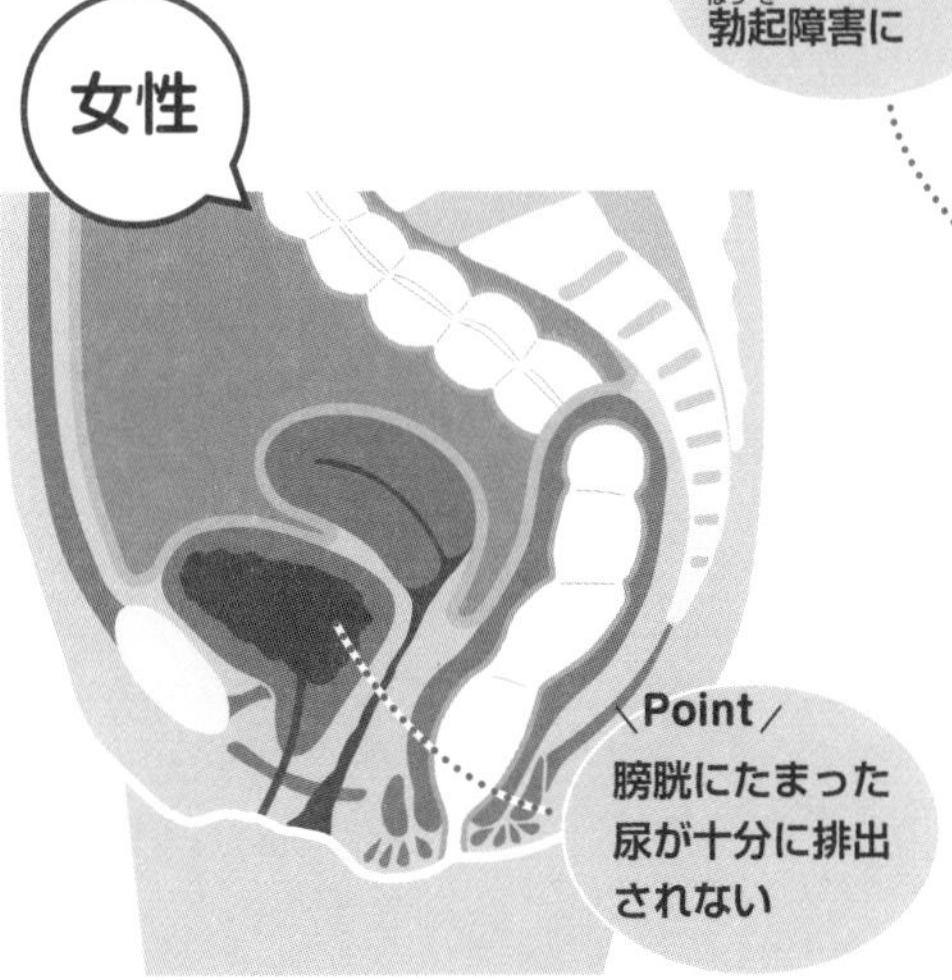

Point
膀胱にたまった尿が十分に排出されない

尿もれ、尿の排出障害の両方が起こりうるが、とくに多いのは前者。尿道の長さが関係しているとされる。

勃起障害が起きたら薬の使用も考える

排尿機能と性機能は、一部で同じ神経を経由し、コントロールされています。骨盤内臓神経などの神経や、周辺の筋肉が傷つくと、男性では性機能障害が起きることも。勃起《ぼっき》機能の低下や射精障害のほか、性欲減退などが代表的な症状です。射精障害では、精液が膀胱に送られる「逆行性射精」が起こりえます。

このような障害は永久的なものではありません。勃起機能については、ED治療薬などで対処しながらようすを見ます。射精機能に関しては、泌尿器科で診てもらいましょう。

なお、性機能障害は女性にも起こり、性交痛などをまねくという報告もありますが、明確ではありません。

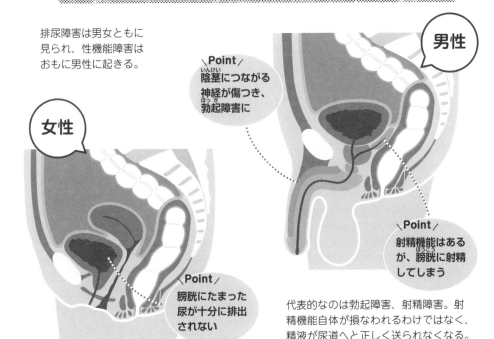

＊『東京医科大学雑誌 vol.73：下部直腸癌における標準治療の課題』勝又健次、2015（東京医科大学医学会）
＊『東京慈恵会医科大学雑誌 vol.118：直腸癌切除後吻合部再発の機序に関する検討』
平井勝也、2003（東京慈恵会医科大学）
＊『ナースのための　やさしくわかるがん化学療法のケア』坪井正博監修、渡邉眞理・坪井香編著、2012（ナツメ社）
＊『日本外科感染症学会雑誌 vol.10：1,601 例のサーベイランスデータに基づく，
腹腔鏡下大腸手術における SSI 頻度と問題点の検討』池田篤志ほか、2013（日本外科感染症学会）
＊『日本消化器外科学会雑誌 vol.32：肉眼形態からみた大腸 mp 癌の臨床病理学的特徴』
渡辺一三ほか、1999（日本消化器外科学会）
＊『日本消化器外科学会雑誌 vol.34：経肛門的内視鏡下手術の評価』荒木靖三ほか、2001（日本消化器外科学会）
＊『日本消化器外科学会　第 69 回日本消化器外科学会総会：［PD-4］パネルディスカッション 4：
直腸切除術におけるリスク評価と治療成績向上に向けた対策』渡邉聡明ほか、2014（日本消化器外科学会）
＊『日本消化器外科学会教育集会：低位前方切除術』渡邉聡明、2007（日本消化器外科学会）
＊『日本消化器内視鏡学会雑誌 vol.46：表面型早期大腸癌の内視鏡的粘膜切除術—適応・切除手技選択と
治療成績—』田中信治・岡 志郎・茶山一彰、2004（日本消化器内視鏡学会）
＊『日本消化器内視鏡学会雑誌 vol.56：大腸 ESD/EMR ガイドライン』
田中信治ほか、2014（日本消化器内視鏡学会）
＊『日本大腸肛門病学会雑誌 vol.65：Ⅲ．早期大腸癌の診断と治療—病理の立場から—』
岡本陽祐ほか、2012（日本大腸肛門病学会）
＊『日本大腸肛門病学会雑誌 vol.70：日本における大腸癌に対する腹腔鏡手術適応の現状
—第 85 回大腸癌研究会アンケート調査より—』塚本 潔ほか、2017（日本大腸肛門病学会）
＊『日本臨牀 vol.69：大腸癌の転移・再発形式の特徴—大腸癌術後フォローアップ研究会データより—』
樋口哲郎・杉原健一、2011（日本臨床社）
＊『日本臨床外科学会雑誌 vol.75：直腸がんの外科治療に対する取り組み』前田耕太郎、2014（日本臨床外科学会）
＊『Pharma Medica vol.34：大腸癌の疫学と早期診断・治療の進歩』
卜部祐司・田中信治、2016（メディカルレビュー社）
＊『ベスト×ベストシリーズ　名医が語る最新・最良の治療　大腸がん』山口茂樹ほか、2012（法研）
＊『みる・わかる・自信がつく！　消化器外科手術ナビガイド　大腸・小腸』
笹子三津留・杉原健一・杉田 昭編、2009（中山書店）
＊『臨床外科 vol.68：特集　大腸癌腹膜播種を極める』山口博紀ほか、2013（医学書院）
＊『臨床外科 vol.71：特集　外科医が攻める高度進行大腸癌』大庭篤志ほか、2016（医学書院）
＊『臨床検査のガイドライン JSLM2015』
日本臨床検査医学会、日本臨床検査医学会ガイドライン作成委員会編、2015（宇宙堂八木書店）

参考文献

＊『遺伝性大腸癌診療ガイドライン　2016 年版』大腸癌研究会編、2016（金原出版）
＊『改訂第 5 版がん化学療法レジメンハンドブック　治療現場で活かせる知識・注意点から服薬指導・副作用対策まで』一般社団法人日本臨床腫瘍薬学会監修、遠藤一司・加藤裕芳・松井礼子編、2017（羊土社）
＊『がん研有明病院の大腸がん治療に向きあう食事』比企直樹ほか、2015（女子栄養大学出版部）
＊『がん研が作った　がんが分かる本　新装版』株式会社ロハスメディア編、公益財団法人 がん研究会監修、2016（星の環会）
＊『がん研究開発費（総括・分担）研究報告書：37　低位直腸がんに対する究極的肛門温存療法の開発』齋藤典男、2011
＊『がん研スタイル　腹腔鏡下大腸切除術』山口俊晴監修、福長洋介編、2013（メジカルビュー社）
＊『看護ワンテーマ BOOK　快適！　ストーマ生活　日常のお手入れから旅行まで』松浦信子・山田陽子、2012（医学書院）
＊『患者さんのための大腸癌治療ガイドライン 2014 年版　大腸癌について知りたい人のために大腸癌の治療を受ける人のために』大腸癌研究会編、2014（金原出版）
＊『癌と化学療法 vol.43：二度の腹膜播種再発に対して化学療法後に R0 切除を施行し長期生存が得られた穿孔性 S 状結腸癌の 1 例』渡邉隆興ほか、2016（癌と化学療法社）
＊『がんとの賢いつきあい方』門田守人、2016（朝日新聞出版）
＊『がんの統計〈2015 年版〉』がんの統計編集委員会編、2016（公益財団法人 がん研究振興財団）
＊『癌の臨床 vol.58：当院の進行下部直腸癌に対する治療法の変遷と成績から見た術前化学放射線療法の有効性と課題に関する検討』小西 毅ほか、2012（篠原出版新社）
＊『癌の臨床 vol.59：大腸癌同時性多臓器転移に対する局所療法の限界』小野嘉大ほか、2013（篠原出版新社）
＊『癌の臨床 vol.59：長期観察からみた ISR の意義』齋藤典男ほか、2013（篠原出版新社）
＊『グラント解剖学図鑑』坂井建雄監訳、2007（医学書院）
＊『外科治療 vol.90：直腸癌に対する標準手術─経肛門的直腸腫瘍局所切除術』前田耕太郎・丸田守人、2004（永井書店）
＊『国立がん研究センターのがんの本　大腸がん　治療・検査・療養』藤田 伸ほか監修、2011（小学館）
＊『今日の治療薬（2017 年版）』浦部晶夫・島田和幸・川合眞一編、2017（南江堂）
＊『大腸がん』福長洋介、2016（主婦の友社）
＊『大腸癌治療ガイドライン　医師用 2016 年版』大腸癌研究会編、2016（金原出版）
＊『大腸癌取扱い規約』大腸癌研究会編、2013（金原出版）
＊『大腸癌 FRONTIER vol.2：拡大内視鏡検査─pit pattern 診断─』長谷川 申ほか、2009（メディカルレビュー社）
＊『大腸癌 FRONTIER vol.3：わが国の大腸癌の 5 年生存率②─大腸癌術後フォローアップ研究会データより─』樋口哲郎・杉原健一、2010（メディカルレビュー社）
＊『大腸疾患 NOW 2016』杉原健一・五十嵐正広・渡邉聡明・大倉康男編、武藤徹一郎編集顧問、2016（日本メディカルセンター）

監修
福長 洋介（ふくなが・ようすけ）　がん研有明病院 消化器外科 大腸外科副部長

1963年兵庫県生まれ。1987年、大阪市立大学医学部卒業後、同大第二外科入局。1994年より、大阪市立総合医療センター消化器外科勤務、大阪市立十三市民病院外科部長、社会福祉法人成長会ベルランド総合病院内視鏡外科部長を経て、2010年より現職。

日本外科学会指導医、日本消化器外科学会指導医、日本内視鏡外科学会技術認定医、日本大腸肛門病学会指導医。これまでの大腸がん手術件数は、延べ1500件以上におよぶ。腹腔鏡下における負担の少ない手術を中心に、再発をなくすために全力を尽くす。

著書・共著書・編著書に『大腸がん』（主婦の友社）、『ベスト×ベストシリーズ　名医が語る最新・最良の治療 大腸がん』（法研）、『がん研スタイル 腹腔鏡下大腸切除術』（メジカルビュー社）がある。

STAFF
カバーデザイン／斉藤よしのぶ
カバーイラスト／COOCHAN
本文デザイン／栗山エリ（ameluck＋i）
本文イラスト／くぬぎ太郎、村山宇希
校正／滄流社
DTP作成／秀巧堂クリエイト
編集協力／オフィス201（川西雅子）
編集担当／黒坂 潔

最新　大腸がん治療

監　修　福長洋介
編集人　池田直子
発行人　倉次辰男

印刷所　太陽印刷工業株式会社
製本所　共同製本株式会社

発行所　株式会社主婦と生活社
〒104-8357　東京都中央区京橋3-5-7
TEL 03-3563-5129（編集部）
TEL 03-3563-5121（販売部）
TEL 03-3563-5125（生産部）
http://www.shufu.co.jp

ISBN 978-4-391-15044-5